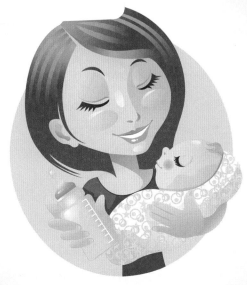

我有多爱你

——孕产月子50周完美方案

《妈妈宝宝》杂志社 编著

山东科学技术出版社

PREFACE

序

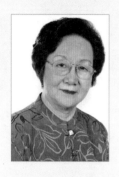

鲍秀兰 教授

中国医学科学院北京协和医院儿科主任医师，儿科教授。中国优生优育协会儿童发育专业委员会主任委员。获国家、卫生部和北京市科技进步奖等6项，享受国务院颁发的政府特殊津贴。荣获第四届中国内藤国际育儿奖。

首先，恭喜你做了幸福的新妈妈。

养孩子真的是一项甜蜜而辛苦的工作，在这个时候，你才能深深体会到作为一个母亲的幸福感。不管你现在处于哪个阶段，作为一个终日忙碌在儿科健康领域的医生，我都要祝福你。从这一刻起，我们将和你一起保护孩子的成长，防止他受到外界的不良影响。

在门诊的时候，我常常发现，妈妈们对于孩子的成长发育总有许许多多的问题：宝宝发育有没有问题？我的奶水够不够？孩子为什么不长肉？是不是缺钙了？怎么别的孩子会翻身他还不会？孩子总是感冒发烧会不会是大病隐患？……太多太多的问题会在养育过程中不断涌现，网络上的答案真假难辨，医院门诊上患者又太多，即使咨询可能也得不到仔细的回答。

《妈妈宝宝大百科》从备孕开始讲起，包含成长发育、生活护理、母乳喂养、辅食添加、营养补充、疾病预防等多方面，抛开老旧观念，针对养育谣言也进行了剖析和纠正，希望帮助妈妈们解答育儿路上的各种疑惑，更希望妈妈们能够轻松地对待宝宝的成长。这套书集合了诸多妇产科、儿科专家的临床经验，编辑们进行了分类和整合，用方便妈妈们阅读的方式呈现出来。

拿到书后，你不用着急一次读完，细一点读，把孩子对应月龄的部分读透彻。有的时候，在对应月龄里找不到的内容，可以往后面一个月进行查阅。因为每个孩子情况不一样，有的出现得早有的出现得晚，编辑们把内容放在了最常出现的月龄，你可以根据自己孩子的情况进行查阅。希望你手里的这本书能真正成为你的育儿好帮手。

其实，每一位妈妈都恨不得自己是育儿专家，饮食、睡眠、发育、疾病、教育都精通才行。在这里，我想告诉妈妈们的是，每一个孩子的成长都是不可复制的，只要孩子能健康快乐，真的不必过于苛求细节。

最后，祝愿你的宝宝每一天都开心、快乐！

和孩子共同成长，家长需要智慧

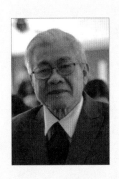

陈禾 教授

应用心理学教授、亲子教育专家、心理咨询师、家庭教育顾问、陈禾亲子教育研究室主任。

每天早晨，我都要花2个小时阅读来自全国各地的家长向我提问的育儿问题。问题很多，很杂，提问者叙述面对的育儿难题时，字里行间总是透露出情绪焦虑。不少妈妈的用语都带着强烈的情绪，例如：

"想做个好妈妈真难啊！"真是一把辛酸泪，叹息中表达着自己的无奈。

"我实在束手无策了，怎么办呀？帮帮我吧！"这是宣告自己已经无能为力。

"我彻底崩溃了，陈爷爷，救救我吧！"像是溺水前的挣扎求救声，撕心裂肺。

养育儿女、陪伴孩子成长，应该是人生中最为美妙与温馨的岁月，为什么许多妈妈会过得如此艰辛？会经常都有闯不过的重重难关？这世界变了？还是人心变了？

世界的确变了。生存条件、生活环境、人际关系、价值判断，都发生了天翻地覆的变化，要适应这些变化，你只能不断学习，尽可能地提高生存能力。然而，生存能力和养育儿女完全是两回事。当你的生活过得更好的时候，你还是无法面对"和孩子共同成长"的实践，为什么？孩子同样面对一个全新的，变了样也变了质的世界。这个世界不再是那种纯真，那种互信和宽容，可以和谐自然度过每一天的儿时记忆。而面对这样的世界，孩子同样过得很艰辛。

毫无疑问，现代年轻家长都很好学。因为有阅读能力，而且育儿书应有尽有，学习的资源十分丰富。

然而好学、读尽育儿书的家长，仍然在陪伴孩子成长时捉襟见肘，想努力做得最好却总感到不对劲，为什么？玄机尽在"缺乏智慧"。好学不见得就能产生智慧，知识丰富不会就换来智慧。没有智慧，你学历再高，育儿专业知识再丰富，面对天性各异的孩子，你的招数再多，依然要搞得焦头烂额。

那么什么是智慧？智慧从哪儿来？我要怎么做才能成为智慧父母？这就成为当前的最大课题。

什么是智慧

所谓智慧，就是能够把所学到的知识，在实践中用得恰到好处。这个"恰到好处"有三层涵义：

第一层，是认识并接受孩子的特质。特质因人而异，你不能把学来的知识生搬硬套，适合别的孩子的养育模式不见得就适合自己的孩子。因此，必须把学来的知识融会贯通，再根据孩子的特点决定自己的养育模式。

第二层，养育的方式方法必须是合理可行的。合理，是符合科学，也符合成长教育的理念；可行，是本身能力做得到，而且环境条件允许。只有合理可行才能产生良好的效果。

第三层，要有延续性发展的规划。培养孩子成人是个漫长的"系统工程"，不能只追求立竿见影，也不能只是瞄着一个目标，期望种瓜得瓜。

孩子的心智成长是许多要素互相交错，互为因果的"联动机制"，急于求成就会乱了章法，粗暴草率就会产生异变，因此，养育儿女的智慧说来虽然复杂，却有一定的规律可以遵循。这一点，我们的老祖宗早就说得明明白白：

"大学之道，在明德，在新民，在止于至善。"学习，目的是养成各种必需的能力，要着重实践，要不断根据环境的变化而更新思想。

"物有本末，事有终始，知所先后，则近道矣。"什么时候该做什么事，育儿、教养，必须循序渐进。

"知止而后有定，定而后能静，静而后能安，安而后能虑，虑而后能得。"只求做得最好，不必坚持完美，这样才能避免浮躁，能够冷静思考，就能找到最好的、可行有效的策略。

能明白古人的这3句箴言，就能明白什么是智慧。

智慧哪儿来

智慧的底层结构是"常识"。现代社会知识爆炸，但勤学苦读，即使不能说是"学富九车"，一车还是可以有的。然而，有知识未必有常识。所谓常识，就是平常生活中浅而易见的道理。然而，说它浅而易见，却又最容易被忽视、被遗忘，于是，在面对新情况，思考解决办法的时候，人们往往只是从大脑的记忆库中检索出有关的知识，却忘了应有的常识。这样也就没法把知识转化为智慧。用一句通俗的话来表达，就是"这样的思考与决策不接地气"，不接地气，就是忽视了具体现实，因此你知识再丰富，也还是没有智慧。

怎么判断自己有没有足够的育儿智慧呢？有3个衡量标准：

1. 当上帝为孩子打开一扇窗的时候，你有没有可能发现这扇窗，并且看到窗外的曙光？这个"上帝"没有宗教上的含义，只是用于说明生命的奥秘。孩子的能力发展是按照成长规律而有迹可循的。每一项能力都有一个学习的敏感期，也就是有个"机会窗口"。例如2岁左右的宝宝萌发自主意识，产生逆反心理，采用反向探索来检验自己的能力，有智慧的父母会接纳他的需求，以顺势引导提供孩子自主行为的时间与空间。相反，则是以管教的方式迫使孩子听话，扼杀了孩子的成长良机。

2. 孩子向你诉说他的需求时，你能不能看懂听懂，并做出适当的回应？由于语言表达能力的不足，或亲子沟通不良，孩子的需求经常是通过情绪特征表露出来，有智慧的父母能够及时判断出孩子的需要，给予正确的回应。相反，则会忽视而无作为，或错判而造成更多更难理顺的问题。

3. 当你向孩子表达某个期望或发出指示的时候，能不能表达得恰如其分？怎样才是恰如其分？就是态度、用词、语气都做到适时、适性、适能。该在怎样的情境下说？怎么说？能不能用孩子听得懂、愿意听的话语？怎么拿捏？都是智慧的体现。

《妈妈宝宝大百科》能给你哪些智慧

这套《妈妈宝宝大百科》是精选自《妈妈宝宝》杂志13年来的精华之作。《妈妈宝宝》自13年前应家长的需求而创办，集合了全国最为著名的数百位儿科医生、营养师、早教专家、心理咨询与情商指导专家，各自从专业的角度，本着适时、适性、适能的原则，费尽心力为妈妈们提供育儿指导与教养的策略。杂志的特色就在于杂，不像一般育儿专著的独沽一味，能够根据读者的需要和阅读特点，在提供专业知识的同时也侧重常识的结合，可以说都是"接地气"的指导。在传达科学育儿理念的同时，特别注重环境条件的配合，提供合理可行的操作指引，正是培养智慧妈妈的宝典。

《妈妈宝宝大百科》分为孕期、0～3岁、疾病3册，对数以万计的育儿困惑进行了剖析和解答，是值得妈妈们用心细读，并作为育儿的案头参考秘笈保存。不论你现在正在怀孕，还是已经有了宝宝，都可以作为家庭育儿的好帮手。

我强烈推荐这套书，就是想向妈妈们传达一个概念：你不可能也不必是一个全能妈妈，但你必须是个智慧妈妈。在面对育儿无小事的繁重任务时，无论吃穿住用，还是性格培养，这些关乎孩子健康成长的问题，总是时时都会遇上烦心的事。那么，怎样才能不盲目育儿？怎样才能气定神闲地面对育儿过程中可能发生的种种问题？掌握正确的养育智慧，你就能不受歪理邪说或脱离现实、不计后果的育儿理论及无效的育儿手段所误导，能够善于思考、耐心细心地把宝宝照顾得恰到好处。

做一个心里"有底"的准妈妈

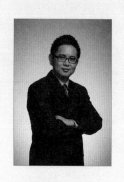

龚晓明　博士

医学博士，妇产科自由执业医生，前北京协和医院妇产科、上海市第一妇婴保健院医生。

"上医治未病"，一个优秀的医生不仅仅要帮助患者解决病痛，还要重视患者的心理感受，尽量多做正确医学理论的普及。好的科普读物可以帮助我们答疑解惑，绕开生活中的雷区，不被谣言困扰，做一个心里"有底"的人。

孕妈妈是妇产领域的特殊人群，她们不是患者，却需要更加周到的照顾。孕妈妈的健康关乎到宝宝的健康发育，关乎到整个家庭的幸福，关乎到我们国家新一代的素质。我们团队也创建了一个帮助孕妈妈的APP"风信子"，它可以为孕妈妈提供科普知识，并跟全国各地的妇产医生交流。在21世纪，我们的大部分孕妈妈都已经具备了不断学习的能力，在这里我希望所有的孕妈妈能够主动吸取各种科学知识，包括健康孕育的科学知识，这可以看做是胎教的最重要部分。

关于这套书，如果孕妈妈可以静下心来细细阅读，可以了解到孕育过程中的很多知识，帮助你解决常见的困惑，也能够更加顺畅地和您的产检医生进行沟通。

怀孕生子，总是每位女性人生最重要的时刻。漫漫40周，对于女性来说，是一段奇妙的旅程。

《我有多爱你》这本书以女性独有的视角，以时间为主轴，从第一周到最后一周，详细讲述了孕妈妈身心的各种变化，胎儿的生长发育以及准妈妈在10个月内及生产、月子期间应注意的各种事项，事无巨细地提醒准妈妈们如何避免怀孕中出现的种种麻烦，如何全方位细心呵护自己和宝宝一起顺利度过10个月。

特推荐此书，并想对所有的孕妈妈说，享受这一过程，40周并不长。放松心情，找对方法，让我们和宝宝一起共同成长！

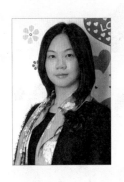

余高妍

儿科医生，知名公益科普作者。毕业于上海交通大学医学院，儿童保健硕士。先后学习工作于上海市环境与儿童健康重点实验室、上海市儿童医院、上海市儿童保健所。新浪微博@虾米妈咪的微博，微信公众号：askmommy，搜狐自媒体：儿科医生虾米妈咪。

新手父母在养育孩子的过程中很容易陷入各种误区，关于生长发育的、关于母乳喂养的、关于看病用药的，等等。有的是来自于老人，有的是来自于网络，也有的是来自妈妈自己的理解。这就造成了很多错误育儿理念的应用和传播。当然，要求妈妈们像儿科医生那样专业并不现实，所以，深入浅出又科学详尽的育儿实操指南就成为了每个有孩子的家庭必备的工具书。

《妈妈宝宝大百科》结合了近百位孕育工作者的经验，从孕期的注意事项一直讲到孩子3岁，涵盖成长发育、健康、营养、教育等多方面的知识，内容很细致，又很温暖，相信一定会让更多家长受益。

EXPERTS 专家顾问团

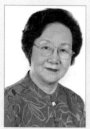 鲍秀兰
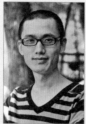 薄三郎
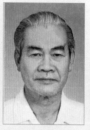 陈禾
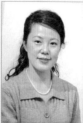 范志红
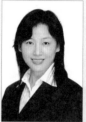 弓立新
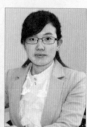 谷传玲

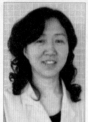 李月萍
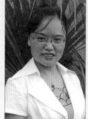 练丽丹
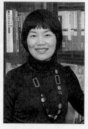 林薇
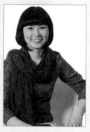 林怡
刘湘梅
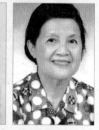 区幕洁

北京地区   Beijing

鲍秀兰
中国优生优育协会儿童发育专业委员会主任委员，中国协和医科大学儿科教授

薄三郎
博士，科学松鼠会成员，著有《健康流言终结者》

程凯
中医学博士，北京中医药大学副教授

郝爱勇
2011年百集"郝医生优生优育系列讲座"主讲人，《中国优生科学》执行主编，华东优生协会秘书长

冀连梅
北京和睦家康复医院药房主任

籍孝诚
北京协和医院儿科学教授

李红霞
北京世纪坛医院妇产科主任

李月萍
中华预防医学会早产儿优化发展工程宝篮贝贝优化中心主任，儿科主治医生

陆虹
北京大学护理学院副院长，硕士生导师

孙吉萍
首都儿科研究所附属儿童医院内科主任医师，教授，门诊部主任

孙淑英
首都儿科研究所内分泌科副主任医师

陶冶
北京大诚中医门诊部主任

王凯安
著名中医保健专家，世界中医药学会联合会美容专业委员会常务理事

王永午
上海长征医院儿科教授，主任医师，硕士生导师

吴霞
北京妇产医院主任医师

许鹏飞
中日友好医院儿科副主任医师

许怡民
北京和美妇儿医院妇产科主任医师，原北京复兴医院妇产科主任医师

于松
北京妇产医院产科副主任、主任医师

张思莱
原北京中医药附属医院儿科主任

赵天卫
妇产科主任医师，教授，原海淀妇幼保健院院长

郑景山
中国疾病预防控制中心免疫规划中心免疫服务与评

价室主任，公共卫生硕士生导师，副主任医师

周忠蜀
北京军医博士，中日友好医院儿科主任、主任医师，北京大学医学部兼职教授，中国协和医科大学博士生导师

董金狮
著名食品安全专家，环保专家，教授，国际食品包装协会常务副会长兼秘书长

范志红
中国农业大学食品科学与营养工程学院副教授，食品科学博士，中国营养学会理事

谷传玲
营养与食品卫生学专业硕士，国家二级公共营养师

刘遂谦
原北京新世纪儿童医院临床营养师，澳大利亚营养师协会认证指导营养师

马冠生
中国疾控中心副所长，博士生导师

王斌
国家二级公共营养师，北京营养师俱乐部成员

万之逸
资深时尚健康媒体人士，译作家，高级亚健康咨询师

文怡
美食节目主持人，美食畅

销书作家，"文怡美食生活馆"和"厨蜜网"的创始人

熊苗
北京营养师协会理事，国家高级营养讲师，央视健康节目嘉宾

杨月欣
中国疾病预防控制中心营养与食品安全所营养评价室主任，研究员，博士生导师

张召锋
北京市营养学会理事，北京市营养学会营养宣教分会主任委员

邹春蕾
出身于中医世家，国际注册营养师（新加坡），亚洲营养协会儿童营养中心理事

陈禾
亲子教育专家，心理咨询顾问

弓立新
中国青少年研究中心家庭教育研究所所长，《少年儿童研究》杂志副主编，国家注册心理咨询师

练丽丹
中国家庭教育高级指导师，国家三级心理咨询师，中华家庭教育研究院副院长

高寿岩
红黄蓝教育机构副总裁，教研中心总监，北京师范大学学前教育硕士

林薇
中国教育学会儿童心理专业委员会学习障碍专业研究会副秘书长

刘湘梅
北京师范大学京师创智早期教育研发及培训中心主任

区幕洁
中国优生科学协会理事，北京东城区计划生育协会理事

谢军
国际棋联女子委员会主席，心理学博士，教育学博士后

晏红
清华大学早教专家，中国家庭教育专业委员会常务理事，国家二级心理咨询师

章蓉娅
北京协和医院妇产科医师

王旭峰
北京营养师俱乐部理事长，中央电视台嘉宾，中国营养联盟副秘书长

钟凯
国家食品安全风险评估中心风险交流部副研究员

林怡
林怡育儿会所创办人，著《别以为你会爱孩子》《上幼儿园不用愁》等

顾中一
北京友谊医院营养科营养师，北京营养师协会理事

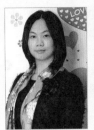
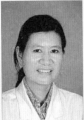
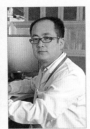

余高妍　　　徐灵敏　　　邹世恩

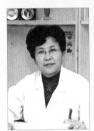
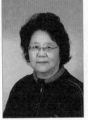
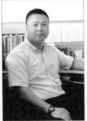

曹兰芳　　　邵肖梅　　　陶黎纳

上海地区　Shanghai

曹兰芳
上海交通大学医学院附属仁济医院儿科主任医师

邵肖梅
复旦大学附属儿科医院主任医师，教授

余高妍
儿科医生，知名公益科普作者，毕业于上海交通大学医学院，儿童保健硕士

徐灵敏
儿科主任医师，复旦大学附属中山医院青浦分院儿科主任

袁坚
复旦大学文学博士，多家亲子杂志撰稿人，儿童教育咨询

陶黎纳
上海市疾病预防控制中心免疫规划科主管医师

张伟利
上海交通大学附属新华医院主任医师，儿科教授

邹世恩
复旦大学附属妇产科医院主治医师，临床医学博士

蒋一方
上海交通大学附属儿童医院营养研究室主任

山东地区　Shandong

王玉玮
山东大学齐鲁医院原小儿内科主任医师

张葆青
山东中医药大学儿科副教授，硕士生导师，

尹振尧
儿科教授，主任医师，硕士生导师，中华医学会儿科分会成员

叶萱
艺术学硕士，著有《纸婚》《红颜：玻璃城》《同桌的距离有多远》

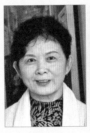
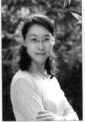
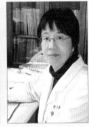

王玉玮　　　叶萱　　　张葆青

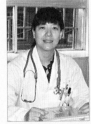
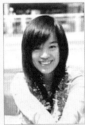
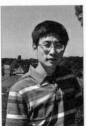
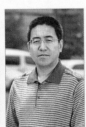
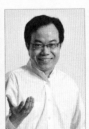
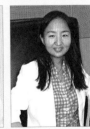

刘海燕　　　咪蒙　　　少个螺丝　　　王兴国　　　武志红　　　杨杰

其他地区　Else

李清晨
哈尔滨儿童医院心胸外科主治医师

咪蒙
文学硕士，专栏作者，媒体编辑

李霞
中医儿科博士，山西省中西医结合医院儿科主治医师

刘海燕
西安交通大学附属二院儿科主治医师

张树剑
医学博士，知名中医学者，南京中医药大学副教授

云无心
美国普度大学食品工程博士，科学松鼠会成员

王兴国
大连市中心医院营养科主任，大连市营养学会副秘书长

胡萍
儿童和青少年性健康教育专家及家庭教育专家

魏伟
医学博士，南京军区南京总医院儿科副主任医师

少个螺丝
科学松鼠会成员，中国科普作家协会成员

杨杰
教育学硕士，著有《让孩子心悦诚服》

武志红
心理学家，咨询师，著有《为何家会伤人》

CONTENS

期待幸福悄悄来临
PREPARZNG FOR PREGNANCY

如同春风里破土而出的绿芽一般，你们在爸爸妈妈的身体里也已经做足了准备。相遇，是一件多么美好的事情。新生命的序幕已经拉开，每天，我都在期待……

先去做个检查吧

孕前检查尽量全面一些

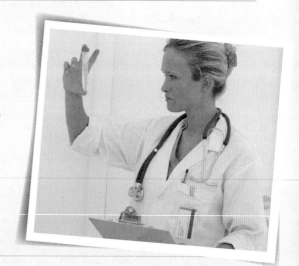

1 常规血液学检查

这项检查可以知道血红蛋白的高低，如有贫血可以先治疗；也可以得到血小板的数值，血小板与凝血机能有关，过多过少都会出血，所以有血小板问题的人要先治疗才适合怀孕；这项检查还可测得红细胞的大小(MCV)，有助于发现地中海贫血携带者。

Tips 地中海贫血携带者红细胞会比较小，MCV会小于80，而这种病为隐性遗传疾病，若父母亲都为带因者，下一代才会受影响。因此，如果妻子的MCV小于80，则丈夫也需抽血。如果双方MCV都小于80，则需做更进一步的检查，如血液电泳及DNA检测等。如只有一方MCV小于80，则不用担心。这是一种产前便可以诊断出的遗传疾病，所以近年来新生儿患有地中海贫血者已经非常少了。

血液计数检查可以说是一种花费很少却很重要的检查。

2 梅毒血清检查及艾滋病病毒检验

这是两种性传染病的检查。梅毒会影响胎儿，但幸好梅毒可以治疗，只要完全治愈便可安心怀孕；艾滋病则比较麻烦，但起码我们不要让这种病感染孩子。

3 病毒学检查

做优生四项，即TORCH检查，包括风疹病毒、巨细胞病毒、疱疹病毒、弓形虫抗体筛查。没有风疹抗体的女性，可以先去接受风疹疫苗注射，但需注意的是，疫苗接种后3个月内不能怀孕，因此要做好避孕措施。

4 乙型肝炎检查

乙型肝炎抗原携带者，新生儿可在出生后立刻打免疫球蛋白进行保护。在孕前知道自己是否为乙型肝炎抗原携带者，总归是比较安心的。如果既不是携带者也没有抗体，可以先接受乙型肝炎疫苗预防注射，预防胜于治疗。

5 妇科检查

孕前最好做一次妇科检查，因为一些病原微生物如沙眼衣原体、淋球菌等也可引起胎儿宫内感染，影响胎儿的正常发育。如果发现有上述致病微生物感染，应暂不怀孕，并进行积极治疗。如果患有霉菌性或滴虫性阴道炎，最好治愈后再怀孕。此外，还应该做一次妇科彩超，了解子宫及其附件的情况。

6 子宫颈刮片或者宫颈脱落细胞（TCT）检查

怀孕时才发现有子宫颈癌的事时有耳闻，而一个简单的子宫颈刮片检查就可以让孕妈妈们在怀孕时更安心，毕竟一个好的子宫才能孕育出健康的胎儿来。

7 肝肾功能

怀孕会加重肝脏和肾脏的负担，肝、肾功能正常者，才能经受怀孕的过程。如果检查发现肝、肾方面的疾病，要听取医生的建议，最好在治疗后再考虑怀孕。

8 心电图检查

可以了解是否有心脏疾病。孕期心脏的负担会加重，如果心脏有异常，恐怕无法胜任孕期的负荷。

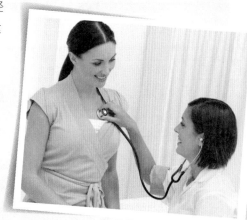

9 甲状腺功能检查

甲状腺疾病主要包括甲状腺功能亢进和甲状腺功能减退。甲状腺疾病对妊娠的女性及其后代影响很大，因此有专家呼吁，计划怀孕的育龄女性应在怀孕前3个月检测甲状腺功能。检查方式为早晨空腹抽血化验，并不复杂。

　　孕妈妈的疾病如果没有在孕前诊断治疗，等到怀孕时才发现，不但对胎儿健康有损害，也会危及母体。以上提到的各种孕前检查非常简单，只要花费半天时间，几乎所有医院妇产科都可以做，而且也是每个育龄女性都适合的检查。其他还有些特殊的检查，主要是针对各种不同的遗传疾病，需一一分别咨询。

孕检提示

Tips 1.如果育龄女性每年都进行体检，可以在备孕时带体检表给医生，有些在体检中已经做过的检查就不必重复做了，只做其他一些必要的检查即可。

2.如果育龄期女性患有一些影响怀孕的疾病，如高血压、糖尿病、甲状腺疾病等，应积极咨询医生，在医生的指导下怀孕。

3.如果育龄期女性曾有过反复流产或家族有遗传病史等，要告诉医生，进行遗传咨询和一些必要的检查。

4.月经经常不规律或不正常的女性，也要告诉医生，必要时可能需要做妇科内分泌六项检查，了解内分泌情况。

准爸爸别置身事外

　　男士孕前检查最重要的就是精液检查。不少男性朋友嫌取精液麻烦而不愿检查，但是，与妻子的生育力检查的繁琐相比，精液检查已经算是很方便的了。也正是因为平时体检不查精液，所以更有必要做孕前检查。查精子需要禁性生活1周，这样的结果才比较真实。

　　男性泌尿生殖系统的毛病对下一代的健康影响极大，因此这个隐私部位的检查必不可少。如果觉得自己的睾丸发育可能有问题，一定要先问一下父母亲，自己小时候是否患过腮腺炎，是否有过隐睾、睾丸外伤和手术，是否有睾丸疼痛肿胀、鞘膜积液、斜疝、尿道流脓等情况，将这些信息提供给医生，并仔细咨询。

　　如果1年内没有进行体格检查或者没做过婚检，建议做肝炎、梅毒、艾滋病等传染病检查。医生还会详细询问体检者及家人以往的健康状况，曾患过何种疾病，如何治疗等情况，特别会重点询问精神病、遗传病等，必要时还要求检查染色体、血型等。

先去看看牙

　　许多人的口腔环境都存在一些自身没有察觉的病变，由于这些病变平时症状不明显，因而容易受到忽视。种种文献资料表明，孕妇的口腔健康会影响胎儿的发育：患有牙龈炎、牙周病的孕妇，胎儿早产、流产、低出生体重儿的风险比正常孕妇高7倍；孕妇口腔中的致龋菌可通过垂直传播感染胎儿；患有龋齿的孕妇，出生的宝宝日后患龋的概率也较大。

而且一旦怀孕期间这些原有疾病加重，由于妊娠期的特殊性，很多治疗措施在此期间无法完善，会给孕妇带来很大的痛苦。比如牙髓、根尖周组织感染的患者，常规应该选择根管治疗，且需要X线片辅助；而严重的炎症需要药物抗炎治疗，倘若用药不慎会影响胎儿健康，用药不及时炎症则可能进一步扩散，影响母婴健康，而射线和抗生素药物的应用在孕期都会受到限制。

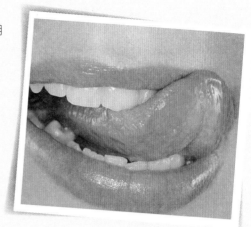

提前半年去口腔科做检查

在计划怀孕阶段，一定要提前半年左右去看牙医，对牙齿进行专业的检查，及时发现口腔问题，提早处理。比如有牙龈炎、牙周病，需要洗牙、进行牙周系统治疗；发现龋齿尽早充填，避免龋坏扩大；拔除残根残冠，以避免怀孕期间发炎疼痛；阻生的智齿也要尽早拔除，避免发生智齿冠周炎造成痛苦；同时听取医生对后续阶段口腔健康的专业建议。

很多人认为，只是检查一下，提前一两个月就可以了。其实不是的，如果牙齿有疾病需要治疗，可能是一个系列的过程，需要多次复诊。个别病情复杂的，6个月时间还不够。我们要在备孕期做好万全的准备，以免孕期牙齿出问题时被动受罪。

在怀孕之前，照牙科X光、打麻药等，不影响怀孕和胎儿健康，可以放心进行。

值得一提的是，男性在备孕期间的口腔健康也很重要。细菌会影响精子数量及活力，进而影响怀孕概率。如果长期怀孕不成功，又没有确切的生殖系统疾病，试试找牙医做下牙周治疗，也许会有惊喜。

有些疫苗需要提前接种

1 风疹疫苗

风疹病毒是一种对胎儿可造成较大危害的病毒，如果孕妈妈孕前从未感染过风疹病毒，在怀孕后发生新感染的风疹病毒，就有较大的可能发生"先天风疹综合征"，对胎儿造成重大的影响，引起多发畸形，如先天性心脏病、先天性白内障或听力视力明显受损，也可发生肝大、脾大、血小板减少、黄疸等许多异常情况。目前来说，接种风疹疫苗是预防感染的最好方法。所以，建议孕妈妈们在孕前做TORCH系列检查，如果发现有风疹抗体，则不用担心了；如果发现风疹抗体阴性，则最好打风疹疫苗，在孕前获得被动免疫，从而避免孕期初次感染带来的危害，减少胎儿畸形的发生。

2 流感疫苗

妊娠期由于抵抗力低下，是流感易感阶段。孕妇高龄、有合并症及处于孕末期均是高危因素。在目前我国用的风疹疫苗属于减毒活疫苗，为了避免可能产生的致毒性，接种后的 3 个月内应先避孕。

只需要打 1 支即可，一般 8 周左右即可产生抗体，并可获得持久性的免疫作用。

少数人接种后可能会有轻微发烧等不良反应，通常几天就可自然改善。

在不知道怀孕的情况下意外接种了风疹疫苗并非一定要终止妊娠，可以咨询专家，专家会根据打疫苗时候的孕周、产检的情况等给出建议。

孕期感染流感的症状与非孕期是相同的，包括发热、咳嗽、全身酸痛等。但由于孕期所需氧气较非孕期明显增加，肺部换气量比非孕期增加一半，呼吸道在孕期发生黏膜水肿，因此在孕期更容易在流感基础上发生呼吸道细菌感染和肺炎，而上述并发症是导致孕妇不良结局的重要原因。

孕妇单纯感染流感，无合并症和并发症时，病情会在7天左右缓解。流感对胎儿是否有影响是所有孕妇关心的问题。早孕期，流感引发的高热会导致胚胎发育异常，而在中、晚孕期，目前没有证据证实流感可以使胎儿的死亡率、畸形率增加。

流感重在预防。根据国际卫生组织对流感的预测，在每年的秋季接种最新流感疫苗，可以有效预防流感的发生。流感疫苗分为减毒活疫苗和裂解疫苗，后者可以安全地应用于高危人群，包括孕期。准备要宝宝的女性可以在秋季及时接种疫苗，但对鸡蛋过敏及患有禁止接种疫苗疾病的人群不能接种。

如果接种的是减毒活疫苗，那么最好 3 个月以后再怀孕;如果是裂解疫苗，则一般无碍。

由于流感病毒常发生变异，有时候即使孕前接种过疫苗，孕期仍有感染的可能。所以孕期仍要注意预防，居室勤通风，锻炼身体，增强身体免疫力，同时要避免接触流感病人，少去人多的公共场所。

3 乙肝疫苗

乙肝是一种可以通过母胎传播的疾病，我国人群中乙肝感染率较高，因此乙肝的被动免疫也非常重要。如果在早期感染乙肝病毒，常使早孕反应加重，严重者易发展为急性重症肝炎，危及孕妈妈的生命，还可通过胎盘传染给胎儿。所以，孕前如果经检查没有乙肝抗体，为了避免孕期感染对胎儿可能造成的危害，育龄女性可以选择打乙肝疫苗。乙肝疫苗要打3针，即打完1针乙肝疫苗后隔1个月和6个月，分别需要各打1针。

虽然乙肝疫苗为基因工程疫苗，不具备感染性和致病性，但谨慎起见，最好还是提前规划，尽量不要在孕期接种。

4 水痘疫苗

水痘是一种弥散性传染病，它的病原体与带状疱疹病原体为同一病毒，称为水痘-带状疱疹病毒。水痘-带状疱疹病毒初次感染引起水痘，也有很多人可不呈现症状或症状很轻微而被忽视，称为隐性感染。感染后病毒可进入皮肤的感觉神经末梢，并向中心移动，潜伏于脊髓后根神经节的神经元中，在一些诱因激发下复发感染则发生带状疱疹。

由于儿童期大多数人都曾得过水痘而获得免疫，因而孕期患水痘极少见。但如果育龄女性小时候没有得过水痘，则孕期就不是没可能感染。孕妇若在孕期患水痘，有一定的几率并发肺炎，严重者可导致死亡，这可能与孕期免疫功能受到抑制有关。至于对胎儿的影响，孕早期感染水痘时可导致胚胎宫内感染而引发先天性畸形。另外，若孕妇在分娩前5～10天发现水痘感染，在产后4天内新生儿可出现水痘的临床表现，预后良好，可能是母体的抗体对其发挥了一定的保护作用。可是如果孕妇在分娩时或分娩前4天内发生水痘，则新生儿在产后5～10天出现症状，并由于水痘弥漫性播散而有30%死亡率。至于妊娠合并带状疱疹感染者，未能找到任何宫内感染的临床和免疫学方面的证据。

成人接种水痘疫苗需要打2针，其间间隔6周。目前的水痘疫苗为减毒活疫苗，因此接种以后建议3个月以后再怀孕。

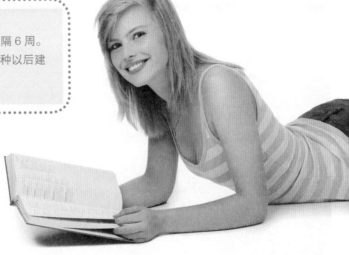

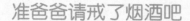

准爸爸请戒了烟酒吧

酒精是致畸剂之一。孕期长期、大量饮酒可导致胎儿患"胎儿酒精综合征"，表现症状为胎儿生长受限、行为紊乱、脑发育缺陷、颅面异常。孕期饮酒是最常见的子代精神发育迟缓的原因。孩子早年多动、协调性差、持续易激惹，以后发育迟缓、生长缺陷、有不同程度的精神发育迟缓、明显的面部缺陷特征、先天性心脏病、关节畸形等，常因孕妇慢性摄入大量酒精或狂饮而造成。

烟草中含有潜在的致畸物质，如尼古丁、氰化物、一氧化碳、铅及各种碳氢化物等，可引起血管收缩，降低氧的水平，引起胎儿生长受限、低体重儿。吸烟对胎儿的危害与吸烟量的多少有关。研究证实吸烟会增加不育、自然流产、前置胎盘、胎盘早剥及早产的发生，胎儿先天畸形的发生也会增加2倍，如唇腭裂。

鉴于以上因素，孕前有吸烟、喝酒习惯的女性应该积极戒烟、戒酒。准爸爸也应该戒烟、戒酒。

谨慎用药

不要自行服用药物，要想到自己正在备孕期，随时都有可能怀孕，而不当用药可给胚胎带来伤害。比如患普通感冒时，多饮水，多休息，一般1周左右即可痊愈，没有必要服用感冒药。

生病确实感到需要用药时，要看医生，在医生的指导下用药，并向医生说明自己正准备怀孕，让医生斟酌选用较为安全的药物。

不要滥用保健品，一些保健品的成分不明确，有些可能含有对胚胎不利的成分。不要随便听信和滥用一些所谓的"偏方"、"秘方"，特别是那些成分不明的，以防发生意外。

如果用药之后发现自己怀孕了，应请医生根据自己的妊娠时间、用药量及用药时间长短，结合自己的年龄及胎次等问题综合考虑是否需要终止妊娠。

SOAP 贴心提示

备孕的时候，要谨记三点：第一，在生病（感冒、发烧、头晕等）时候，自己不要滥用药，在服用药物前一定要确认自己是否怀孕了，如果确定怀孕了需要咨询医生能否吃药；第二，要注意作息有规律；第三，适当补充叶酸或者维生素。

打算生宝宝，没必要送走猫

随着优生优育常识的普及，很多人知道孕期养猫有可能感染弓形虫，而孕妈妈一旦感染弓形虫，胎儿可能发生流产、脑积水、小头畸形、胎儿宫内生长受限甚至胎死宫内等问题。新生儿则可能发生抽搐、脑瘫、视听障碍甚至智障，死亡率高达72%。这听来确实吓人，因此很多养猫的家庭都想着赶紧送走猫，再爱也不能把祸根留在身边。其实，打算生宝宝，真的没必要送走猫。

家养猫传染弓形虫的概率不大

弓形虫病的元凶是刚地弓形虫，猫是这种寄生虫唯一的终宿主，二者确实脱不了关系。但实际上，只有初次感染弓形虫的猫才会在感染最初的2~3周内随粪便排泄出卵囊，这种卵囊至少"孵化"24小时才具有传染性，如此算来，养到一只正在排出卵囊的病猫的概率并不大。

50%以上的弓形虫感染并不是因为养猫

需要提醒大家的是，50%以上的弓形虫感染并不是因为养猫，而是因为吃了生的或半生不熟的肉类。所以不要吃生肉，蔬菜和水果也要剥皮或清洗干净后再吃。对于接触过生肉、禽类、海鲜、未经清洗的蔬菜和水果的餐具同样要清洗干净。

养猫的孕妈注意以下7点即可

美国疾病控制中心（CDC）明确指出没必要送走猫，预防弓形虫只需严格做到以下几点：

1. 孕妇不亲自清理猫粪便，最好家人代劳，如果必须亲自清理需佩戴一次性手套，并在清理后用肥皂和温水洗手。

2. 随猫粪便排出的弓形虫卵囊需要1~5天才具有传染性，所以家中应该每日清理一次猫粪便。

3. 为猫提供市售的猫粮或罐头食品，不要喂生肉或未完全加工成熟的肉类。

4. 让猫呆在家里，不放养。

5. 怀孕后暂时不再收养流浪猫，尤其是幼猫，怀孕后不再养新猫。

6. 遮盖放在户外的猫砂盆。

7. 做园艺或接触很有可能被猫粪便污染的土壤和沙子时一定要带手套，事后要用肥皂和温水洗手。

要筛查弓形虫吗？

可以在孕前检测弓形虫，如果有近期感染证据，建议6个月后再怀孕比较安全。即使孕期检测有阳性结果，也不要仅凭一次异常结果盲目引产，需进一步咨询专科医生明确有无胎儿受累，并可进行相应治疗。积极治疗妊娠期弓形虫病，可使先天性弓形虫病的发生率降低50%～70%，而且早期宫内治疗还可明显降低中枢神经系统后遗症、智障、视网膜病变的发生率，远比孩子出生后再治疗效果好。

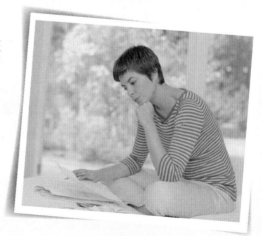

亲，你排卵了吗

别错过你的排卵期

排卵是卵细胞和周围卵丘颗粒细胞一起被排出的过程。女性的排卵日期一般在下次月经来潮前的14天左右。卵子自卵巢排出后在输卵管内能生存5~6天，以等待受精；男子的精子在女子的生殖道内可维持2~3天的受精能力，故在卵子排出的前后几天里性交容易受孕。为了保险起见，我们将排卵日的前3天和后4天，连同排卵日在内共7天称为排卵期。因为在排卵期内性交容易受孕，所以排卵期又称为"易受孕期"或"危险期"。

1 **"后推14天"法推算排卵期**

女性排卵是受脑下垂体和卵巢的内分泌激素影响而呈现周期性变化的，两者的周期长短是一致的，都是每个月1个周期，而排卵发生在两次月经中间。女性的月经周期有长有短，但排卵日与下次月经开始之间的间隔时间比较固定，一般在14天左右。那么根据排卵和月经之间的这种关系，就可以按月经周期来推算排卵期。

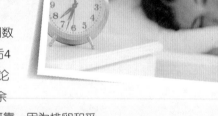

推算方法就是从下次月经来潮的第1天算起，倒数14天或减去14天就是排卵日，排卵日及其前3天和后4天加在一起称为排卵期。这也是安全期避孕法的理论根据，因为在月经周期里除了月经期和排卵期，其余的时间均为安全期。当然了，安全期避孕并不完全可靠，因为排卵和受精还受很多其他因素影响。

例如，以月经周期为28天为例来算，这次月经来潮的第1天在2月20日，那么下次月经来潮是在3月20日(2月20日加28天)，再从3月20日减去14天，则3月6日就是排卵日。排卵日及其前3天和后4天，也就是从3月3日到9日这7天为排卵期。

Tips **这种方法仅适用于月经周期正常者**

用这种方法推算排卵期，首先要知道月经周期的长短，也就是说要有很正常或是有规律的月经周期，才能推算出下次月经来潮的开始日期，进而才能算出排卵期，所以只能适用于月经周期一向正常的女性。如果月经周期无规律或者不正常，则无法推算出下次月经来潮的日期，故也无法推算到排卵日和排卵期。

对于月经不正常的女性，掌握排卵期可用排卵试纸或者基础体温测定，必要时可做超声测定。

2 排卵期试纸测定

要测准排卵期，排卵试纸作为新式武器，是个很好的帮手。下面逐一介绍排卵试纸的检测原理、检测时机、使用方法和检测结果解释。

女性在每个月经周期中，尿液中的促黄体生成素（LH）会在排卵前24~36小时内出现高峰值，使用排卵试纸较为准确地检测到LH达到峰值水平后的24小时内同房，可以大大地提高受孕几率。

每位女性的月经周期天数不同，在检测时可参考《排卵按周期检测表》，按照表格找到自己开始检测的日期。先在表上找到自己的月经周期天数，然后在下一行"开始检测日"栏找到相对应的开始检测日。举例来说，如果女性的月经周期是27天，表上相对应的开始检测日是第10天，那就意味着在月经来潮的第10天才开始使用排卵试纸检测排卵，每天测一次，直到试纸上显示的红色条带颜色逐渐转深，当将要出现接近高峰值的较深颜色时，应每隔12小时测试一次直至检测出LH高峰值。排卵发生在强阳转弱阳的24~36小时内。正常的女性每个月都会排卵，一个卵子在卵巢内成熟后，从卵巢排出，然后被运送到输卵管内等待受精。精子在女性生殖道内可存活1~3天，而一个卵子适宜受精的时间只在排卵后1~1.5天内，因此在排卵前2~3天及排卵后1~2天同房都容易受孕。

排卵按周期检测表

月经周期	21天	22天	23天	24天	25天
开始检测日	第6天	第6天	第7天	第7天	第8天
月经周期	26天	27天	28天	29天	30天
开始检测日	第9天	第10天	第11天	第12天	第13天
月经周期	31天	32天	33天	34天	35天
开始检测日	第14天	第15天	第16天	第17天	第18天
月经周期	36天	37天	38天	39天	40天
开始检测日	第19天	第20天	第21天	第22天	第23天

备注：若月经周期天数少于21天或多于40天请询问专科医生意见。

和早早孕试纸一样，排卵试纸检测的也是人的尿液。一天之内的尿液都可以检测，但通常不使用晨尿，这和早早孕试纸不同，女性们要特别注意。收集尿液的最佳时间是早上10点至晚上8点，在连续几天的检测过程中，应尽量每天固定同一个时间检测。收集尿液前2小时内应减少水分摄入，因为稀释了的尿液会妨碍LH峰值的准确检测。对于盛尿的容器没有具体要求，只要洁净、干燥就可以。

打开铝箔袋，取出检测试纸（注意：不能使试纸条受潮或用手触摸反应膜，罐装试纸条取出试纸条后要立即把罐盖盖紧），将试纸条有箭头标志线的一端插入尿液中，浸没至少3秒钟（深度不可以超过标志线横线），然后取出平放，开始计时观察测试结果。

阴性结果 出现一条红色条带，即对照线显色，检测线不显色，表示无排卵；出现两条红色条带，检测线比对照线明显色浅，表示尿液中LH尚未出现峰值，必须持续每天测试。

阳性结果 出现两条红色条带且检测线等于或深于对照线的显色，表明已出现LH峰值，表示将在24～36小时内排卵。

无效结果 当对照线区内未出现红色条带，表明试验失败或试纸条失效。在这种情况下，应该再次仔细阅读说明书，并用新的试纸条重新测试。

注意：一定要在10～30分钟内观察测试结果，30分钟后的结果判定无效。

3 点滴出血观测法

卵泡从卵巢中排出时，会把卵巢壁撕破，引起局部出血。通常，这一点点血很快就在腹腔内被吸收了。排卵期由于内分泌激素的变化，子宫少量出血，从阴道流到体外，在内裤上出现点滴样的血迹，有的女性把它称为"小月经"，医学上称之为"排卵期出血"。

4 B超监测法

通过B超检查，有经验的医生会看到卵泡从小到大并最终排出来的过程。这个方法应该是最准确的。在所有测排卵的方法中，目前最为准确的是阴道B超监测法，它不仅可以测出两侧卵巢中是否有优势卵泡，同时还能测出优势卵泡的大小、子宫内膜的厚度等。

不过因为这种方法需要多次做B超且花费较大，一般只有患者确实需要时才使用，比如有些宫外孕的女性，左侧输卵管已经被切掉，在这种情况下，如果她的左侧卵巢排卵，是无法怀孕的，因此可以通过做B超观察是哪一侧卵巢排卵。

用B超监测卵泡，最好找固定的医生监测。当医生从某个角度观察到一个优势卵泡时，下次再从同一个角度去监测这个卵泡的发育情况会更好。不同的医疗机构，不同的医生，判断都可能出现差异。

在每月的第12天开始用B超连续观测排卵，隔天1次(每两天1次)直至卵子排出，这样便可以准确地确定何时排卵及卵泡的发育情况。

尽管B超监测卵子是目前最准确的方法，但排卵只是受孕成功的要素之一，即使监测到卵子发育成熟即将排出，也不一定能保证在当时"播种"就百发百中，除了身体条件之外，心理因素也很可能影响受孕的过程。

5 白带观察法

在一个月经周期中，白带并不是一成不变的。大多数时候，白带比较干、比较稠，也比较少。而在两次月经中间的某一天，白带清、亮且多，像鸡蛋清，更像感冒时的清水样鼻涕，这天就是排卵日。这是由于排卵时产生了较高浓度的雌激素，作用于宫颈口的柱状上皮细胞，使它们分泌大量白带。

6 基础体温法

基础体温测定是指经过8小时睡眠后，醒来未进行任何活动(如说话、进食或起床等)所测得的体温。按日期将所测得的体温记录相连成曲线，称为基础体温曲线。

排卵期规律的女性可以发现这样的现象：在排卵期前2周左右基础体温往往低于36.5℃，而排卵期后2周左右基础体温往往高于36.5℃。体温开始变高的那天就是排卵日。由于两个卵巢交替排卵，所以一般要至少测定3个月，才能真正了解双侧卵巢的排卵情况。

值得注意的是：基础体温的测量必须要经8小时充足睡眠后，醒来尚未进行任何活动之前测体温并记录。任何特殊情况都可能影响基础体温的变化，要记录下来，如前一天夜里的性生活、近日感冒、腹泻、饮酒等。需要反复多次测试，并需要绘出基础体温表。若月经不规律或生活不规律，如夜班、出差、失眠、情绪变化、疾病等，不能用此法判断有无排卵。

好心情才是最好的排卵药

对很多现代女性来说，长辈的期待、工作的压力、对环境污染和食品安全的担忧等，常常让备孕过程缺少了一些应有的幸福感，多了些许焦灼。现代医学表明，一对健康的夫妇如果不避孕的话，一年内怀孕的概率是80%。换句话说，有20%的夫妻还得在下一年继续努力。不要过分关注造人这件事，放松的心情胜过所有的促孕药。

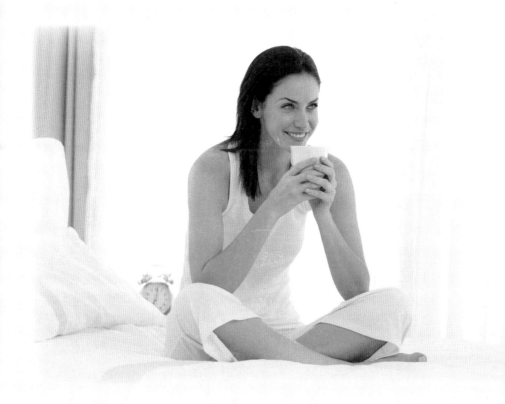

很多女性在漫长的备孕过程中，因为不断受孕失败产生了焦虑，这种焦虑带来的生育障碍丝毫不亚于吃禁忌药物。比如，有位未准妈妈一直非常想要宝宝，但由于担心只测基础体温会测得不准，所以就采用了排卵试纸，每天看排卵试纸，检测排卵时间。几次受孕失败之后，测试排卵便成为了她每个月生活的重心，每天就想着用试纸测怀没怀孕，测了是阴性心情就很不好。上班也总想着这事情，总觉得一天天的很难熬。自己也觉得这样紧张没什么好处，却控制不住自己。

其实，在备孕的过程中，心情最为重要，顺其自然，精神状态轻松才可以增加成功的概率。如果孕前检查看过医生，确认双方身体都很健康，那就别老是想着这回事，宝宝会选择最适合他自己的时间降临的。

要二宝，其实不难

头胎剖，生二胎前先做疤痕检查

剖宫产后的子宫也叫做疤痕子宫，就是子宫上有一道手术切口留下的疤痕，这个切口的愈合情况决定着二胎的妊娠和分娩是否顺利。

切口愈合不良带来的危害

子宫切口愈合不良时，如再次妊娠或分娩，出现子宫破裂的风险就会增高，严重者可危及母儿的生命安全。另外，疤痕子宫再次怀孕时出现瘢痕处着床、前置胎盘的可能性较大，若胎盘覆盖原剖宫产时的手术切口则更加危险。这两种情况均有引起子宫破裂和无法控制的阴道大出血的风险，可危及产妇生命。

剖宫产2年后再怀孕，先检查疤痕

前面我们提到，剖宫产后至少应2年以上再考虑二次妊娠。想要二胎前，务必先去医院做疤痕检查。对于剖宫产后子宫切口形成的疤痕处肌层变薄，甚至有肌层中断的情况，应考虑为子宫切口愈合不良，不适合再怀孕。

头胎剖，二胎是不是只能剖

上面我们讲到了疤痕子宫，由于子宫上的这道疤痕并不是特别牢固，所以即使是愈合得较好，有条件怀第二胎时，依然建议剖宫产。因为第二次临盆生产子宫收缩时，容易把疤痕撑破。为了保险起见，最终选择剖宫产的比例占绝大多数。不过，这并不意味着第一胎剖了，第二胎就必须还得剖，要看第一胎选择剖宫产的具体原因。

如果第一胎仅仅是因为胎心不好、胎位不正或者脐带绕颈过紧才剖的，第二胎的胎位、骨盆、胎头大小、子宫疤痕等都没什么问题，就可以在全程严密监控下自然分娩。但是，如果第一胎是因为骨盆狭窄、子宫壁太薄、尾骨骨折骨盆出口偏小等原因，第二胎还是不适合顺产。

二胎才高龄，这些风险也会有

有些妈妈可能会有疑问了：第一胎时不是高龄产妇，第二胎高龄了，也会出现高龄生育的风险吗？也需要去做检查吗？答案是肯定的。不管是第几胎，与年轻的产妇相比，高龄怀孕都容易得妊高征和糖尿病，容易出现胎儿宫内发育迟缓、早产，胎儿的畸形率及出生婴儿缺陷率也都会明显升高。

1	由于女性年龄增加，卵子容易老化，受孕几率大大减少。同时，随着卵子质量下降，染色体也会出现异常，这使胎儿容易发育异常，出现胎儿发育畸形或者患有唐氏综合征。所以，对于高龄孕妇来说，唐筛绝对是不能忽视的。
2	在怀孕过程中，由于身体内的孕酮量不足，可能引发先兆性流产等风险，因此在孕期需要持续保胎。
3	怀二胎时，如果之前有过静脉曲张或痔疮，可能会旧病复发；如果在前次怀孕时，曾经历过尿失禁或阴道脱垂等症状，那么这次症状可能会更明显。
4	在生产过程中，随着女性年龄的增加，子宫收缩能力和盆腔的柔韧度都在下降，难产出血的风险大大增加，这种风险同时也减小了顺产的机会。
5	妊娠并发症也会大大增加，更容易出现贫血、妊娠期高血压、妊娠期糖尿病、甲状腺功能不足等并发症，导致胎儿营养供应不足，还会让产妇留下长期的病根儿。

因此，对于怀二胎时高龄的产妇来说，孕前及孕期更加需要规律而科学的检查，及时做好产前筛查，既要保证婴儿的出生质量，更应关注本身的生命安全。

若大宝有某些疾病

如果大宝有一些先天性或可能有遗传倾向的疾病，妈妈们需要去做一些特别的检查。可以到有产前诊断资质的医院进行夫妇双方染色体检查，可以进行家系分析和再发风险分析，医生会提供相关医学建议。染色体异常包括染色体数目异常、染色体易位、染色体倒位等，是导致遗传病的主要原因之一，父母可通过精子或卵子细胞将异常的染色体传给子女，导致遗传病的发生。目前在医学界对于有些遗传性疾病还没有找到有效的治疗办法，所以危害性很大，但是通过做遗传咨询，再加上染色体检查，就可以发现染色体的异常，预测出胎儿发生畸形的危险程度。

二胎怀不上，男人别推卸责任

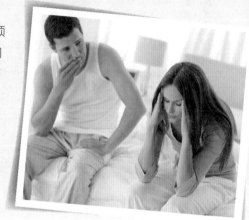

对于打算生第二胎的夫妻来说，因为第一胎受孕顺利，这一胎一旦受孕困难，男性往往就会认为是女性的问题，这是不对的。因为最佳生育年龄不仅仅是针对女性而言的，男性同样有这方面的限制。

男性35岁以后，精子的质量就会开始下滑，特别是现在环境污染严重，男性自身保健意识又比较薄弱，常年吸烟喝酒，甚至彻夜上网，都会影响生育能力。虽然说超过45岁男性仍有生育能力，但是此时的精子质量已经大不如前，容易对胎儿发育造成影响。比如有些胎儿在发育过程中会停止发育，一开始还能检测到胎心，后来并没有异常，却渐渐没了，一般都是男性精子质量出现了问题。所以，45岁是男性生育年龄的一道红线，最好不要超过，而且要二胎前夫妻两人最好同时到医院做孕前检查，确保身体条件允许。

流产后再怀孕，不紧张

现在，因为各种各样的原因发生自然流产的孕妇并不少见，这部分女性在计划再次怀孕时往往都比较谨慎，其紧张程度也往往高于第一次怀孕的孕妇。当然，她们的情况也各有不同，有的只是发生了一次自然流产，有的则已经发生了两三次自然流产。那么，这些女性在准备怀孕时都需要注意些什么呢？

1 一次自然流产后

如果只发生了一次自然流产，夫妻俩不用忐忑不安，可以积极锻炼身体，加强运动，戒烟戒酒，并于计划怀孕前3个月，两人同时口服多种微量元素，待3～6次正常月经后即可准备怀孕。如果女性没有生殖器官畸形和疾病，不用做特殊检查。再次怀孕后积极保胎至12周待胎盘形成，这样比较稳妥。若女性有生殖器疾病，应治疗后再怀孕。

2 连续发生了两三次自然流产

自然流产连续发生3次或以上，称为"复发性流产"。以前常称作"习惯性流产"，近年国际上常用"复发性自然流产"取代"习惯性流产"。复发性流产往往每次流产都发生在同一妊娠月份，而流产过程一般与普通流产无异。早期复发性流产的原因常为母体黄体功能不足、甲状腺功能低下、胚胎染色体异常等。晚期复发性流产最常见的原因为宫颈内口松弛、子宫畸形、子宫肌瘤等。

导致复发性流产的因素很多，一般情况下，发生流产后半年以内要避孕，可减少再次流产的发生。这期间夫妻双方应该进行全面的体格检查尤其是遗传学的染色体检查，此外还应该做到以下几点：

注意休息，情绪稳定，生活规律有节。

黄体期过短或分泌不足的女性，最好在月经中期和怀孕初期补充黄体素。针对黄体功能不全治疗的药物使用时间要超过上次流产的妊娠期限（如上次是在孕3月流产，则治疗时间不能短于妊娠3月）。

做血型鉴定包括 Rh 血型系统。

有甲状腺功能低下，要保持甲状腺功能正常后再怀孕，孕期也要服用抗甲低的药物。

有子宫内口松弛的可在孕13～20周做宫颈环扎术。

避免接触有毒物质和放射性物质的照射。

男方要做生殖系统的检查。有菌精症的要治疗彻底后再使妻子受孕。

Tips 复发性自然流产的夫妻体检内容：男方：精液常规、血型、染色体等。女方：阴道细胞涂片、宫颈评分、基础体温、血型、染色体、B超检查子宫发育情况等。

3 生化妊娠流产，下次正常月经后即可怀孕

生殖医学研究发现，从末次月经来的时间算起，第14天排卵，精子和卵子形成受精卵，受精卵72小时后由输卵管移行到子宫腔，7天完成胚胎的植入，即胚胎侵入子宫内膜并发生血运关系，此时相当于月经的22天左右，临床可从母血中检查血人绒毛膜促性腺激素（HCG）升高，胚胎着床了就是生化妊娠了，可以认为是早早孕。如果按时来月经或推迟几天后出血同月经量，超声检查孕囊极小或看不见，再查血HCG下降，考虑生化妊娠流产。一般发现血HCG升高，再过 20天以后超声检查可见孕囊，相当于停经50天后可见胎心搏动。一次生化妊娠流产后，对女性的影响不大，下次正常月经后即可怀孕。生化妊娠流产以前不被人们注意，目前认为此类流产发生率很高，只是不被人们重视而已。

第1个月 精子和卵子的爱情故事
FROM 1 TO 4 WEEKS

轻轻的敲门声让我惊喜不已，这就是宝贝儿到来的声音吗？静悄悄的、温柔的，就像夜空中的小星星一般，虽然还很微弱，但是已经一闪一闪地，映入了我的心扉。

生命的起源

排卵

女性体内共有两个卵巢，左右各有一个。卵巢在胎儿期就已经存在了，里面有约700万个原始卵细胞。在以后的岁月里，卵细胞会慢慢减少，到出生的时候减少到200万个，到青春期时就只有50万个左右了。

女人从青春期开始到停经为止，除了怀孕的时候，每个月都会有数个卵泡开始发育，但其中只有一个卵泡会完全成熟，然后从卵巢中飞跃而出，走上和精子相会的旅程，这就是"排卵"。卵子从卵巢排出后立即被输卵管伞部吸到输卵管内，并在输卵管壶腹部等待精子的到来。但是，卵子等待的时间非常有限，一般只能生存24小时。

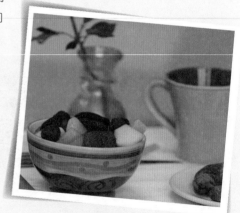

> **Tips** 卵子是球形的，直径约为0.1毫米，在人类的细胞中算是很大的了。

射精

成年男性的睾丸每秒可以制造1000多个精子，每天便会产生上亿个。睾丸制造出来的精子，会游到精囊中保存，射精时才能通过尿道射出。一次射精出来的精液量，大概在1~6毫升，其中包含的精子数量为1亿至2亿。

精子的旅程

进入女性的阴道后，精子们立刻就开始了长时间的"游泳"，从阴道游到子宫的入口。在那里，母体分泌出一种黏糊的液体，这种黏液呈网状，卵子飞奔出来的时候，这个网是开着的，精子就很容易通过。这种网起到一个推波助澜的作用，帮助精子们继续往上游。除了在排卵后大约24小时之内，其他时间这张网都是关着的，能阻止精子进入子宫中。

顺利通过关卡的精子大约是射精时的千分之一。这以后，它们继续往前游。许多精子在这个过程中落后了，通常只有大约200个精子能够到达输卵管膨大部，得以遇见卵子。精子在女性输卵管内能生存1~3天，也就是说，如果卵子还没有来，它们可以等待1~3天。

1 受精
当精子终于在输卵管壶腹部遇见卵子的时候，在精子头部的最顶端会释放出顶体酶，以溶解卵子表面的透明膜。最早突破透明膜进入卵子体内的精子，就能和卵子结合。钻入卵子之后，精子的尾部便会脱落并瓦解，而精子的头部便会和卵子的细胞核结合，成为受精卵。在一个精子进入卵子体内的同时，卵子表面会瞬间产生一层保护膜，阻挡其他精子进入，因此只有一个精子能使卵子受精。

2 受精卵一边分裂一边向子宫移动
受精卵在输卵管内发育3~4天后，借助输卵管肌肉的蠕动和内膜纤毛的摆动开始向子宫转移。在运动过程中，受精卵从受精后24小时开始不断分裂发育，1个变成2个，2个变成4个，4个变成8个。经过三四天细胞的反复分裂，受精卵在到达子宫角时，已经是一个具有16个细胞的实心细胞团了。由于它的形状很像桑葚，所以又叫它"桑葚胚"。

3 在子宫内着床
桑葚胚在子宫腔内经过3~4天的游离，分裂发育成中间有腔的囊胚。囊胚在发育过程中分化为两部分，外层叫"滋养细胞"，内层叫"胚基细胞"，也叫胚胞。滋养细胞的一种特殊功能是制造蛋白酶，使子宫内膜腔化出缺口，然后整个胚胎被埋入子宫内膜里，所需时间不过3~5天。这就是受精卵的"着床"或"植入"，就像种子种到地里一样。胚基细胞发育成胚胎，滋养细胞发育成为胎盘，这一过程要在两周内完成，从此胚胎通过胎盘与母亲血肉相连，依赖于母体供给的营养成长发育起来。

4 最初的快速发育
在最初的几周内，胚胎细胞的发育特别快。此时它们有三层，称三胚层。三胚层是胎体发育的始基。三胚层每一层都将形成身体的不同器官，分化成一个完整的人体：

最里层 形成一条原始管道，它以后发育成肺、肝脏、甲状腺、胰腺、泌尿系统和膀胱；

中层 将变成骨骼、肌肉、心脏、睾丸或卵巢、肾、脾、血管、血细胞和皮肤的真皮；

最外层 将形成皮肤、汗腺、乳房、毛发、指甲、牙釉质和眼的晶状体。

你的感觉

迟到的大姨妈

　　停经是怀孕早期最重要的"信号"。过正常夫妻生活的女性，一旦月经延迟，首先就要想到自己是不是怀孕了，可以自己用早早孕试纸测一下。值得提醒的是，早早孕试纸测出怀孕的时间也因人而异（实际生活中，有的人在下次月经前几天即能测出阳性，有的人在月经过期一周左右时才能测得阳性反应），所以即使一开始没测出怀孕，也不能因此放松警惕，要注意避免一些不利于胚胎发育的因素，比如乱用药等。

　　当然了，并不是月经没有来就一定是怀孕了。女性的生殖机能非常敏感，月经没有来的原因有很多，可能因为卵巢机能不佳，可能因为激素分泌不正常，也可能是工作忙碌、考试紧张等等。有的女性在精神受到较大压力，或周围环境有所变化时就会引起月经迟来的现象。但是，仍然提醒大家要留意月经的情况，不要想当然地把月经没来归因于这些而忽视了怀孕的情况。

> **Tips** 有些女性在相当于前次月经来潮的时间会出现阴道出血，但血量较少，持续时间或缩短或延长，此时也有可能是怀孕。这是由于胚胎植入时与子宫壁第一次接触引起的。这种情况最好去医院请医生看一下。

　　另外，提醒那些月经周期较长、甚至超过35天的育龄期女性，想要孩子的话应该尽早去妇科或生殖医学科看医生，看自己是否存在多囊卵巢等不容易怀孕的情况，争取早治疗早怀孕，不要错过了最佳的怀孕年龄。

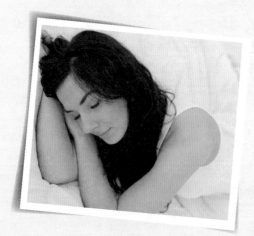

怕冷

　　有的女性在怀孕很早期会出现比平常更怕冷的情况，这也是怀孕反应的一种。可以注意保暖，一般过一段时间就会改善。提醒大家，如果没有出现明显的感冒症状，千万不要以为是感冒就自行服用感冒药。

好累

　　由于怀孕后孕妇体内孕酮水平增高，而孕酮又有镇静的作用，很多女性在孕早期常常感到疲倦。另外，孕早期新陈代谢速度加快，也可能会使孕妈妈感到非常疲惫，全身乏力、困倦、想睡觉。有时候甚至控制不住自己，不论是在做什么，突然间困意袭来，马上就想睡觉。

如果平时身体健康、精神抖擞，月经迟到且感觉萎靡不振，应该考虑到是否怀孕了。

乳房敏感

月经停止10天后，很多孕妇会明显感觉到乳房发胀，并观察到乳头突起，颜色变黑，乳头周围出现一些小结节，甚至用手一碰就感到疼痛。民间有"乳头挑旗，腹中有孕"的说法，指的正是这种现象。

嗅觉和味觉改变

随着怀孕后激素水平的升高，女性的味觉也可能改变，比如嘴里好像有金属味道，或者感觉食物的味道与原来不同了，或者原来很喜欢吃的食物现在不喜欢吃了。还有的女性在一天之中会有几次感觉到胃里涌上来一种酸酸的感觉，不是非常难受，但却是之前所没有过的。还有一些女性的嗅觉变得异常敏锐，比如有的女性会发觉自己忽然很受不了超市里的气味，甚至感觉恶心想吐，这在以前可能是没有过的。

敏感的女性会留意这些身体发出的信号，想到自己可能是怀孕了，从而更好地避开一些危险因素，照顾好自己和胎宝宝。

情绪波动大

可能是由于体内激素变化的影响，有些女性在怀孕早期会变得非常敏感，或者容易默默流泪，或者因为一点小事就会冲着老公发脾气。所以，当你意识到自己变得非常情绪化的时候，应该想一想月经是不是迟到了？会不会是怀孕了？

好孕：生命之初的守护

确定怀孕时间，算好预产期

平时注意记录月经时间，一旦正常月经周期过了日子没来，就应尽早做早孕检查，尤其是那些月经周期比较长的女性，更应该早点做检查，一旦查出怀孕了，就可以准确地推算出预产期。怀孕后1～3个月内的这段时期是"未来宝宝"重要组织、器官的分化期，此期胎儿对外界的不良刺激最为敏感，是畸形的高发期，所以孕早期的保健尤为重要。

受孕2周，也就是停经4周内，由于距离末次月经没有超过1个月，一般人不容易知道自己已经怀孕。这2周间胚胎还没有分化出头颅、躯干、四肢、内脏等，如果遇不良刺激，会导致胚胎死亡，进而自然流产。

从受孕3周开始，胚胎开始分化出头颅、躯干、四肢、内脏等，直到受孕8周胚胎已初具人形，称为胎儿。如果在此时期内，即停经5～10周，发生不利于胚胎发育的问题，则会造成发育障碍而致发育异常，也就是先天畸形。因此，凡在未避孕情况下，月经一过期即应按照怀孕对待，避免各种不良因素。

避免不良因素影响

1 忌体温过高
发热是常见的致畸因素。温度越高，持续时间越长，致畸性越强。因此，早孕期要注意冷暖，避免接触发热患者，少去空气不洁、人员拥挤的公共场所，尽量避免患发热性疾病。其他造成体温升高的因素，如高温作业、桑拿浴、热盆浴等均不适于早孕妇女。

2 忌烟酒
吸烟或被动吸烟都会影响胎儿发育。目前虽未见明显引起胎儿畸形的病例，但造成低出生体重儿、发育迟缓儿的情况极常见。如果烟、酒持久刺激直到儿童期，还将影响孩子成年后的身体。酒精是公认的致畸物，酗酒的丈夫精子质量可能受影响，孕妇饮酒胎儿致畸率极高，酒精综合征患儿往往有多处畸形，并且发育迟缓、智力低下。因此孕期，尤其早孕期应绝对忌酒。

3 妊娠呕吐要及时处理并忌偏食
早孕期呕吐是正常反应，挑食、厌食也是常见现象，但是严重的呕吐会影响孕妇的营养吸收，需要及时治疗。妊娠早期要克服妊娠反应影响，少食多餐，尽量保证平衡膳食，不论蔬菜、水果、肉类、粮食均要吃一些，保证起码的营养，不求量多，但要避免饥饿。

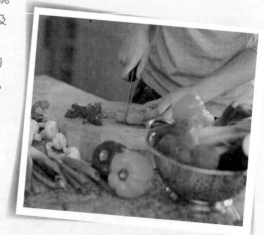

4 不要滥用药物
孕期生病要及时治疗，但不得滥用药物，因有些药物对胎儿发育有不良影响。有病要请医生治疗，无论得的是什么疾病，均应向医生说明自己已经怀孕，以便医生在治疗中注意药物的选择。

5 尽量避免接触有毒、有害物质

在工作或生活中都要注意避免接触有毒、有害物质，如放射线、农药、铅、汞、镉等物质。接触的物质性质不明时，可向医生咨询，以便能控制接触时间、剂量等，做好防范工作。

6 不宜饮含咖啡因的饮料

由于妊娠期间身体的清除能力降低，饮料中的咖啡因在母体中积蓄，积蓄的咖啡因通过胎盘被吸收，影响胎儿的正常发育，导致胎儿体重减轻。此外茶叶中含有鞣质，它能与铁结合，影响铁在肠内的吸收，诱发或加重孕妇的缺铁性贫血。所以妊娠期女性最好克服饮茶、咖啡等习惯。

7 注意避免精神刺激

不看恐怖电影，尽量不要生气和悲伤，凡事想开些，尽量让自己保持平静愉悦的心情。

宫外孕，不可不防

孕妈妈们都希望自己顺利地怀个宝宝，可是有些受精卵就是特别不听话，特别地懒，在跑向妈妈子宫腔的过程中因为各种原因跑不动停下来了，在不该着床的地方着床了，就成了"宫外孕"。近年来，宫外孕的发病率逐年增加，而宫外孕一旦破裂或流产就会有腹腔内大出血的可能，并可能导致孕妇死亡，是一种严重的妊娠早期并发症。

宫外孕的症状

首先，宫外孕最常见的症状就是停经以后阴道不规则流血，一般量要少于月经量，色暗红或者呈咖啡色，但持续时间比月经期要长，很多时候会断断续续有一天没一天的，有些人甚至没有停经史，到了该来月经的时候就开始流血了，以至于会误认为是月经来潮。所以当自己感觉到月经推迟，经量明显减少，而且老不干净时，要警惕自己怀孕甚至是宫外孕的可能。这时候最简便的就是买个验孕纸查一下，如果阴性可以放一半的心，因为大部分宫外孕验孕都会显示弱阳性，就是验出的那道杠颜色要比对比的那道杠浅。当然，不管是阴性、阳性还是弱阳性，都要知道自己的情况是不正常的，得去趟医院。

其次，宫外孕的另一个症状就是腹痛。一般正常的宫内孕也会有轻微的下腹正中胀痛，类似轻微痛经，绝大部分人都能忍受。但宫外孕的腹痛是不一样的。在宫外孕没有破裂的时候，增大的胚囊使输卵管膨胀，导致输卵管痉挛及逆蠕动，患者会出现下腹一侧隐痛或胀痛。当宫外孕破裂的时候，会突然感到患侧撕裂样剧痛，持续性或阵发性，并伴有恶心呕吐，逐渐出现肛门坠胀感，即大便意。内出血过多时会造成晕厥和休克，患者会有一过性的意识丧失和四肢冰凉等等。所以如果孕妇在有或没有阴道出血的情况下突然出现剧烈腹痛，那么很有可能就是宫外孕了，不要等到休克了才想到去医院，在不可避免的情况下抓紧时间，尽量减少出血量才能减轻对人体的损伤。

最好的办法还是孕早期做B超

现在很多的年轻人都会对宫外孕比较警惕，一旦确定怀孕就会想要知道是不是宫内孕，所以最好的办法还是去医院做B超。那么，在停经多长时间以后去做B超比较合适呢？尽管教科书上说B超最早在5周就能看到宫内孕囊，但临床上建议还是在6周的时候去做医院B超确诊是否为宫内。如果这个时候宫内看不到孕囊，那么就有宫外孕的可能了，是住院观察还是择期复查，一定要听医生的建议。

临床上还有一种很常见的情况就是，查尿是阳性，做B超宫内宫外都没有看见孕囊，那么这种情况要怎么办呢？首先是动态观察查血β–HCG，正常怀孕时，血β–HCG每两日成倍增长，而宫外孕时血β–HCG的倍增在48小时内常不足66%。其次是复查B超。当然，在观察的过程中若出现腹痛加剧或阴道出血增多的情况要及时去医院。

孕妈妈如果不幸发生了宫外孕，也不用担心，现在的医学很发达，早期发现早期治疗愈后都会很好，很多得过宫外孕的女性后来都能再次正常怀孕生出健康的宝宝。

手机这点辐射不用害怕

怀孕以后，很多孕妈妈最担心的就是日常生活中的辐射，总怕会造成胎儿畸形或流产，辐射真有那么可怕吗？

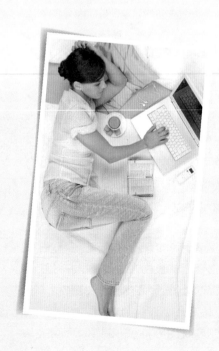

1 电脑（非电离辐射）

关于屏幕辐射对孕期影响的研究至少开展20年了，主要因为屏幕背后是阴极射线管，可以产生低频电磁波。上世纪八九十年代，即使在西方国家电脑也算新事物，胎儿和儿童是最弱小的人类，率先被研究。1991年，有一篇《视频终端和流产风险》发在医学权威《新英格兰医学杂志》，这项研究调查了使用屏幕的接线员和不使用屏幕的接线员，其中已婚女性中730个共怀孕882次。有屏幕接线员的腹部会接受额外的15000Hz"辐射"。结果把所有流产记录下来一看，不管用不用屏幕，每个月的流产发生率基本上都没变，而且屏幕用最多的人和最少的人也没区别，哪怕是多胞胎，也并没有更敏感。尽管关于屏幕的所有统计都是"没关系"，他们的统计也确实印证了之前尽人皆知的结论：喝酒多（每月8杯）、抽烟多（每天20根以上），以及有甲状腺疾病的女性，流产率明显增高。

2 手机（非电离辐射）

关于手机的使用和流产、早产、胎儿疾病、男女比例的相关性的研究很多，有人还研究了父亲使用手机对胎儿的影响，唯一的统一结论是，这些研究都孤零零的，没有得到验证或广泛承认。前两年一些研究博取了相当的眼球，文章告诫孕妈妈：如果孕期和哺乳期经常用手机，宝宝可能产生行为学方面的问题，比如儿童期多动症和情绪问题。先不说后人重复了类似实验，没有做出相关性研究，更重要的是儿童期多动症可能和很多因素有关，比如妈妈爸爸如果都是手机控，可能留给宝宝的关注就少，而众所周知父母的关注和孩子的行为是有直接联系的。

动物研究更不值得用来过早吓唬自己，那些科学家把手机绑在小鼠笼子上，距离它们只有几厘米远，如果换成人来想一想，相当于把两个冰箱那么大的手机天天绑在身边，整个孕期无处藏身，这种实验的结果没法直接采纳在人身上。

尽管如此，还是建议孕期少用手机。因为无数先例证明手机的危险，比如边走路边看手机，开车打电话。用耳机也很危险，因为打电话本身就非常影响注意力。所以，集中精力走路、开车，比担心莫须有的手机辐射，效果更立竿见影。

3 微波炉（非电离辐射）

家用电器中能产生最大电磁波的就是微波炉。微波炉的频率比手机要高一些，也就是说能量大。但质量合格的微波炉，如果门没有关好，会自动停止工作。质检部门也严格控制了通过微波炉门缝泄漏的微波剂量，大约能保证当你距离微波炉5厘米远的地方，辐射只是手机辐射的几百甚至上千分之一。所以如果真要说建议，那就是用质量可靠的微波炉，热饭的时候别把肚子贴在门上接受普照。

4 安检仪（非电离辐射）

机场安检门用的不是X射线，是非常低频的电磁波，因为机场人员不希望给你做透视，只想看身体表面上有没有武器，已经被证实对人体（包括孕妇）是安全的；检查行李用的确实是X光，因为需要较强的能量穿透表面，看到里面去，但这个安检仪在两边铅帘没有受损的情况下能漏出来的辐射也很小。专业人士做过计算，哪怕铅帘受损，一年600次经过安检仪，所受辐射也远在安全剂量之下。

5 防辐射服

防辐射服号称用金属纤维编制而成，也就是利用电磁屏蔽的原理。同时还说，"对10～3000MHz有屏蔽效果"。对照电磁波谱，毫无疑问是非电离辐射。也就是说，对X射线、地铁行李安检仪，防辐射服肯定防不了，这些都是电离辐射，穿透性强。再看非电离辐射，前面说了那么多，重点就一个，目前没有研究能证明日常非电离辐射会危害人体，大多数辐射甚至远远达不到能产生任何作用的阈值，也就是说穿防辐射服没必要。再看防辐射服，很多设计都是小坎肩，上下开气儿，领口袖口有几个大洞。手机和wifi等用的是低频的电磁波，这些技术利用的恰好是这些波长较长的电磁波的绕射能力，就好像你在房前树后都能轻易接到信号一样，你在防辐射服里不是也能通过大洞接到信号吗？所以，与其花上百块钱买作用虚无缥缈的防辐射服，还不如用这些钱买个质量好的防晒霜呢，紫外线辐射才是货真价实、日日积累的电离辐射！

遗传的秘密

　　准爸爸准妈妈们特别感兴趣也特别想知道的就是宝宝生出来会像谁，性格会像谁？大家的优点都会遗传给宝宝吗？有些疾病会遗传给宝宝吗？让我们来了解一下遗传的秘密吧。

1 遗传物质是怎样遗传给宝宝的

　　人类有23对同源染色体，其中一对为性染色体，女性是46,XX，男性是46,XY。同源染色体一条来自母亲，一条来自父亲。卵子的染色体有一种，23,X。精子的染色体有两种，23,X和23,Y。因此，如果卵子遇上了23,Y的精子就生男孩，遇上23,X的精子就生女孩。唐氏儿，80%是因为母亲的卵子染色体分离过程中出现了错误，21号染色体没有分离，在一个卵子里，然后和精子结合，就多了一条21号染色体，就成了21-三体，也就是我们通常说的唐氏综合征。这属于染色体病。

2 疾病是怎么遗传的

　　得了什么病，会传男不传女？与男女有关的就是性染色体连锁性遗传病。其实懂得了上面的道理，这个问题就很简单了。一切由Y染色体异常导致的疾病，会遗传给男性后代，而女性后代接受的是23,X的精子，就不会得父亲的遗传病了。因此，这种情况医生建议患者夫妇选择女性胚胎移植。还有一种情况就比较复杂，就是X染色体连锁遗传病。通常情况下，家系中出现的第一个杂合子女性，其父亲的年龄都很大。所以如果要优生优育，怀孕的合适年龄不仅对母亲有要求，年龄最好小于35岁，父亲的年龄也不能太大，小于50岁为佳。X染色体隐性遗传病，也就是患者的染色体为XaY或者XaXa，正常人是XAY或者XAXA，携带者（也就是外表是正常人，但带有疾病遗传因子）是XAXa。假设父亲是正常人XAY，母亲是患者XaXa，他们后代男孩都是患者XaY，女孩都是携带者XAXa，可以留下女孩。

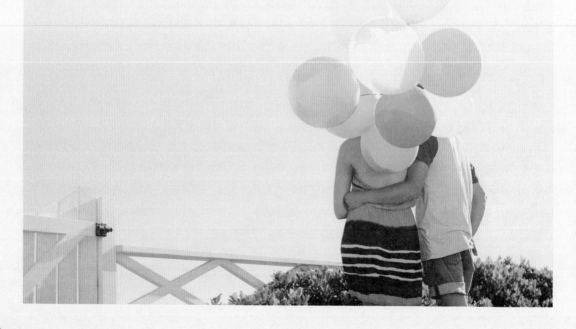

那么什么遗传病，需要选择性生育男孩？母亲携带者X_AX_a，如果遇到父亲是患者X_aY，他们的后代，其中男孩一半是患者，一半是正常人，女孩一半是患者，一半是携带者。这时候我们可以选择男性正常胚胎移植，这是单基因遗传病。

大多数出生缺陷是多基因病，它是基因易感性和环境因素（如致畸物）相互作用的结果。在新生儿中的发病率大约为1%。糖尿病、先天性心脏缺陷、神经管缺陷、幽门狭窄、唇腭裂及癫痫都是多基因遗传病。曾经生了一个神经管缺陷的患儿，那么再生一个患儿的风险是3%（美国）到5%（英国）。如果再生一个神经管缺陷的患儿，则该家族中神经管缺陷复发风险增加为10%~15%。研究表明，怀孕前服用叶酸一直到神经管关闭（怀孕后6~8周）可以明显降低神经管缺陷发生风险。因此现在我国推荐孕前3月开始服用至孕后3月。

3 相貌和血型遗传的秘密

相貌是由多基因共同组合决定的。有些部位，比如双眼皮单眼皮，是单基因常染色体显性遗传。双眼皮是AA或者Aa，单眼皮是aa。所以，两个双眼皮的夫妻，生单眼皮的宝宝是完全有可能的，若正好两个人都是Aa，并且都把a遗传给了宝宝，宝宝只能是单眼皮啦。那么两个单眼皮的夫妻，会生一个双眼皮的宝宝吗？答案是不能。大家只有a，宝宝也不可能有A，当然没有办法变成双眼皮了。

如果你相信性格与血型有关，那么性格和遗传也有关系了。因为血型也是单基因常染色体显性遗传。A和B是显性基因，O是隐性基因。A型血是AA或者AO，B型血是BB或者BO，AB型是AB，O型是OO。因此这里就有很多组合了。产科经常说的新生儿ABO溶血，95%是O型血的妈妈，遇到了A型或者B型宝宝的抗体，发生溶血。根据这个原理，都是O型血的夫妻，就不会发生这个情况了。

总结一下，遗传物质是夫妻双方共同给宝宝的。像谁多些，就要看这个方面是由哪些遗传物质决定的，有的是染色体，有的是单个基因，有的是多个基因。找到了遗传物质，可以根据各种各样的公式计算遗传的几率。这个就交给遗传咨询医生来做好了。想要优生优育的话，需要注意的是爸爸妈妈的年龄不能太大，所以适时安排"宝贝计划"是必要的，当然工作和家庭要平衡好，对于职场女性来说这也是一件比较棘手的事情。女性提前3个月服用0.4毫克的叶酸片是必要的。避免近亲结婚是因为需要避免共同持有同一种致病基因的概率。老百姓说混血儿聪明，其实宝宝的智商不一定是夫妻双方越远越高，但夫妻血缘越远，宝宝得遗传病的几率就越低是有理论依据的。

孕味：叶酸补起来

饮食均衡就好

怀孕第1个月，大部分孕妈妈还没有任何不适，饮食注意营养均衡就好。中国营养学会妇幼分会2007年编著的《中国孕期、哺乳期妇女和0~6岁儿童膳食指南的平衡膳食宝塔》建议：

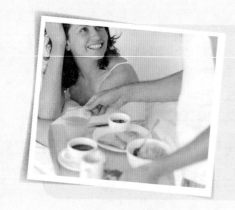

孕早期妇女 每日摄入谷类、薯类及杂豆200～300克（杂粮不少于1/5）；适量饮水；蔬菜类300～500克（以绿叶菜为主）；水果类100～200克；鱼、禽、蛋、肉类（含动物内脏）150～200克，其中鱼类、禽类、蛋类各50克；奶类及奶制品200～250克；大豆类及坚果50克；油15～20克；盐6克。

叶酸，要食补更要药补

2009年，卫生部宣布启动6项国家公共卫生项目，其中之一就是增补叶酸预防神经管缺陷。据报道，我国每年有20～30万先天畸形儿出生，其中有神经管缺陷的约10万人。女性在围孕产期补充适量的叶酸，可有效降低胎儿神经管缺陷的发生率。鉴于我国传统饮食中叶酸含量远远不能满足孕妇的需求，从2009年起，卫生部计划每年对1200万左右的育龄女性在科学饮食外，进行必要的补服叶酸，以预防胎儿神经管缺陷。

1 孕妇需要比正常人多4倍的叶酸

叶酸属于维生素B族中的一员，是人体重要的辅酶，它参与核酸等重要化合物的合成。若人体缺乏叶酸，则影响到细胞的 DNA合成，而在孕妇的整个生育过程中叶酸都参与其中。孕妇对叶酸的需求量比正常人高4倍。

孕妇在怀孕的极早期（大约怀孕之后的两周）就开始大量"馋"叶酸了，因为这段时间正是胎儿神经管闭合的关键时期。在胎儿神经管闭合前，补充适量的叶酸，能更为有效地预防胎儿神经管畸形。但是，当女性发现自己怀孕时，往往已经"有了"一两个多月了（有了早孕反应，才发现自己怀孕）。所以，理想状态下的一怀孕就补叶酸，在现实中很难实现。因此，现在提倡女性在结婚后，有了生宝宝的计划，就可以开始补充叶酸，越早补越好！

在孕早期，除了胎儿神经管闭合需要大量叶酸外，孕妇肚子里的胎儿每天都要进行大量的细胞生长、分裂，需要的叶酸量也很多。此时叶酸缺乏可导致胎儿畸形以及早期的自然流产。

到了孕中期、孕晚期，除了胎儿生长发育需要叶酸外，母体的血容量增加及乳房、胎盘的发育都使得叶酸的需要量大增。叶酸不足，孕妇易发生胎盘早剥、妊娠高血压综合征、巨幼红细胞性贫血；胎儿易发生宫内发育迟缓、早产和出生低体重，而且这样的胎儿出生后生长发育和智力发育都会受到影响。

试想看，在孕期全程中，如果不能补充正常的叶酸量，母亲、胎儿的身体将"无比饥饿"，将承受着巨大的健康风险来支撑着完成生育过程。换回的结果，对家庭来说也许就是"难以承受之痛"！

2 "食补"叶酸，孕妈妈"吃不饱"

中国营养学会推荐成人每天摄入0.4毫克叶酸，推荐孕妇摄入叶酸量是0.8毫克/天。叶酸对我们来说如此重要，但是人体不能合成叶酸，必须完全依赖外源性食物供给。动物的肝肾、蛋类、鱼类、豆类、绿叶蔬菜、水果及坚果类都含有丰富的叶酸，这也是孕妇在围孕产期餐桌上应该经常见到的食物。

既然含叶酸的食物那么多，为什么我们还需要增补叶酸呢？这和叶酸的不稳定特性有关。天然食物中的叶酸，遇光、遇热都很容易氧化、失去活性，而且在食物储存、加工、烹饪过程中50%～95%的叶酸遭到破坏。如蔬菜贮藏2～3天后叶酸损失50%～70%；一些不适当的烹饪方法会让食物中的叶酸流失，比如，含叶酸丰富的绿叶蔬菜，如果用水煮，由于叶酸是水溶性维生素，会溶于汤水中，因此很难被利用，而盐水浸泡过的蔬菜，叶酸的成分也会损失很大。

因而人体能真正从食物中获取的叶酸，其实不多。据调查，中国育龄妇女膳食叶酸摄入量平均为0.266毫克/天，如再减去50%～90%的烹调损失，估计摄入量不足0.2毫克/天。这样，食物中的叶酸量远远不能满足中国营养学会推荐的孕妇每日0.8毫克的量，孕妇和胎儿仍然处在对叶酸极度"饥饿"中。因此，仅靠日常膳食并不能解决孕妇缺乏叶酸问题，适当选择一些更容易被人体吸收利用的小剂量的叶酸增补剂，将能更科学地满足孕妇每日对叶酸的需求量。

3 叶酸不是越多越好

但药补叶酸，也不是补得越多越好！现在，不少人预防心切，误服了市场上一种供治疗贫血用的5毫克"叶酸片"，因为长期大剂量服用，影响锌的吸收而导致锌缺乏，进而出现宝宝发育迟缓、出

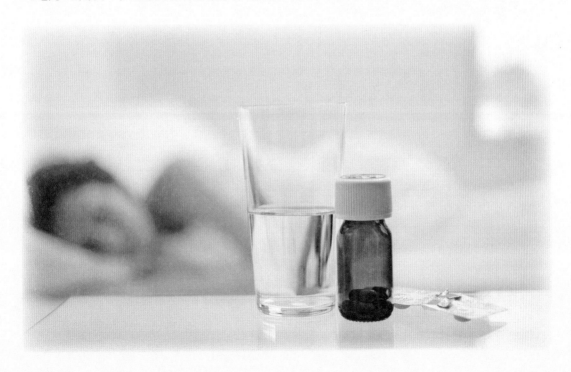

生时体重过低，甚至带来不可逆的神经系统损害。"药补"叶酸，应以中国营养学会推荐的孕妇每日0.8毫克叶酸摄取量为标准。

营养师同时也建议："药补"叶酸，不建议选择常见的成人用的复合维生素，这些复合维生素中虽然含有叶酸，但是并非专门针对孕妇设计的，其安全性难以保证。选择时，应多关注说明书中的适宜人群及关于叶酸含量的说明。正确地增补叶酸，应选择孕妇专用的叶酸增补剂——斯利安。

目前，世界上比较认可的方法就是每天补充0.8毫克的小剂量斯利安叶酸。据了解，一项由中美两国合作开展的最大规模临床研究已经证明：女性从孕前和孕早期开始每日补充0.8毫克斯利安叶酸可有效预防85%的神经管畸形的发生，还可以使其他重大出生缺陷如先天性心脏病发生率降低35%，唇腭裂等发生率降低15%，婴儿死亡率降低20%。此外，参与中美合作项目研究的25万例样本全部为妊娠前后的女性，研究证实妊娠前后女性增补斯利安叶酸增补剂无一例不良反应，其安全性和有效性是世界公认的，适合妊娠女性放心长期服用。

爸比去哪儿了

怀孕对夫妻双方来说，都是一段奇妙的体验，虽然胎儿的成长是在母体内进行，但准爸爸的重要性也勿庸置疑。怀孕之后由于生理上的变化，孕妈妈常会出现莫名的焦躁感，此时准爸爸要有"共同怀孕"的心态，多花时间去陪伴、安慰妻子，让妻子可以更放心。

产检指导：宝贝儿驾到啦

早早孕试纸

大部分孕妈妈都是通过早早孕试纸测出自己怀孕的。早早孕测试的工作原理是检测HCG值，即人体绒毛膜促性腺激素的值。这种激素是由绒毛滋养层细胞分泌的，一般在怀孕几天后它就会出现在尿液里，但由于量少，开始不易测出来，直到受孕后7~10天才日益明显。

如果使用的是正规厂家生产、没有过保质期的早早孕试纸，并且正确使用的话，准确率还是非常高的。在使用前要仔细阅读说明书。最好检测清晨醒后的第一次尿液，因为尿

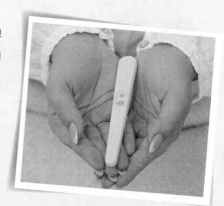

液浓缩，即使微量的HCG也能检测出来。以后的尿液会因喝水及饮食而被稀释，由于怀孕较早期的激素含量非常低，所以用稀释后的尿液可能检测不出来。

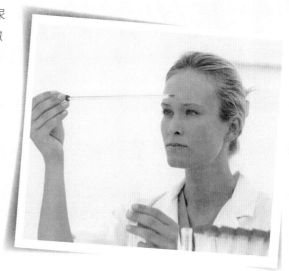

有的测试要求将测试条插入尿液中，有的则要求将尿液收集到一个干净的容器内，然后用试纸盒附带的滴管取几滴尿液，滴入试剂盒椭圆形的窗口内。通常测试结果在几分钟内就会显示出来，即出现"两道杠"。

如果测试结果是阴性，而自己仍感觉可能怀孕了，可以隔几天再测一次。也有可能是刚刚受孕，还无法检测出来，或者怀孕的时间比自己估计的要晚一些。如果月经不规律的话，最有可能出现这种情况。

另外，虽然许多和早早孕试纸上都标明女性在错过正常经期1天之后便可做怀孕自测，但实际上不是所有怀孕女性排放HCG激素的速度和数量都相同，这是因人而异的。

抽血检测

去医院通过抽血检测绒毛膜促性腺激素可更早、更准确地知道自己是否怀孕。一般在受孕后1周即可检测出怀孕。

超声还有点早

这个月做超声检查还比较早，所以并不能准确判断孕囊的位置，从而也就无法诊断是否宫外孕等。建议等等再做B超，最早在怀孕6～8周，超声波下可以看到胎心搏动。在孕早期最好做一次B超，了解一下妊娠囊的位置、胚胎发育的情况，尤其月经不准的孕妇，也能确定一下孕周。B超不是射线，每次检查的时间也不长，不会影响胎儿发育。一般认为7周左右做一次较好，这时候已经可以看到胎心搏动。

灯光下，那两道红红的线是那么鲜艳，那么令人惊喜。宝贝儿，你就这么住进了我的身体，就像一棵小树，经过雨水的滋润，正在茁壮生长。我要好好保护你，我的小树苗，因为，你还是那么地娇弱，你需要妈妈为你遮风挡雨。

胎宝宝：住进温暖的水晶宫

孕5周

胚胎长度约0.6厘米，像一个小苹果籽。

胚细胞迅速分裂，主要的器官如肾脏和肝脏开始生长。胚胎的上面和下面开始形成肢体的幼芽，将来形成宝宝的手和腿。面部器官开始形成，鼻孔可清楚地看到，眼睛的视网膜也开始形成了。心脏开始有规律地跳动及开始供血。

孕6周

胚胎长约0.8厘米，形状像蚕豆。

胚胎面部的位置有黑色的小点，那将来是宝宝的眼睛；小的孔洞是鼻孔，深凹下去的地方，将来会发育成宝宝的耳朵。形成宝宝手和腿的位置的变化也越来越明显。此外，这时候脑下垂体腺和肌肉纤维也开始发育。最重要的是胚胎的心脏在这时候已经可以跳到150次/分，相当于大人心跳的2倍。

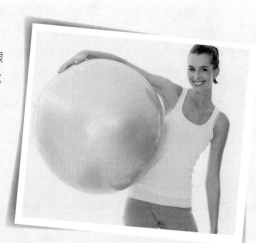

孕7周

胚胎长约1.2厘米，形状仍像蚕豆。

眼睛的轮廓越来越清楚，鼻孔大开，耳朵深凹下去。形成宝宝手和腿的位置的变化也越来越明显。胚胎的手和脚这时候看上去像划船的桨。脑下垂体腺和肌肉纤维继续发育。心脏已划分为左心房和右心室。

孕8周

胚胎长约2厘米，形状像葡萄。

胚胎的器官已经开始具备了明显的特征。此时的胚胎会有一个与身体不成比例的大头。手指和脚趾之间隐约有少量蹼状物。由于骨髓还没有形成，肝脏来代替产生大量的红细胞，直到骨髓成熟后来接管肝脏的工作。从现在开始胎儿将迅速地生长，并在未来几周中有明显的轮廓。

你的感觉

总想上厕所

在你意识到自己怀孕之前，你可能已经注意到自己的小便次数增加，开始尿频了。事实上，孕妇尿频是怀孕早期中最常见的一种迹象。怀孕前3个月，子宫在骨盆腔中渐渐长大，压迫到膀胱，从而使准妈妈一直产生尿意。到了怀孕中期，子宫会往上抬到腹腔，尿频的现象就会得到改善。但到了怀孕末期，尿频现象会再度出现。

感觉尿频时，准妈妈不妨多上几次厕所，这没有关系，尽量不要憋尿。如果你在小便时出现疼痛或烧灼感等异常现象时，要立即到医院寻求对策和治疗。临睡前1~2小时内不要喝水，可以减少起夜次数。

Tips

警惕尿路感染

虽然说尿频是怀孕期间正常的生理现象，但是并不包括解尿疼痛等症状。如果在尿频的同时还伴随解尿疼痛、灼热感、尿不净、腰部酸痛等症状，就要特别留意了，不可掉以轻心，因为这很可能是发生了尿路感染。这时必须尽快去泌尿外科就医，及早进行治疗，以保证自身和胎儿的安全。

妊娠反应开始

这个时期，大部分孕妈妈会产生妊娠反应，表现为恶心、呕吐、食欲不振，还可能出现嗜睡、尿频、怕冷、情绪易波动等反应，这都是正常的，孕妈妈无需担心。一般过了3个月，妊娠反应就会消失。针对妊娠反应，孕妈妈可以适当饮食清淡些，找出自己不喜欢的气味或味道，尽量避开。

皮肤变黑了

这个月，孕妈妈还可能会发现自己的乳房开始变大，这是在为产后喂养宝宝做准备呢。由于体内激素的变化，有些孕妈妈的皮肤会变得容易出油或产生色素沉着；激素的变化还可能促使新陈代谢加速，使头发和指甲快速生长。

好想睡觉

孕早期很多孕妈妈会感觉疲倦，特别想睡觉，有的一天睡十几个小时还嫌不够，我们暂且把这种现象称为嗜睡。嗜睡是孕早期一种正常的生理反应，一般也认为是怀孕后体内激素变化造成的，孕妈妈无需担心。慢慢地，随着怀孕进入中期阶段，嗜睡的状况就会好转。不过，在怀孕中期和后期，孕妈妈仍然要注意多休息，每天要保证8～9小时的睡眠时间。

> **咖啡和浓茶要适量**
>
> **Tips** 很多人有喝咖啡提神的习惯，提醒怀孕的妈妈们，因为咖啡和茶中的咖啡因成分有可能不利于胎儿的发育，所以尽量少喝。当然，如果实在很馋，偶尔喝一杯也没有关系。

好孕：痛苦并幸福的感受

吃药没那么可怕

1 你知道致畸高度敏感期吗？

受精后2周内（停经4周内），孕卵着床前后，药物或外界不良因素对胚胎的影响是"全"或"无"的，即或者受精卵受损死亡，或者依靠细胞强大的修复能力而完全不受影响。

但在受精后3～8周（即停经5～10周），是胚胎器官分化发育阶段，如果胚胎某一部分受损，就会导致畸形，所以这段时期被称为"致畸高度敏感期"。

在怀孕7周左右，可以去医院做个超声波检查，排除一下宫外孕。这时候，在超声波下已经能够看到胎宝宝的心脏搏动。超声波检查是安全的，孕妈妈不必担心。

2 妊娠期用药8原则

妊娠期女性常因一些异常情况或疾病而需要用药物治疗，据统计，平均每个孕妇在妊娠期间服用过3~4种药物。药物对胎儿的影响程度，主要取决于药物的性质、剂量、疗程长短、毒性的强弱、胎盘的渗透性以及胎儿对药物的敏感性等因素。原则上孕妇最好不用药，但如有用药的必要，则应注意以下8项原则：

1. 用药必须有明确的指征和适应证。既不能滥用，也不能有病不用（孕妇本身的疾病同样会影响胎儿），更不能自选自用药物，一定在医生的指导下使用已证明对胚胎与胎儿无害的药物。

2. 有受孕可能的女性用药时，需注意月经是否过期；孕妇看病就诊时，应告诉医生自己已怀孕，而任何一位医生在对育龄女性问病时都应询问受孕情况。

3. 可用可不用的药物应尽量不用或少用。尤其是在妊娠的头3个月，能不用的药或暂时可停用的药物，应考虑不用或暂停使用。

4. 用药必须注意孕周，严格掌握剂量、持续时间。坚持合理用药，病情控制后及时停药。

5. 当两种以上的药物有相同或相似的疗效时，考虑选用对胎儿没有危害或危害较小的药物。

6. 已肯定的致畸药物禁止使用。如孕妇病情危重，则慎重权衡利弊后，方可考虑使用。

7. 能单独用药就避免联合用药，能用传统的、疗效比较肯定的药物就不用"新特药"。

8. 禁止在孕期用试验性用药，包括妊娠试验用药。

3 孕期慎用药不等于不用药

孕期用药对胎儿有影响，这个道理已为不少孕妇所认识。因而有的人怀孕之后什么药也不敢吃，有了病不治疗，大夫开了药偷偷扔掉，从而使病情加重。实际上，这是对合理用药缺乏认识而造成的误解。

有的孕妇患了感冒，这本来算不上什么大病，但如果长期咳嗽、发烧，久而久之容易转成肺炎，对胎儿就有影响了，有时会造成流产、早产、死胎等。若在临产前发烧引起产后高烧，治疗就更困难，甚至会危及大人的生命。所以，对于轻度上呼吸道感染，早期治疗既简单又安全，不要久拖不治。

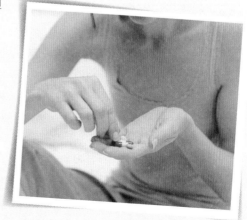

再如有的孕妇患了妊高征也不及时到医院治疗，开始仅表现为血压升高，逐渐就会有头痛头晕、下肢水肿等症状，严重的全身水肿，进一步发展就会抽风——子痫。发生了这种情况，即使住院抢救也不能确保母子平安。所以还要早期治疗，以控制病情的发展。

孕期用药要慎重，但不等于有病不治疗。其实有害于胎儿的药物只有少部分，如激素类药物、镇静类药物、降血糖的药物、抗癌类药物、免疫抑制剂等；另外还有许多药物是可以服用的，在医生的指导下合理用药，对母子健康均要兼顾。

孕吐，整个人都不好了

怀孕3个月内正是胎儿形成各种器官的时候，胎儿对营养素质量的要求很严格，全面充足的营养是保证胎儿健康成长的关键。对妊娠呕吐的饮食要求是：容易消化，尽量多吃含糖和维生素丰富的食物。

1 选择食物要注意

孕妇膳食应以容易消化的食物为主，避免给孕妇安排高蛋白、高脂肪的膳食，如鸡、鸭、鱼、肉等，也不要让孕妇进食各种汤类(如排骨汤、鸡汤、鱼汤等)食物，因为这些食物常使孕妇一见就恶心。要少食多餐。

多吃水果、蔬菜等偏碱性食物，如番茄、西瓜、梨、山楂、苹果、橙子、菠萝等。注意供给充足的糖类及丰富的维生素，如面包、饼干、果汁、蜂蜜、果酱、点心等。

忌食坚硬不易消化的煎炸食物、酒类和强烈刺激的辛辣调味品。

轻度妊娠呕吐者，早晨可进食干性食品，如馒头、面包、饼干等。

妊娠呕吐严重者，可遵医嘱口服维生素B1、维生素B2、维生素B6等药片。

呕吐较为严重者，甚至不能进食或饮水者，因营养缺乏会引起代谢紊乱，应及时补充食物。应做到吐了再吃，以免发生营养不良。

保持稳定愉快的情绪。

2 烹调要多样化

可根据孕妇的不同情况和嗜好，选择不同的原料和烹调方法来加工食物。如孕妇有嗜酸、嗜辣和其他味道的爱好，烹调食物时可用柠檬汁、醋拌凉菜，也可用少量香辛料，如姜、辣椒等，让食物具有一定的刺激性，以增加食欲。冷食能减轻食物对胃黏膜的刺激作用，如凉拌双耳、凉拌茄泥、少量冰糕冰激凌等。

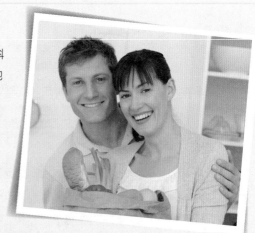

烹调过程中尽量减少营养素的损失，如洗菜、淘米次数不能过多，不能切后洗菜、泡菜，不能用热水淘米。蔬菜在烹调过程中应急火快炒，与动物性食物混合烹调时应加少量淀粉，因淀粉中有还原型谷胱甘肽，对维生素C有保护作用。

3 用餐环境轻松一点

在进食过程中，要营造一个轻松浪漫的环境，保持精神愉快。如进食时听轻音乐，餐桌上可放一些鲜花等。这样，孕妇可解除早孕的恐惧、孕吐的烦躁，从而增加孕妇的食欲，保证胚胎的正常发育。

4 孕吐会影响胎儿吗？

几乎所有怀孕的女性都会有这种担心。准妈妈们都是宁肯自己忍受痛苦，也不愿影响胎儿的健康。怀孕前3个月是胚胎各器官形成的关键时期，但此时孕妇和胚胎本身的营养需求量不是很大，一般早孕反应轻微的厌食、呕吐并不会对胎儿产生很大影响。

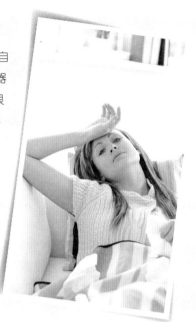

但如果怀孕前孕妇体质虚弱、营养欠佳，早孕反应的厌食和呕吐不仅可以影响孕妇自身的营养需要，还可以影响胚胎发育所需要的营养物质的摄取，尤其对蛋白质、叶酸及一些微量元素的摄入产生影响。因此，如果怀孕早期出现剧烈呕吐，孕妇应及早到医院请医生进行必要的治疗，否则对胚胎的发育与成长极为不利，同时可能影响孕妇自身的健康。

感冒了必须扛着不能用药吗

不管你处在孕期的哪个阶段，患感冒时首先要多休息、多喝水，促进身体的新陈代谢，尽量避免吃药。更不要随便服用抗生素类药物、止咳药物、复方感冒药（如白加黑、感康、日夜百服咛）等，尤其是复方感冒药，因为这类药物的成分太多太复杂，很难保证每种成分对胎儿都是安全的。

感冒的症状有好多种，主要是发热、鼻塞、咳嗽、嗓子疼、浑身酸痛无力等。普通感冒病情稍轻一些，病程一般1个星期，流行性感冒症状重一些，持续时间可能也长。不管是哪种感冒，都要对症做好护理。

1 发热超过38℃，可以服用退烧药

准妈妈最纠结的无外乎发烧后要不要吃退烧药了。其实，如果体温没有超过38℃，就不要急着吃退烧药，可以采用物理降温的方法，比如洗温水澡、用热毛巾擦身、泡脚，或者煮点葱白水等。不推荐用捂汗、发汗的方式来退烧，这种方法会造成准妈妈的体温瞬间升高很多，可能会损伤腹中的胎宝宝。

如果体温超过了38℃，这时可以考虑吃退烧药降温。孕期可以安全服用的退烧药为对乙酰氨基酚，也就是平时常说的扑热息痛。这种药在美国食品药物管理局发布的孕期安全用药分级里为B级，是孕期应用最广泛的退烧止痛药。

对乙酰氨基酚的使用要严格按照说明书规定的剂量和服用间隔时间，不要自行减量或者加大剂量。减量对人体起不了作用，相当于白服用了药物，而加大剂量则会对胎儿造成不同程度的危害。

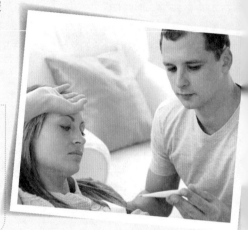

Tips 高烧不退一定要去医院

如果发烧同时还伴有别的症状如嗜睡、呕吐，或者服用退烧药后体温一直反复，或者高烧不退，超过说明书上的最长用药时间后，一定要去医院做进一步检查。

2 鼻塞，吸点热蒸汽

鼻塞严重的话可以揉鼻翼两侧的迎香穴来缓解，迎香穴位于鼻唇沟的上段与鼻翼最凸处的中间，用两手指缓慢按摩该穴位，直至鼻内有通气的感觉为止，一天2次，每次5分钟，切忌用力过大和过猛。也可以吸入热的水蒸汽来缓解，在保温杯中倒入45℃左右的热水，将口、鼻部贴近保温杯口处，不断地吸入热蒸汽，每日3次，可有效改善鼻塞症状。或者去药店购买生理性海水盐鼻腔喷雾器进行护理。

Tips 这不是感冒！

怀孕期间，准妈妈常有鼻塞现象，这是因为准妈妈体内的激素水平升高，鼻腔黏膜的分泌物也较多，所以即使没有感冒，也常常会出现鼻塞症状。

3 咳嗽、痰多，物理方法就能缓解

咳嗽是感冒的一个主要症状，而且往往也是持续最久的症状。有临床研究表明，感冒后的咳嗽甚至可以持续18天之久。很多准妈妈咳嗽后，第一反应是吃止咳药。不过，我们要强调的是，咳嗽很多时候是我们人体自我保护的一种方式，通过咳嗽产生呼气性冲击动作，把呼吸道内的痰等分泌物排出体外，是一个有益的动作。如果强行服用止咳药，会导致痰液滞留体内，反倒容易引起肺炎等更严重的呼吸道感染性疾病。

如果咳嗽不影响饮食、睡眠，还是尽量别服用止咳药。可以通过多喝水、睡觉时垫高床头、增加室内湿度等方式缓解咳嗽，促进痰液排出。洗澡的时候多放一会儿热水，让呼吸道多吸入一些水蒸汽，也可以缓解咳嗽和促进排痰。

4 有感染需使用抗生素

如果感冒有感染现象，医生会根据情况开具抗生素。一般来说，对胎儿没有损害或损害甚微的，首选青霉素及头孢类抗生素。这两种抗生素也属于B级用药，是孕期可以使用的。如果准妈妈对青霉素或者头孢类抗生素过敏，医生也会给你开阿奇霉素或克林霉素，这两种也是孕期可以使用的。需要准妈妈们注意的是，如果病情确实需要用抗生素，一定要告诉医生你怀孕了，让医生给你开孕期可以使用的抗生素。

5 缓解感冒症状，可以这么吃

可乐煮姜 鲜姜20～30克，去皮切碎后，放入一大瓶可乐中，煮开微凉后服用，具有治疗咳嗽、促进发汗的作用。

蒜泥蜂蜜 将相同分量的蒜泥与蜂蜜搅拌均匀，每次1汤匙，每日4～6次。

葱白煮粥或煮水 大葱具有发汗的效果，取粳米50克，葱白2～3根切成段，加水适量煮粥，快熟时加入白糖适量，即可服用。

橘皮水 鲜橘皮30克（干橘皮15克）加水3杯（普通玻璃杯即可），煮成2杯，加白糖适量饮用，可以祛痰、缓解咳嗽。

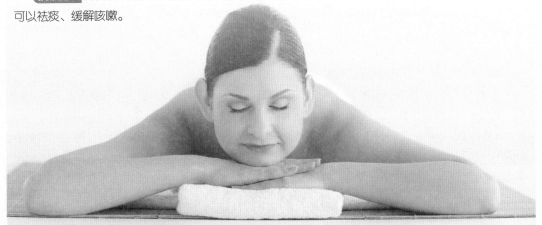

孕味：吃饭不用勉强

孕早期你得这样吃

1 均衡膳食

首先，食物要适合孕妇的口味，提供合理全面的营养和胚胎各器官发育需要的各种营养素。妊娠早期要均衡膳食。很多孕妇怀孕后不确定是否要增加蛋白质的摄入量，或者增加一些水果的量，就盲目地、拼命去吃这些东西。不是说这些东西不好，也不是说吃完后将来会得什么病，在妊娠早期可能更重视膳食的均衡，一定是各个营养素都全面摄入，这样将来孩子才会健康。

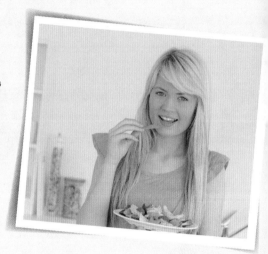

2 保证优质蛋白供给

孕早期要保证优质蛋白质的供应。孕早期是胚胎发育的关键时期，此时蛋白质、氨基酸缺乏或供给不足能引起胎儿生长缓慢，甚至造成畸形。蛋白质主要靠动物性食品来进行补充，如果孕妇不愿吃动物性食物，可以补充奶类、蛋类、豆类、坚果类食物。肉类、奶类、蛋类和鱼类蛋白质属优质蛋白质，在饮食中应占适当比例。

3 增加热能的摄入

孕妇早期，胎盘需要将一部分能量以糖原形式贮存，随后以葡萄糖的形式释放到血液循环，供胎儿使用。胎儿能够利用的能量也主要以葡萄糖为主，因此准妈妈应适当增加碳水化合物的摄入量，保证胎儿的能量需要。碳水化合物主要来源于蔗糖、面粉、大米、玉米、小米、红薯、土豆、山药等。碳水化合物比脂肪容易消化，在胃内停留时间较短，能缓解早期妊娠反应，孕妇每天应摄入150克以上的碳水化合物。

4 确保维生素、矿物质的供给

怀孕早期要特别注意维生素B1、维生素B2、维生素B6的补充。B族维生素主要来源于谷类粮食，但对于加工过细的精米、精粉，B族维生素含量明显减少。因此，孕妇不宜吃过于精细加工的米。在烹调加工中还要注意保护，以免损失维生素。如做面食时尽量少加碱或不加碱，淘米时不要过分搓洗。为了补充足够的钙质，应多进食牛奶及奶制品，不喜欢喝牛奶的人可以喝酸奶、吃奶酪或喝不含乳糖的奶粉等。呕吐严重者应多食蔬菜、水果等碱性食物，以防发生酸中毒。

5 饮食宜清淡

饮食以清淡为主，早期孕妇应注意少量多餐，食物烹调清淡，避免食用过分油腻和刺激性强的食物。

6 禁止喝含酒精的饮料

长期饮酒或饮含酒精的饮料会影响母体健康和胚胎发育。蒸馏酒（白干、烧酒）中乙醇含量较高，发酵酒（啤酒、果酒、黄酒）中乙醇含量较低，但都不宜经常饮用。

7 防止发生腹泻和便秘

整个妊娠过程中，孕妇消化功能下降，抵抗力减弱，易发生腹泻或便秘。腹泻不仅损失营养素，而且因肠蠕动亢进而刺激子宫，甚至引起流产。因此，应食用新鲜卫生、易消化的食物。便秘时应多食用含纤维素多的蔬菜、水果、薯类食品。水果中还含有较多的果糖和有机酸，易发酵，有预防便秘的作用。水分的补充也非常重要，要多喝果汁、牛奶、开水等防止便秘。

有利于胎儿发育的食物

近年的研究报告显示，我国孕妇在妊娠的各个时期对营养元素的摄入量普遍不足，有妊娠反应的妇女在孕早、中期的摄入水平又较无妊娠反应的孕妇明显偏低。因此，孕妇选食含营养元素丰富的食品，纠正偏食，至关重要。补充各种元素宜选择如下食物：

1 含钙丰富的食物

多吃花生、菠菜、大豆、鱼、海带、芝麻酱、核桃、虾、海藻等含钙丰富的食物。

2 含铜元素丰富的食物

宜多吃糙米、芝麻、柿子、动物肝脏、猪肉、蛤蜊、菠菜、大豆等食物。

3 含碘丰富的食物

宜多吃海带、紫菜、海鱼、海虾等。

4 含磷丰富的食物

宜多吃蛋黄、南瓜子、葡萄、谷类、花生、虾、栗子等。

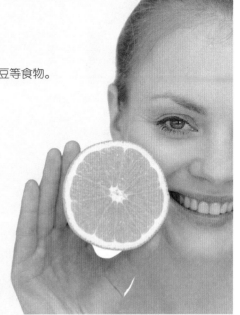

5 含锌丰富的食物
宜多食粗面粉、豆腐等大豆制品、牛肉、羊肉、鱼、瘦肉、花生、芝麻、奶制品等食物。

6 含锰丰富的食物
宜多食粗面粉、大豆、胡桃、扁豆、腰子等。

7 补铁
宜多食芝麻、黑木耳、黄花菜、动物肝脏、油菜、蘑菇等。

8 补镁
宜多食香蕉、香菜、小麦、菠萝、花生、杏仁、扁豆、蜂蜜等。

爱吃酸真得生儿子吗

有些孕妈妈妊娠期爱吃酸味食物，这是由于酸味能够刺激胃液分泌，提高消化酶的活力，促进胃肠蠕动，增加食欲，有利于食物的消化吸收。对孕妇早期恶心、呕吐的症状，也会有不同程度的改善，所以，吃酸与是否生男孩没有任何关联。

从营养学角度看，孕妇喜吃酸味食物，还能满足母体与胎儿营养的需要。一般孕妇怀孕2～3个月后，胎儿骨骼开始形成。构成骨骼的主要成分是钙，但要使钙盐沉积下来形成骨质，还必须有酸性物质参加，以帮助胎儿骨骼的生长发育。

铁是孕妇和胎儿制造血红蛋白所必需的原料，妊娠期间容易产生缺铁性贫血，因为铁元素只有从3价转变成2价后，才能在胃肠道被人体吸收，而这种转变只有在酸性环境下才能完成。从这一角度看，孕妇吃酸味食物还有利于纠正或防止妊娠贫血。

酸味食物一般多含维生素C，其对胎儿形成细胞基质、产生结缔组织、对心血管的生长发育和造血系统的建全，都有着重要的作用。因此，孕妇吃些酸味食品，可以为自身和胎儿提供较多的维生素C。由此可见，孕妇喜吃酸味食品是有一定的科学道理的，既能改善怀孕后胃肠道不适的症状，减少恶心、呕吐，也能增加食欲，增加营养。

但是，孕妇吃酸味食物也应讲究科学。如人工腌制的酸菜、醋制品，有些营养成分基本遭到破坏，而且有些腌制食品易产生致癌物亚硝酸盐等，食后对母体、胎儿健康均不利。市售山楂片虽然酸甜可口，但会加速子宫收缩、甚至引起流产，故孕妇不可多吃。

孕妇最好多选择番茄、杨梅、石榴、樱桃、葡萄、橘子、苹果等新鲜的菜果，它们不但香味浓郁，而且营养丰富。

爸比去哪儿了

这个时期妻子的妊娠反应加剧，反应会持续6周或更长的时间。准爸爸在这时候要更加关心、体贴妻子，时不时地问问妻子的感受，嘘寒问暖是应该的。另外，为了保证妻子的营养，注意根据妻子的口味变化调配饮食，尽量别让妻子下厨，你应该担当起营养师＋大厨的重任啦。

要和妻子一起学习怀孕和育儿知识。每天提醒妻子注意补充叶酸，可在每天固定的时间服用，比如晚饭后，这样不容易遗忘。

产检指导：有问题看激素

没那么容易流产

人们常说孕早期是比较危险的一个阶段，这时候胚胎与母体的连接还不是很紧密，如果不小心呵护就可能会导致流产，真的是这样吗？那我们该注意些什么来规避流产的发生呢？

其实，孕早期的流产大多不是人为因素造成的，而是胚胎本身的问题。发生流产自然是孕妇的不幸，但是从某种意义上讲，自然流产是人类不断优化自身的一种方式，也是对孕育着的新生命进行自然选择，胎儿早期流产会减少畸形儿的出生。所以，如果发生了非人为因素导致的自然流产，爸爸妈妈也不必太难过，更不要相互指责，伤了夫妻感情。

发生流产后要避孕半年以上再怀孕，这样可减少再次流产的发生。另外，夫妻双方（尤其是多次发生自然流产者）应该做一些相关的检查，尽量查找流产原因，以期在下次怀孕时能规避这些危险因素。

1. 要做遗传学检查，夫妇双方同时接受染色体的检查。

2. 做血型鉴定包括 Rh 血型鉴定。

3. 有子宫内口松弛的可做内口缝扎术。

4. 针对黄体功能不全治疗的药物，使用时间要超过上次流产流产的妊娠期限。如上次是在孕

3 个月流产，则治疗时间不能短于妊娠 3 月。

5. 有甲状腺功能方面的疾病，要积极治疗，最好将疾病治愈或控制良好后再怀孕，孕期也要定期检查，听取医生的指导。

6. 男方要做生殖系统的检查。有菌精症的要治疗彻底后再要孩子。

怎样减少人为因素导致的流产发生

7. 避免接触有毒物质和放射性物质。

8. 注意休息，避免性生活，情绪稳定，生活规律有节。

9. 不要做剧烈运动，不要搬举重物。

10. 不要饮酒或大量吸烟（包括被动吸烟）。

11. 不要长时间待在高温环境下。

呀，出血了

孕早期阴道发生出血现象时，不论出血量多少，孕妇都应该积极就医，请医生进行检查和判断。当然，孕早期阴道流血不一定是流产或先兆流产的征兆，但是这是孕妇自己所不能够判断的，所以应该积极就医。如果诊断为先兆流产，可采取适当的保胎措施。

1 出血不伴有腹痛

如果没有很剧烈的腹痛，只是出血或有褐色分泌物，一般情况下是先兆流产的表现，此时要立即去医院。医生会结合激素检查以及B超检查来确定是否要继续妊娠。如果出血量很大，则意味着流产不可避免，就需要及时做刮宫手术，准妈妈切不可强行保胎。

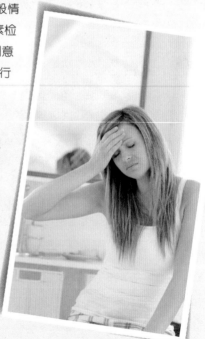

需要做那些检查？

此时B超检查的目的是确定有无妊娠囊、妊娠囊的位置等，以排除宫外孕的可能，然后再做激素检查以确定是否为孕激素低引起的先兆流产。激素检查分为孕酮和人绒毛膜促性腺激素（HCG）两种。孕酮在孕早期是有波动的，有可能第二次检查比第一次的值要低，但是波动情况不会很大。HCG在孕早期增长非常迅速，一般48～72小时便会翻倍。所以，第一次检查正常的话，3天以后应该复查一次。医生会根据检查结果做出处理。

准妈妈应该怎么做？

出现先兆流产征兆时，尽量卧床静养一周，待褐色分泌物或血迹消失再开始活动。整个孕早期禁止性生活。此外，准妈妈的心情对早期胚胎的

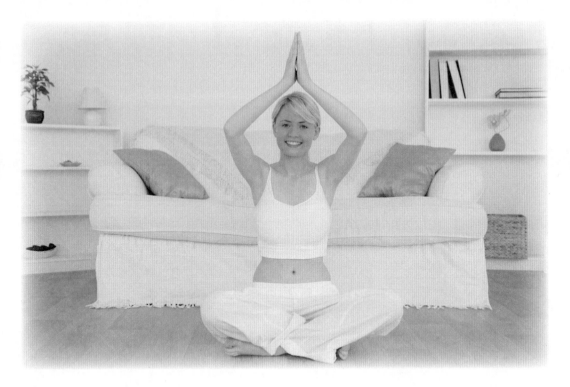

发育很重要，保持平静的心情，做好检查，规律作息，是维持胚胎良好发育的重要因素。

2 出血伴有剧烈腹痛

出现这种情况准妈妈要立即就医，以确诊是否为宫外孕。宫外孕引起出血一般发生在怀孕2个月左右，并伴随不同程度的恶心、腹痛，而且是下腹一侧急性腹痛或坠痛。一旦发生输卵管妊娠破裂，会发生腹腔内大出血及剧烈腹痛，极可能引发休克。

宫外孕如果不处理及时，很有可能会危及准妈妈的生命。所以，当出现孕早期阴道出血并伴有腹痛时，应立即就诊，不可延误。曾经有过宫外孕史的准妈妈更应该小心，在妊娠早期应进行仔细的B超和激素检查。

Tips 让你难受的妊娠反应忽然不见了

孕妈妈在怀孕初期多少都会有一些妊娠反应，如乳房发胀、嗜睡、恶心、呕吐、疲倦等，如果孕早期妊娠反应突然消失，那么孕妈妈就要特别小心了，因为此时很可能发生了胎停育。大多数孕妇胎儿停止发育后无明显症状，部分准妈妈可能会有阴道出血，一般无腹痛，这与先兆流产不同。

第3个月 终于稳定啦

FROM 9 TO 12 WEEKS

到了这个月，宝宝，你已经稳稳地在妈妈身体内扎下了根。一切，都在朝着美好的方向发展。虽然偶尔还会有妊娠反应，但是妈妈知道，美妙而舒服的生活即将到来。总有一天，我会把你轻轻地抱在怀里，听你柔柔的呼吸，那，就是幸福的声音。

胎宝宝：长成了小虾米

孕9周

胎儿长约2.5厘米，胚胎期的小尾巴在这时候消失。

各器官正分化发育。宝宝的眼帘开始盖住眼睛，手部在手腕处有弯曲，两脚开始摆脱蹼状的外表，可以看到脚踝。手臂更加长了，臂弯处肘部已经形成。宝宝的生殖器官也已经在生长了。

孕10周

胎儿长可达到4厘米，形状像扁豆荚。

这时候宝宝的手腕和脚踝发育完成并清晰可见。宝宝的手臂更加长，肘部更加弯曲。胎儿的眼皮黏合在一起。

孕11周

胎儿身长可达到6厘米，体重达到14克。

宝宝的成长速度在本周越发惊人，已经有了胎动。宝宝整天忙着在妈妈的肚子里做伸展运动，一会儿伸伸胳膊，一会儿踢踢腿。在本周，宝宝的很多细微之处也开始出现，如手指甲出现，可清晰地看到宝宝的手指和脚趾等。同时宝宝的骨骼细胞发育加快，肢体加长，随着钙盐的沉积，骨骼变硬。从本周开始，宝宝在今后6个月中的主要任务就是让自己长得又结实又健康，为将来出生后能够独立生存做准备。

孕12周

胎儿身长可达到9厘米，现在宝宝已经初具人形。

宝宝的成长速度在本周更加惊人。宝宝的手指和脚趾完全分开，部分骨骼开始变得坚硬。在本周，胎儿维持生命的器官已经开始工作，如肝脏开始分泌胆汁，肾脏分泌尿液到膀胱。

你的感觉

妊娠反应仍在持续

虽然这个月妊娠反应仍在持续，但是孕妈妈已经看到了曙光，因为大部分孕妈妈在怀孕12周末，妊娠反应就会逐渐消失。孕妈妈们再坚持一下吧，胜利就在前方！

即使没有妊娠反应，孕妈妈在饮食上也不能无所顾忌，一定要注意饮食卫生。一旦发生呕吐就可能会引发妊娠反应。

最好不在餐馆吃饭。如果去餐馆吃饭，一定要注意饮食搭配，切不可暴饮暴食。不能吃过多油腻的东西。在餐馆里，温度普遍比较低，孕妇胃部和腹部会遭受冷气刺激，倘若再吃肉类等油腻食物，很可能会导致呕吐，出现急性胃肠炎症状。更不要多饮用冰镇饮料，尤其是碳酸、咖啡类饮料。

平时应注意饮食搭配。有些食物不能搭配在一起吃，如羊肉和酸菜、花生和红薯、红薯和鸡蛋、菠菜和豆腐等，非孕妇吃了可能不会有什么反应，可孕妇吃了尤其是孕早期，就可能引发呕吐。

在家里也是一样，不想吃的食物不要勉强自己吃。孕妇常常把腹中的胎儿看得很重，这是母爱的体现，但是如果孕妇本身不注意健康，只是为了胎儿吃自己非常不想吃的东西，导致恶心呕吐，岂不是事与愿违，殃及胎儿？

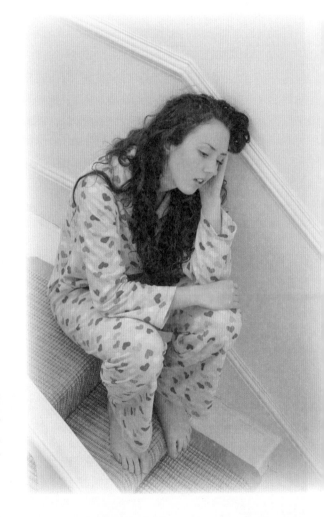

别让妊娠纹爬上你的肚皮

妊娠纹一旦形成，就只能采取补救措施，因此预防才是上策。为了避免妊娠纹的出现，孕妈妈首先要学会控制自己的体重。有的孕妈妈胃口好，思忖着老话总说要"一人吃两人饭"，索性敞开怀过足嘴瘾。殊不知一旦体重过量，不仅会增加妊娠糖尿病的风险，也会导致胎宝宝过重而影响生产。同时，一个巨大的胎宝宝也会大大增加腹部负担，从而导致妊娠纹的出现。所以，坚持适度的运动很有必要，准妈妈可以坚持每天散步，或者做一些简单的瑜伽动作，通过消耗脂肪避免体重过快地增长，预防妊娠纹。

滋润皮肤，轻柔按摩

孕妈妈还可以通过滋润皮肤，让皮肤吸收到足够的营养，从而经得起怀孕后期因为体重增加而造成的肌肉拉伸。孕妈妈可以从怀孕初期就开始按摩，按照从上到下、从左到右的顺序，轻柔地用手按摩易出现妊娠纹的腹壁、大腿内外侧、臀部、胸部，以及肩膀与手臂等处。配合按摩用的产品可以是适合自身体质的身体乳液、橄榄油、专业的妊娠纹按摩霜，以及任何温和低敏感的润肤产品。还应多吃水果和蔬菜，坚持每天1杯脱脂牛奶，通过均衡的饮食，从一开始就改善肌肤的肤质，从内增强皮肤的弹性。

Tips **有了妊娠纹也不要沮丧**

有的孕妈妈虽然从孕早期就每天用橄榄油按摩，但还是可能在生产前的最后1周晚节不保，出现妊娠纹。孕妈妈心中肯定沮丧不已，有种前功尽弃的感觉。其实过后照镜子看到这些或深或浅的痕迹，再看看身边活蹦乱跳的小宝宝，也许反倒会觉得这是他在我们身体里真实存在过的最好证据。

黑色素沉淀，暂不管它

孕期胎盘会大量分泌雌激素、黄体素等激素，其中雌激素会促使黑色素细胞的活动力增强，因此容易出现黑色素沉淀的现象，像是腋下、腹股沟、乳头、肚子中线（肚脐到耻骨之间）等部位，皮肤的颜色可能会变得较深。此外，在怀孕期间，因为黑色素的改变，身上的痣可能会变大，颜色也会变深。另外，在额头、两颊、下巴、颈部也会有孕斑的产生，而孕妈妈原来的黑斑、雀斑，在孕期也可能会变得更加明显。

对此，孕妈妈不必太伤心。事实证明，产后几个月内，黑色素沉淀会慢慢消退，皮肤还会恢复原来的颜色。提醒孕妈妈不要急于用一些祛斑产品，只要注意做好防晒，不要让黑色素沉淀加重就好。

该换内衣了

怀孕以后乳房开始迅速膨胀，为将来母乳喂养宝宝做准备，这时候孕妈妈们一定要注意随时换穿合适的文胸。

首先要弄清楚自己的尺寸。一般内衣尺寸的数字就是下胸围，而英文字母表示的是罩杯。首先，要先用卷尺量下胸围，即围绕下胸一圈，量出尺寸。然后再用卷尺在乳房最高点处绕身体一圈，注意保持卷尺水平并且贴近身体，量出尺寸。用上胸围尺寸减去下胸围尺寸，将得出的差值对照相应的罩杯分类，即可知道自己的罩杯大小。

一般来说，上下差在10cm左右选择A罩杯，12.5cm左右选择B罩杯，15cm左右选择C罩杯，17.5cm左右选择D罩杯，20cm左右选择E罩杯，20cm以上选择F罩杯。例如：上胸围是85厘米，下胸围是70厘米。那么85 – 70 = 15厘米，就应该选择70C的文胸。70是下胸围的尺寸，用来确定号型。

孕期因为乳房会膨胀变大，所以不能一个尺寸打天下，如果感觉原来的文胸不舒服了，就要随时测量尺寸，随时更换文胸。

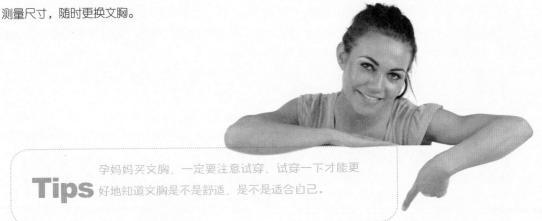

Tips 孕妈妈买文胸，一定要注意试穿，试穿一下才能更好地知道文胸是不是舒适，是不是适合自己。

高跟鞋还是别穿了

发现怀孕以后就建议孕妈妈们把高跟鞋束之高阁，因为高跟鞋会让人重心不稳而增加跌倒的危险。建议选择鞋跟在3厘米以下的粗跟的鞋子，以保安全。

孕妈妈到了怀孕后期，双脚容易水肿，脚会变得肥大一些，所以建议选择比较宽松的鞋子。现在网上购物非常流行，但孕妈妈买鞋最好还是试穿一下，这样才能保证舒适。

另外，临近预产期的时候，孕妈妈的肚子变得很大，弯腰穿鞋、系鞋带很不方便，建议可以考虑容易穿脱、不需要系带的鞋子，这样更省力。如果穿需要系鞋带的鞋子，一定要准备一个小凳子，坐下来穿或脱鞋，保证安全。

要不要喝孕妇奶粉

　　孕妇奶粉是专门为孕妈妈设计的，孕期容易缺乏的和孕期需要补充的营养素在孕妇奶粉中都可以找到。让我们看看孕妇奶粉有哪些优势和不足。

孕妇奶粉的优势

　　1.容易被接受和信赖　由于是奶粉，它与日常的奶粉和鲜奶很相似，孕妈妈会像接受其他食物一样接受它。

　　2.营养素更全面　孕妇奶粉是促进胎儿生长发育的营养食品，并保证孕妇的健康。除了有普通奶粉和鲜奶的成分外，还强化了孕期所需的各种维生素和微量元素。

　　3.孕妇奶粉被称为孕妇服用的胎儿奶粉　有研究试验表明，补充孕妇奶粉的孕妈妈分娩后乳汁中锌、铁、铜的含量较高，新生儿的身长、体重、坐高优于未补充孕妇奶粉的孕妈妈所生宝宝。

　　4.孕妇奶粉有利于产妇分娩　微量元素锌有促进平滑肌收缩的作用，孕妇奶粉中一般都会添加锌，孕期孕妈妈补充孕妇奶粉，在分娩的过程中可缩短产程。

孕妇奶粉的不足

　　1.容易造成孕期体重增长过快过多　孕妇奶粉中除了含有各种维生素和微量元素，还含有蛋白质、脂肪。孕妈妈怀孕后就成了"皇后"，各种的高脂肪、高蛋白质的食物并不缺乏，过多的蛋白质容易给肾造成负担，过多的脂肪容易使孕妈妈超重以致生出巨大儿，增加剖宫产几率。孕妈妈孕前体重在正常范围的，整个孕期以增重12公斤为宜。如果孕前超重或者肥胖的孕妈妈，需要严格控制体重的过多增长。因此，选择补充孕妇奶粉的孕妈妈要注意体重的监测。

　　2.易上火　奶粉冲调的时候掌握不好量，容易冲得过稠，这个时候蛋白质含量就会增多，引起上火。解决的办法就是不能冲得过浓，喝完奶粉后多喝点儿水。另外，孕妇奶粉也要按照说明去补充，不是想喝几次喝几次。营养素是身体不可缺乏的成分，但也不是多多益善，有些营养素过量补充还会造成中毒现象。如维生素A，如果缺乏会对胎儿生长发育、骨骼、视力造成不良的影响，但如果过量摄入，也有可能会导致流产或先天缺陷。因此补充孕妇奶粉要按照说明或医嘱，不是越多越好。

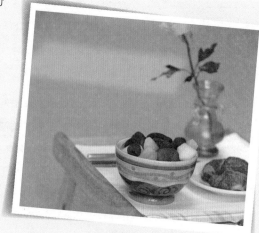

3.奶粉中的抗生素残留　牛奶中抗生素残留问题不仅可以影响成人的健康，更容易对胎儿造成伤害。因此，牛奶的奶源很重要。孕妈妈在选择补充孕妇奶粉的时候不要忽略这一点。在选择时要挑大品牌、优品质的奶粉，建议有机奶粉更好。

营养素别补太多

由于怀孕的不同阶段对营养素的需求各不相同，补充营养素时也需分阶段、有重点地补充。孕早期，胎儿生长缓慢，所需营养不是很多，但这个阶段却是胎儿生长发育的重要时期。因此，早期虽然不需要大量营养，但要求营养全面，因此这个时候需要均衡补充。孕中期的时候，胎儿生长发育加速，需要增加热量和足够的蛋白质以及维生素、矿物质。孕后期是胎儿生长最快、体内储存营养素最多的时候，这个时候孕妈妈的身体代谢、组织生长也到了最高峰，丰富的钙和蛋白质的摄入是必不可少的，同时注意提供充足铁及其他维生素、矿物质。孕妈妈应定期到医院检查身体，了解自身情况，科学合理地安排饮食，听从医嘱适当服用营养素补充剂或者孕妇奶粉。营养补充不是越多越好，在预防营养缺乏的同时，孕妈妈也要认识到营养素补充过量带来的风险。

Tips　**孕期何时补充营养素比较好？**

为了孕育健康聪明的宝宝，孕妈妈应在孕前就做好准备工作，可以在孕前3个月的时候开始服用孕妇奶粉或营养素补充剂，这样可以提高体内营养素水平，有利于受孕和怀孕。

爸比去哪儿了

请主动分担家务

孕妈妈在怀孕初期仍处于不稳定状态，除了在生活作息上必须多加注意，一些需要体力的家务事也应该避免。此时准爸爸应该积极地料理家务，如果遇到需要站到高处或提重物的情况，准爸爸也应该主动协助妻子，避免发生危险。

分享妻子的感觉

孕妈妈需要有人分享她的快乐与忧虑，准爸爸正是最佳人选，如此可拉近夫妻双方甚至与宝宝的距离，培养出互相信赖的关系与亲密的感情。但是有些准爸爸很忙，无法做到这些，那么也不必自责或认为自己不是好丈夫，其实只要有心，就是称职的好爸爸。

产检指导：终于建档啦

孕12周建档

> 时间：怀孕12周
> 项目：1.早孕建卡。
>   2.常规检查：妇科检查。
>   3.化验检查：血常规、尿常规、白带、梅毒。

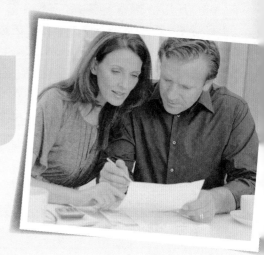

检查项目解说

1 血常规检查

检查项目：白细胞、血红蛋白、血小板等。

白细胞在机体内起着消灭病原体、保卫健康的作用，正常值是 $4 \times 10^9 \sim 10 \times 10^9$/升，超过这个范围说明有感染的可能，但孕期可以轻度升高。

血红蛋白主要是判断准妈妈是否贫血，正常值是 100 ～ 160 克/升。轻度贫血对孕妇及分娩的影响不大，重度贫血可引起早产、低体重儿等不良后果。

血小板在止血过程中起重要作用，正常值为 $100 \times 10^{12} \sim 300 \times 10^{12}$/升，如果血小板低于 100×10^{12}/升，则会影响准妈妈的凝血功能。血小板高于 300×10^{12}/升，要警惕孕妇血黏度高、发生高血压等风险。

2 尿常规检查

检查项目：尿液中蛋白、糖及酮体，镜检红细胞和白细胞等。

正常情况下，上述指标均为阴性。

如果蛋白阳性，提示有妊娠高血压、肾脏疾病的可能。

如果糖或酮体阳性，说明有糖尿病的可能，需进一步检查。

如果发现有红细胞和白细胞，则提示有尿路感染的可能，需引起重视，如伴有尿频、尿急等症状，需及时治疗。

3 肝、肾功能检查

检查项目：谷丙转氨酶(GPT)、谷草转氨酶(GOT)、尿素氮(BUN)、肌酐(Cr)等。

这些主要是为了检查准妈妈有无肝炎、肾炎等疾病。怀孕时肝脏、肾脏的负担加重，如果上述指标超过正常范围，提示肝、肾功能不正常，怀孕会使原来的疾病"雪上加霜"。

4 血型检查

检查项目：ABO血型、Rh血型。

检查血型，以备生产时输血。准妈妈了解自己的血型很重要。

在亚洲人中 Rh 血型阴性的较少，大多数为 Rh 血型阳性。孕妇为第一次怀孕，Rh 血型不合发生率低，需要到专门机构查抗 D 抗体的滴定度，如果高，需要定期复查，必要时换血。可能发生小宝宝溶血。

如果准妈妈为 Rh 阴性，在生产前医院还要预先备好 Rh 阴性的血液，一旦分娩时发生意外，就能够及时输血。Rh 阴性的准妈妈产后注射 Rh 阴性血清抗体，可以避免抗 D 抗体的产生，为以后怀孕做好准备。

5 梅毒血清学试验

检查项目：螺旋体抗体血凝试验(TPHA)、快速血浆反应素试验(RPR)。

梅毒是由梅毒螺旋体引起的一种性传播性疾病。如果孕妇患梅毒可通过胎盘直接传给胎儿，有导致新生儿先天梅毒的可能。

正常孕妇这两项试验结果均为阴性反应。当机体受到梅毒螺旋体感染后，会产生两种抗体，表现为 RPR 阳性和 TPHA 阳性。RPR 阳性的特异性不高，会受到其他疾病的影响而出现假阳性，TPHA 阳性可作为梅毒的确诊试验。

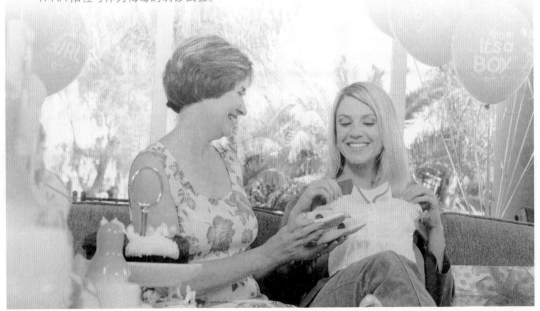

6 艾滋病的血清学检查

检查项目： 艾滋病(HIV)抗体。

艾滋病是"获得性免疫缺陷综合征"的直译名称，是一种严重的免疫缺陷疾患，其病原体是HIV病毒。正常孕妇HIV抗体为阴性。

如果感染了HIV病毒，则结果为阳性。HIV病毒会通过胎盘传播给胎儿，会造成新生儿HIV病毒感染。

7 淋病的细菌学检查

检查项目： 淋球菌培养。

淋病是由淋病双球菌引起的性传播疾病，通过不洁性行为直接传播，也可通过被淋病污染的衣物、便盆、器械等传播，也可通过患母的产道传染给新生儿。

一般是取孕妇的宫颈管分泌物做淋菌培养，正常孕妇培养结果为阴性。如果为阳性，说明有淋球菌的感染，需及时治疗。

8 乙型肝炎(HBV)病毒学检查

检查项目： 乙肝病毒抗原和抗体。

在病毒性肝炎中，以乙型肝炎发病率最高，在妊娠早期可使早孕反应加重，且易发展为急性重症肝炎，危及生命。乙肝病毒可通过胎盘感染胎儿，母婴传播的概率达到90%以上。

正常孕妇各项指标均为阴性。

如果单纯乙型肝炎表面抗体(HBsAb)阳性，说明以前感染过乙肝病毒，现已经痊愈，并且对乙肝病毒具有免疫力。

如果其他指标(HBsAg、HBeAg、HBeAb、HbcAb-IgG、HbcAb-IgM)呈阳性则需引起重视。

9 丙型肝炎(HCV)病毒检查

检查项目： 丙型肝炎(HCV)抗体。

丙型肝炎病毒是丙肝的病原体，75%的患者并无症状，仅25%的患者有发热、呕吐、腹泻等症状。丙型肝炎病毒也可通过胎盘传给胎儿。

正常孕妇检查结果为阴性，如果为阳性，说明有丙型肝炎病毒感染，需引起医生和孕妇的重视。

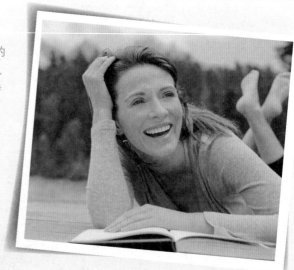

10 阴道分泌物检查

检查项目： 白带清洁度、念珠菌、滴虫、线索细胞。

白带是阴道黏膜渗出物及宫颈管、

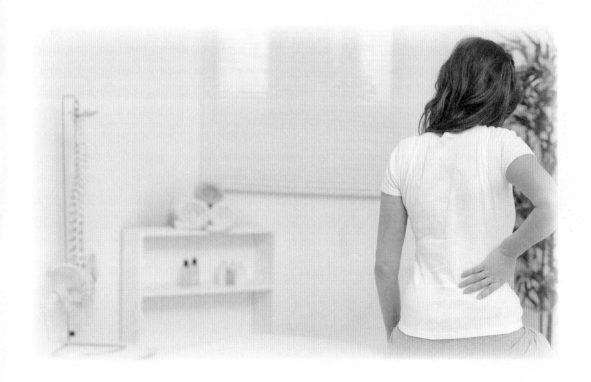

子宫内膜腺体分泌物等混合组成。

正常情况下清洁度为Ⅰ~Ⅱ度，Ⅲ~Ⅳ度为异常白带，表示阴道有炎症。

念珠菌或滴虫阳性说明有感染，需进行相应的治疗，正常值为阴性。

线索细胞是细菌性阴道病最敏感最具特异性的体征，在阴道分泌物中找到线索细胞即可做出细菌性阴道病的诊断，如为阴性说明正常。

11 NT检查

检查时间：11~13+6周。

检查方式：通过超声波检查。检查无风险。

NT检查即胎儿颈部透明带检查。胎儿颈部透明带是指胎儿颈部后方皮下积水的空隙，其在超声波扫描时会呈现透明带状。正常胎儿颈部透明带的厚度在2.2~3.0毫米，胎儿颈部透明带厚度大于3.0毫米即为异常，表示是唐氏综合征患儿的可能性很高，最好能进一步确定胎儿染色体正常与否。

孕早期的NT检查是很重要的，如果唐氏筛查出现高风险，同时伴有NT增厚，那么胎儿异常的可能性很大，医生会根据这些检查来判断孩子的情况。

X射线没那么可怕

经常听到有女性朋友在接受诊断性放射线，比如胸部X片、口腔X线照射或者腹部X线照射后发现怀孕了，或者怀孕期间因为疾病原因不得不接受了X线照射。于是身边朋友甚至很多医生都告诉她，孕期受到了照射会造成胎儿畸形，趁早终止妊娠，引产了事。谁也不想有个不健康的孩子，于是刚刚有的满腔欢喜和对宝宝的憧憬立刻被身心的双重伤害所替代，一个小生命就被扼杀在胚胎期了，让人心痛。孕期受了照射真的会影响胎儿吗？

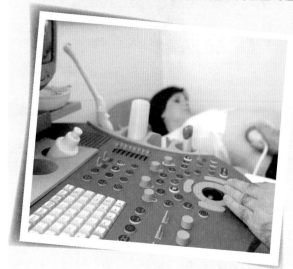

怀孕期间因诊断的需要可能接受的放射性诊断措施有x线照射、超声波、核磁共振、CT扫描或者核医学诊断。其中，X线照射是最常见也是最容易引起孕妇和家属惊恐的。这来源于公众的普遍认识，认为X线照射会伤害胎儿，甚至引起畸胎。中国自由的堕胎政策又导致孕妇为避免畸胎的可能而选择堕胎非常常见。

的确，高剂量的离子射线如X线会对胎儿造成很多严重损伤，如流产、胎儿生长障碍、小脑畸形、智力发育障碍，提高儿童恶性肿瘤风险。但诊断性的X线并没有传说中那么可怕。

1 单次诊断性X线照射，没那么可怕

根据美国放射学会、美国妇产学院、美国食品药品监督局的临床指导，绝大多数诊断性的放射性检查是不会造成胎儿伤害的，如果非说有，也是非常非常低的。而美国放射学会明确地说过，单次诊断性的X线检查的受照射剂量根本达不到能造成胚胎或者胎儿伤害的剂量。因此单次诊断性的X线照射不能成为堕胎的理由。这里一再强调"诊断性"这三个字，因为治疗性的放射线剂量会远远超过诊断性放射，那就是另外一回事了。

2 剂量低于50毫Gy，不会对胎儿造成健康影响

胎儿接受的X线照射如果剂量低于50毫Gy（Gy是一种放射剂量单位，1Gy等于100rad，50毫Gy也就是5rad，等于5000毫rad），是不会对胎儿造成健康影响的。胎儿只有受到高于100毫Gy的照射才可能出现健康问题，而尤以孕8～25周间最为敏感。100毫Gy的剂量在通常的诊断性X线照射中根本不会使用到，只在开钡灌肠、小肠连续成像，或者放射性治疗时才有可能达到这样高的剂量。

根据美国放射协会和妇产协会的数据，孕妇接受单次胸部X线检查腹中胎儿受到的照射剂量为0.02～0.07毫rad。单次腹部X线平片胎儿受到的照射量为100毫rad，肾盂静脉造影胎儿受到的照射量可能大于1rad。乳腺钼靶检查胎儿受到的照射量为7～20毫rad。钡灌肠或者小肠连续成像检查胎儿受到的照射量可以达到2～4rad。头胸部CT检查胎儿受到的照射量小于1rad。腹部或者腰椎CT扫描胎儿受到的照射可以达到3.5rad。

2013年末，美国妇产科学会公布了新的关于孕期牙齿保健的指南，第一次明确地说孕期是建议尽

早做口腔保健、口腔清洗的，包括做牙齿的X线检查。

所以，常规齿科X线检查、头部X线检查、四肢X线检查以及胸部X线检查，包括乳腺钼靶检查或者头胸部CT，是不会对胎儿造成损伤的，儿童期癌症的风险提高也可以忽略不计。需要做腹部检查时请与医生商量。所以，如果孕期因为疾病的原因或者受到创伤确实需要做X线检查且没有更佳替代，孕妈妈是不需要因此担心会造成胎儿危险而拒绝检查的。因为你的健康不但对自己，对你的孩子也是最重要的。

3 对于孕妇，请注意以下事项

首先，也是最重要的，如果你怀孕了，或者怀疑怀孕了，要告诉你的医生。这不光事关 X 线照射，对其他用药的选择都会很重要。

如果你怀孕期间需要做 X 线检查，记得告诉你的医生，你是否近期做过相似检查，也许这次的检查就可以省掉。

总之，如果你怀孕了，或者怀疑怀孕了，请咨询医生，不管是做任何方面的检查。但不必要做无谓的担心，更不是堕胎的理由。

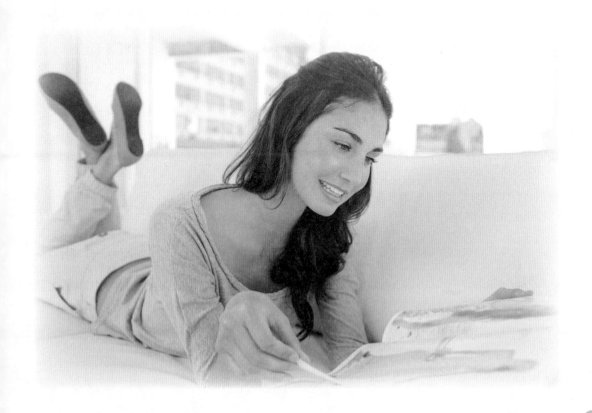

第4个月 孕妈妈，美丽依旧

FROM 13 TO 16 WEEKS

宝贝儿，你现在有多大了？医生告诉我，你现在已经和橘子的大小差不多了。你就像一条可爱的小鱼，在妈妈的身体里自由地玩耍。这是多么地令人欣喜。一想到你在努力成长，妈妈就充满了力量。

胎宝宝：成长迅速的小人儿

孕13周

13周胎儿的脸看上去已经像个小娃儿，身长一般有11厘米，体重比上周稍有所增加。

他的眼睛在头的额部更为突出，手指上出现了指纹，两眼之间的距离拉近了。胎儿的神经元迅速地增多，神经突触形成。胎儿的条件反射能力加强，手指开始能与手掌握紧，脚趾与脚底也可以弯曲，眼睑仍然紧紧地闭合。这时如果妈妈用手轻轻在腹部碰触，肚子中的宝宝就会蠕动起来，但你仍然感觉不到胎儿的动作。

如果宝宝是个女孩子，她的卵巢里现在大约有200万个卵子，但是到出生时就仅剩下100万个了；等到她长大时，卵子会越来越少，到17岁时可能就仅剩下20多万个了。

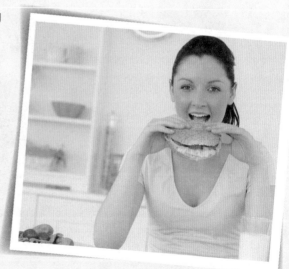

孕14周

胎儿的身长一般有12厘米，体重达到28克。

这个时候的胎儿生长速度很快。现在宝宝皮肤上覆盖了一层细细的绒毛，这层绒毛在宝宝出生后会消失。此时宝宝的头发也开始迅速地生长，头发的密度和颜色在宝宝出生后会发生改变。胎儿此时在妈妈的肚子里已经可以做很多事情了，如皱眉、做鬼脸、吸吮自己的手指等，科学证明这些动作可以促进大脑的成长。

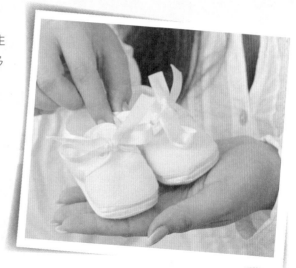

孕15周

胎儿身长大约有14厘米，体重达到50克。

在接下来的几周中，胎儿的身长和体重可能会发生很大的变化，体重和身高会增长一倍甚至更多。宝宝在本周发生的最大的事情就是开始在您的子宫中打嗝了，这是胎儿开始呼吸的前兆，遗憾的是您无法听到这个声音，主要原因是胎儿在这时候气管中充斥的不是空气而是流动的液体。这时候宝宝的腿长超过了胳膊，手的指甲完全形成，指部的关节也开始运动了。

更令人惊喜的是，在宝宝15周的时候您可以通过B超分辨孩子的性别了。目前我国法律规定，除确诊某些性别遗传疾病的原因以外，医生不可以将胎儿的性别告诉他人。暂时保留不要看这张底牌吧，让等待长些，将来的惊喜才会更大。

孕16周

胎儿身长大约有16厘米，体重增加到110克。胎儿此时看上去像一个梨子。

宝宝在本周发生的最大的事情就是会在子宫中玩耍了，宝宝在子宫中最好的玩具就是脐带了，他有时会拉它，用手抓它，将脐带拉紧，但是不必太担心，16周的宝宝自己已有分寸，他不会让自己一点氧气和养分都没有的。另外，循环系统和泌尿系统在这时也完全进入了正常的工作状态，胎儿可以不断地吸入和排出羊水了。

你的感觉

轻松多了

从怀孕13周开始，已经进入孕中期。胎宝宝已经比较稳定，孕妈妈的妊娠反应也逐渐消失，一个相对轻松的阶段到来了。

孕味渐浓

这个月份，孕妈妈的腹部已经明显隆起，从外表看也"孕味"渐浓。抽空可以为自己买几件舒适的孕妇内衣和漂亮的孕妇装了，以前的衣服慢慢就都穿不下去了。

好孕：让自己变得更强壮

规律作息不熬夜

当了孕妈妈之后，体力和精神上可能都不不如以前，需要更好的休息。而且职场孕妈妈还要面对第二天的工作，所以晚上一定要早一点睡觉，最晚不要超过11点。电视节目固然吸引人，网上闲逛也很惬意，但这些都比不上孕妈妈和宝宝的健康重要。要知道，孕妈妈需要比平常更多的休息，休息不好，无论身体还是精神都会感到疲累，何况一边怀孕一边还要工作的职场孕妈妈！

作为准爸爸，要和妻子约定好每天的入睡时间，规律作息，当妻子磨蹭着不肯睡觉时，要记得提醒她该休息了。同时，准爸爸最好和妻子同步上床睡觉，要知道，繁忙的你也需要充分的休息呢。入睡前，可以给宝宝做做胎教，比如用你那富有磁性的男低音为宝宝朗读一段诗歌或童话故事，或者只是抚摸妻子的肚子轻轻地对宝宝说几句话，这些都可以加深你们对宝宝的期待和爱意，而妻子也会因为你的这些举动而感受到融融的暖意。

可以去看牙了

如果孕期牙齿发生问题怎么办呢？如果问题不太严重，可以等产后治疗，但如果很影响生活或疼痛明显，建议仍要及时就医。要告诉医生自己已经怀孕的周数，请医生给出合理的建议和处理。

一般来说，牙齿的治疗多建议在孕中期即怀孕4~6月时进行，这个时期胎儿相对稳定，不像孕初期那样容易流产，也不像孕晚期那样容易早产。在此提醒孕妈妈们，在孕期做牙齿处理的时候有任何不适都要举手示意医生。

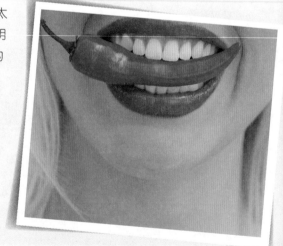

1 早晚刷牙

有些孕妈妈因为孕早期妊娠反应刷牙很不舒服，就减少了刷牙的次数，这对于口腔保健是很不利的。建议孕妈妈用软毛牙刷，可适当选择自己喜欢的牙膏口味，以减轻刷牙时的不适感。

2 饭后漱口
每餐饭后要及时漱口，把口腔里大块的食物残渣清除。孕妈妈常少食多餐，在吃完加餐后也不要忘记漱漱口。另外，尽量少吃又甜又黏的容易粘附在牙齿上的食物，如果吃了，要尽量清除粘在牙齿上的残留。

3 使用牙线
牙线能去除牙菌斑及一些软牙垢等，能更彻底地帮助清洁口腔。推荐使用牙线叉，建议至少每48小时使用1次。

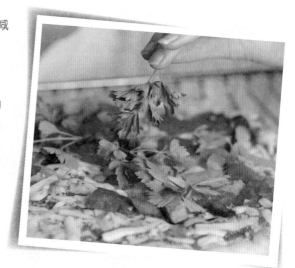

有的人初次使用牙线时会感觉牙线不容易穿过，此时可以前后轻轻晃动一下，让牙线慢慢穿过，不要生硬地用力。牙结石严重者，可以先洗牙，做一次牙结石的彻底清除，然后坚持使用牙线。

别把洗澡不当回事

1 孕期阴道内的酸碱环境发生改变，对病菌的抵抗力下降，所以怀孕期间的洗澡方式最好选择淋浴，以免洗浴时流淌的脏水进入阴道，引起感染。

2 怀孕后期身体变得臃肿，洗澡时要特别注意安全。浴室最好装置扶手架，让孕妈妈可以扶着扶手洗澡；地板上要铺上防滑垫，以免滑倒；浴室内要保持整洁，不要堆积一些杂物，以免绊倒。

3 注意保持浴室内的空气流通，以防氧气不足而导致头晕或胸闷等症状。

4 洗澡水温度不要过高或过低，以27～37℃为宜；洗澡的时间不要过长，一般20分钟左右即可。

5 可在浴室中放置一张椅子，当孕妈妈感到头晕不舒服时，可以先坐下来休息。

6 孕妈妈洗澡时最好不要将浴室门从里面锁上，以免发生意外时影响急救。

7 孕妈妈洗完澡后要马上擦干身体，一定得先穿好衣服再走入空调房间，以免着凉。

8 临近生产，如果洗澡时发生胎膜早破，应该迅速将身体冲干净，并且尽快至医院就医。

注意外阴部清洁

怀孕后阴道内的酸碱环境发生改变，分泌物也会增加，所以孕妈妈一定要注意保持外阴部的清洁干爽。要穿纯棉内裤，并经常换洗；平时可用温水洗一洗外阴部位，但不要频繁地用一些洗液冲洗外阴，以免破坏阴道内的酸碱环境。

孕期阴道炎容易复发，如果发生了感染，一定要就医检查与治疗，千万不要因为不想用药而延误就医，这样只会造成自己的痛苦，严重时甚至会引发早产。

Tips **如何分辨分泌物正常与否**

孕期正常的分泌物应该是乳白色或无色透明，略带腥味或无味。一旦发现分泌物有异常气味，或颜色发生变化（如呈现黄绿色）或呈现豆渣样，并感觉外阴有瘙痒症状，就必须到医院检查治疗。

多运动，防便秘

孕妈妈患有痔疮与长期便秘有很大的关系，运动不足、担心用力排便影响胎儿、饮食习惯不良、精神压力、睡眠质量问题、体质差异等因素都会引起孕妈妈痔疮的发作或加重。孕期预防痔疮的主要办法是防治便秘，最好的改善方式是从日常生活着手。

1 每天定时排便
孕妈妈要养成每天定时排便的良好习惯，每次排便时间不宜过长。不要在排便时看书，以免注意力分散延长排便时间，致使肛周静脉长时间处于紧张状态，影响血液回流。孕妈妈也可遵医嘱服作用温和的通便药，切莫擅自用泻药，以免引起流产或早产。

2 保持肛门清洁
孕妈妈便后要用软纸擦拭，排便后最好能用温水清洗或坐浴，坐浴时间不宜太长，10～15分钟为宜，以促进肛门局部血液循环。

3 饮食得当

孕妈妈要想保持大便通畅，饮食应粗细搭配，少饮浓茶、咖啡、酒类及少吃辛辣油炸食物，以减少对肛管的刺激；要选膳食纤维多的食物，如韭菜、芹菜及香蕉、红薯等，以利大便通畅。平时还要多饮水。

4 做"提肛操"

做提肛操时，孕妈妈要思想集中，并拢大腿，吸气时收缩肛门括约肌，呼气时放松肛门，每日3次，每次重复30遍。提肛操可增强骨盆底部的肌肉力量，有利于排便，也可预防痔疮的发生。另外，孕妈妈不要一直保持同样姿势，如久站久坐。

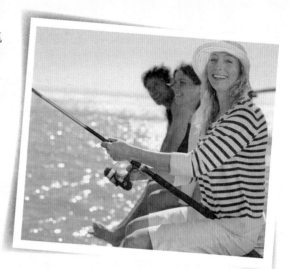

5 适当按摩

适当的按摩也可预防痔疮的发生。孕妈妈可按摩的部位有两处，一处是肛门，一处是腹部。大便后用热毛巾按压肛门，并按顺时针和逆时针方向各按摩15次，能改善局部血液循环，有利于减轻痔疮。腹部宜顺时针按摩，每日1~2次，以促进胃肠道蠕动。

6 养成有规律的生活习惯

孕妈妈要养成有规律的生活习惯，避免熬夜。心情愉快、精神压力得到缓解等，也都是减轻便秘和痔疮的好方法。

得了痔疮怎么办

很多孕妈妈都知道，怀孕生病时不能乱用口服药，而治疗痔疮的多为外用药物，那这些外用药孕妈妈都可以用吗？答案是否定的。

1 使用开塞露和缓泻剂

当排便困难、痔疮发作时应对症治疗，一般采用保守疗法。如大便干结可在肛门内用开塞露挤入甘油和水分以软化粪便，润滑肛道。必要时可以服用一些缓泻剂，但应在医生指导下服用。强烈的泻剂应当禁用，以免引起流产和早产。

2 药物熏洗、坐浴

如果痔疮发炎，痔核肿大、疼痛，最简便的办法是在清洁肛门后用温热水洗或热敷，可用高锰酸钾（PP粉）配成0.02%的溶液或中药祛毒汤等药物熏洗、坐浴，可促进肛门部位的血液循环，消散痔核瘀血，减轻症状。一旦痔疮出血，孕妈妈可适当选用止血药物，如止血敏和维生素K、维生素C等。

3 有选择地用痔疮膏和栓剂

有一些痔疮膏由麝香、牛黄、珍珠等药物组成。药理研究表明，麝香对子宫有明显的兴奋作用，孕妈妈使用后容易发生流产或早产。因此，孕妈妈选用痔疮膏时，最好不要选用含麝香和冰片成分的。如果肛门周围感染，可用红霉素软膏直接涂在患处。另外，孕妈妈也可使用含有复方角菜酸脂成分的栓剂，该成分是海洋生物提取物，不会对胎儿造成影响。

总的来说，这些方法虽然相对安全，但也应及时就医，在专科医生的指导下进行，不能自己擅自用药，以免引发意外。

4 能否手术

孕妈妈患痔后，一般不主张立刻动手术治疗，因为随着孕周增大、分娩的发生，痔疮还会加重，手术效果不好，而且手术刺激有可能造成流产或早产。另外，随着产后腹压的降低，静脉回流障碍的解除，体内孕激素含量的降低，痔核一般会在4个月内缩小或萎缩。此时若症状消失，可免手术之苦。若仍有痔核，再进行手术治疗。只有在孕期症状进一步加重，形成嵌顿，患者痛苦难以忍受时才考虑手术治疗。妊娠前3个月及后3个月，强烈的子宫收缩可引起流产或早产，所以此期间是禁止手术的。妊娠中期痔疮急性发作，保守治疗无效时，可考虑手术治疗，因为此期相对安全。

拉肚子会流产吗

首先，孕妈妈发现大便稀时不要太紧张。有的孕妈妈过于紧张，大便稍微有些稀烂、次数稍多就以为自己是腹泻，十分担心并马上就医。其实过于紧张是没有必要的。尽管腹泻的确会引起胃肠道不正常的蠕动，但一两次腹泻并不会对胎儿产生影响。如遇上轻微腹泻，孕妈妈与普通人一样上几趟厕所，把毒素排出后，不再发生腹痛和腹泻就没事了，也可以适当吃些白粥清理肠胃。精神紧张反而对胎儿不利。

然而，严重腹泻应该引起重视。严重腹泻不仅会引起孕妈妈脱水、电解质紊乱，影响营养物质的吸收，而且影响胎儿的生长发育，严重时还会导致流产或早产。因此医生在诊断和处理孕妇腹泻时，时刻都不会忘记兼顾孕妇和胎儿两方面。需要注意的是，腹泻大多伴随着腹痛，容易与子宫收缩痛相混淆，尤其是由于剧烈、频繁的胃肠蠕动引起的子宫收缩。如果发生先兆性流产或者早产迹象而被误认为是腹泻引起的疼痛，那么极易造成耽搁。

不同腹泻，区别对待。孕期腹泻要引起足够的重视，但也不用过度紧张。

1 暂时不要吃东西，进行适当补液，补足因拉肚子而丢失的水分和电解质，尤其是钾离子，还要补充失去的热量。可以给孕妇准备一些流体易消化的稀饭，倘若不是很严重，空空肚子就好了。在补液的同时，要密切观察胎儿的情况是否良好，有无流产或早产的征兆。

2 如果胎儿的情况异常，应马上到医院就诊，不得大意，以防耽误病情导致流产或早产。如果排除了流产或早产的可能，可以根据孕妇拉肚子的程度遵医嘱用药。

孕味：管住嘴迈开腿

多吃高蛋白、低脂肪的食物

为了确保既控制体重，又能使腹中胎儿健康成长，应充分摄取高蛋白、低脂肪食品。众所周知，鱼类要比红肉类好，但是喜欢吃红肉的人总是舍弃不了它，为此可选择脂肪少的部位，有脂肪的部分一定要剔除。应充分摄取牛奶、乳制品和豆类食品等含有优质蛋白质的食品。

少吃点盐

妊娠中期存在着妊娠中毒症和肾功能下降的危险，因此要适当减少水分和盐分的摄取量。暴食或饥饿一段时间后进食，经常会出现口渴，难免要多喝水，所以要养成良好的有规律的生活习惯。碳酸饮料中含有阻止钙质吸收的成分，糖度也高，最好少喝。

别让贫血伤了胎宝宝

毫无疑问，贫血（缺氧）将严重妨碍胎儿正常发育，尤其是胎儿的大脑发育。因为脑组织消耗氧气较多，所以它对缺氧格外敏感，受到的损害最早，也最严重。孕期贫血以及婴幼儿期贫血是造成孩子智商偏低最常见的原因。

防治孕期缺铁性贫血首先要多选择富含铁的食物，含铁丰富的动物性食物有猪肝、猪血、瘦肉、牛肉、羊肉、鱼类等。这些食物不但铁含量高，吸收率也高（10%~20%），而且还会促进其他食物中铁的吸收。其他含铁较多的食物有菠菜、芹菜、小白菜、鲜豆角、荠菜、芋头、豆芽、紫菜、海带、蘑菇、黑木耳等蔬菜，以及大枣、葡萄、山楂、杏、桃等水果。不过，蔬菜、水果、谷类和豆类

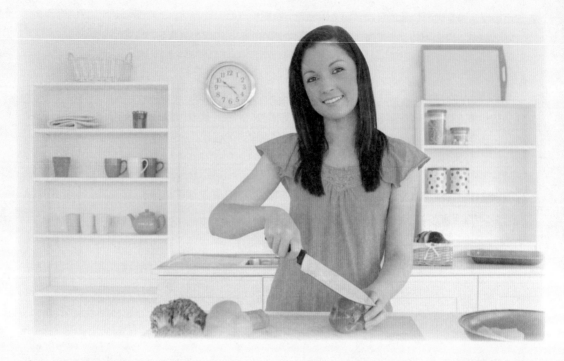

食物中铁的吸收率都很低（1%～5%），要保证铁的有效供给，肉类、动物血液、内脏和鱼类是最佳的选择。所以，孕期膳食结构中保有一定数量的肉类和鱼类是非常重要的，它们对防治缺铁性贫血的作用几乎是无可替代的。

除摄入富含铁的食物外，选择添加了铁的强化食品（如加铁酱油、加铁牛奶或奶粉、强化面粉等）也是防治孕期缺铁性贫血的重要手段。此外，必要时还可以通过服用含铁的营养补充剂来补铁。

造血过程中不可或缺的成分除铁之外还有蛋白质和维生素C，同时摄取这些营养素，对提高铁的吸收大有好处。饭后再吃点橘子或草莓，可达到锦上添花的效果。

钙与蛋白质是好伙伴

妊娠期间应着重摄取的营养素还有钙。妊娠一开始，胎儿的骨骼就形成了，出生后6～7个月婴儿开始长牙，这一切都是在母亲肚子里打下的基础。所以从确认妊娠之后，就有必要充分摄取钙质。缺少钙，除了牙齿不坚固外，还会导致流产、早产、分娩时大出血、产后恢复慢等不良后果。

人体对钙的吸收率很低，只有摄取量的20%，但与蛋白质丰富的牛肉和猪肉一起食用，吸收率会明显提高，所以平时要注意多摄取以动物蛋白为主的均衡饮食。缺少维生素D，钙质的吸收率也会降低，因此要尽量少吃加工好的食品和快餐食品。要制定出均匀包含各种营养素的食谱。

蔬菜要低能量烹饪

同样的食品，改变其烹调方法也能降低其热量。如煮鸡蛋与煎鸡蛋，在石板上煎鱼与在煎锅里煎鱼，油炸食品时不裹衣与裹衣等，前者比后者的热量低。因此，在制定每周食谱时，如果把降低热量的烹调方法放在心上，会非常有助于控制体重。

蔬菜含有丰富的纤维，还含有维生素、铁、钙等营养素，应该多食用。蔬菜本身热量不高，但如果选择用油炒或用各种调料拌着吃等，其热量就会发生变化。降低热量的方法之一，就是将蔬菜以开水烫过后用盐和调味品拌着食用，或用酱油拌着食用。

零食吃得健康点

没怀孕的时候，想吃啥就吃啥，想吃多少就吃多少。但是怀孕之后就不是为自己吃了，要想着肚子里的孩子。但绝不是婆婆妈妈们说的那样，怀孕了是两个人，就应该多吃，要吃双份的量。原则是：适量均衡。适量就是不要吃十分饱，九分饱就差不多了。饿了怎么办？可以吃黄瓜、番茄、胡萝卜。这些瓜菜既有营养又含糖分很少。均衡就是荤素搭配好，提倡多样性，保障各种维生素和矿物质的摄入。

1 甜点与饮料
要少吃甜的点心和饮料，因为这些点心和饮料中含有大量的糖分，吃了以后很容易会吸收转化，导致体重明显上升。

2 健康的水果
要注意控制水果的摄入量，"多吃水果好"这句话在孕期并不完全正确。现在的水果和以往相比越来越甜，也就意味着糖分的含量很高，吃得太多，体重会增加很快。有的孕妈妈体重增加得太快，始终控制不好，问她一日三餐的时候会说吃得很少啊，再问她水果吃多少时就会告诉你可以一次吃半斤的葡萄、1个西瓜。

每天的食物种类尽量多一点

降低热量的另一种方法是均匀地摄取多种食品，应定下每天均匀摄取30种以上食品的目标。做汤时多放些不同的蔬菜，做色拉时同时拌进贝类等，这样一顿饭就能摄取10种以上的食品。用胡萝卜、土豆、洋葱等蔬菜做的汤，既不咸，味道还鲜，推荐作为孕妇节食的营养食品。

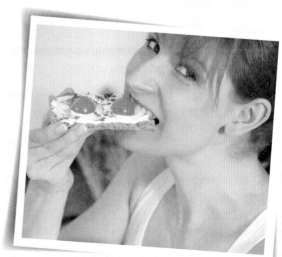

体重增加的真相

1 多喝水会浮肿、发胖吗？
多喝水不一定发胖。妊娠期间发胖的原因有两个：一是

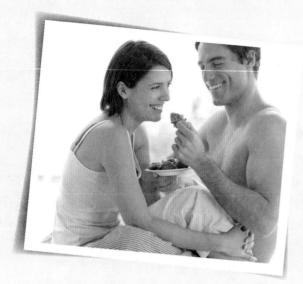

浮肿，另一个是过分摄取热量。浮肿时应注意有无高血压和蛋白尿，要少吃咸的菜肴。用饮料代替水是不健康的，因饮料的热量高，易导致发胖。所以口渴时应喝水，而不是饮料。

2 胖人会难产吗？

体重过高并非难产的主要原因，事实上稍微肥胖的人大部分都能顺利分娩。难产的原因很多，其中主要有阵痛微弱、胎位不正、脐带缠身等。不过，肥胖的孕妇因为产道内脂肪层厚，也可造成难产。

3 孕前孕后进食量相同，为何孕后更容易胖？

受孕后孕妇产生对胰岛素的抵抗力，即使进食量相同，其储存的能量也要比消化的多，所以容易发胖。此外，即使活动量大，其消耗的热量也比以前少。因为母体为了给胎儿提供足够的营养，首先必须在自己体内储备营养。所以，妊娠期间吃的和平时一般多，也会比平时更容易发胖。

4 妊娠期间体重多长点没问题，是吗？

妊娠期间肥胖的孕妇，分娩后若体重不能很快减掉，就有患肥胖症的危险。此外，孕妇的体重一般是朝着怀孕足月时的体重突飞猛进的，所以稍不留意就会发胖。因此，怀孕前就比较胖的女性更应该注意控制体重。

管住嘴，迈开腿

建议妈妈最好写饮食日记。就是把每天吃的所有的东西都记录下来，不管是正餐还是点心和饮料。写饮食日记的过程其实就是自我认识和调整的过程，可以自己发现存在的问题并进行自我调整。

除了饮食控制，还要坚持运动。孕期最简单有效的运动方式就是快步走，最好能每天坚持快步走半小时，原则上走完以后要有出汗的感觉，心跳要明显加快。当然这要因人而异，刚开始的时候可以坚持散步，然后逐步过渡到中速走和快速走。除了走路还可以坚持游泳，做瑜伽。

进入中孕期以后每周体重增加不超过0.5千克，孩子出生体重3~3.5千克。

爸比去哪儿了

家有职场孕妈，准爸爸要更加体贴妻子，让妻子在怀孕和上班的辛苦之余，回到家能够得到放松和照顾。准爸爸的爱妻行动表现在很多细节处，下面不妨来学习一下吧。

美好的一天从爱心早餐开始

也许在妻子怀孕以前，你们的早餐都是靠外卖解决的，现在情况不一样了，一个可爱的小生命已经扎根于妻子的肚子里，他的茁壮成长需要更科学的营养供给。所以，早上早起半小时准备早餐成为你义不容辞的责任。

为了营养均衡，早餐最好多些搭配，多些花样。比如周一早上吃面条荷包蛋和小菜，周二早上就可以吃包子加豆浆，周三可以吃烧饼夹肉配粥，周四可以吃馄饨加煮鸡蛋，周五可以吃全麦面包和蔬菜沙拉。准爸爸和孕妈妈还可以利用周末的闲暇时间，自己做一些馄饨、水饺等冷冻起来，便于在上班的早晨吃。

如果可以，请尽量护送妻子上下班

有车一族，准爸爸要尽量每日开车接送妻子上下班。如果没有私家车，在条件允许的情况下，准爸爸最好能陪妻子走到公交或地铁站口。尤其妻子下班回家天色已经较晚时，准爸爸要到下车的站点迎接。

另外，孕妈妈们不妨穿上孕妇装，或佩戴上孕妈妈胸章，这样坐车的时候，大家会知道你是一位孕妈妈，自然会小心避让，而且被让座的几率也会大增。

晚上回家做晚餐

工作了一天，妻子拖着疲累的身子回到家，准爸爸可要把晚餐的责任担起来哦。晚餐最好丰富且清淡，主食、肉、蔬菜和粥最好都要有，这可非常考验准爸爸的做饭效率。有时候时间紧张，不妨做些烹饪起来较为简单、快捷的菜。至于那些需要花时间精工细作的大菜，不妨放到周末有时间的时候做来改善生活。

偶尔也可以一起去外面的餐馆就餐，这时候一定要注意选择干净、卫生的餐馆，而且对菜品的选择也有讲究。可尽量点一些较为清淡的炒青菜等菜品，现吃现炒，较能保证新鲜。外食多味重，油和盐含量高，所以最好还是减少次数。

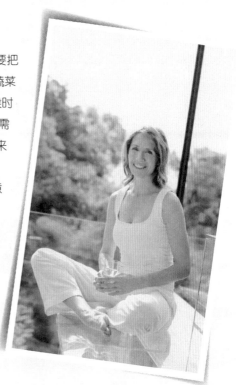

晚饭后陪妻子散步、聊天

晚饭后是一天中难得的轻松时间。也许你们之前晚饭后的节目就是看电视、玩游戏或刷朋友圈，现在可不一样了，妻子怀孕了，每天需要有适当的运动，这有利于控制体重并锻炼肌力，还有利于将来的顺利生产呢。散步的时间可量力而行，如果白天上班已经很累，那么可以半小时左右；如果白天活动量不大，体力和精神尚可，可以散步1～1.5个小时。

产检指导：唐筛不害怕

什么时候做唐筛

孕早期唐氏筛查：在怀孕11～13+6周进行，是通过抽取母亲血液检测（游离hCG和PAPP-A）和超声观察胎儿（NT等）联合的方法，得出结果后再结合母亲的年龄、是否有唐氏儿病史等因素综合计算此次妊娠唐氏儿的风险。

孕中期唐氏筛查：在怀孕14～21周进行，抽取母亲血液检测游离 hCG、AFP和雌激素E3来筛查唐氏儿。

唐筛没过关需要做羊水穿刺吗

唐筛结果是高风险的话，需要做羊膜腔穿刺进一步检查。35岁属于年龄高风险，我国的母婴保健

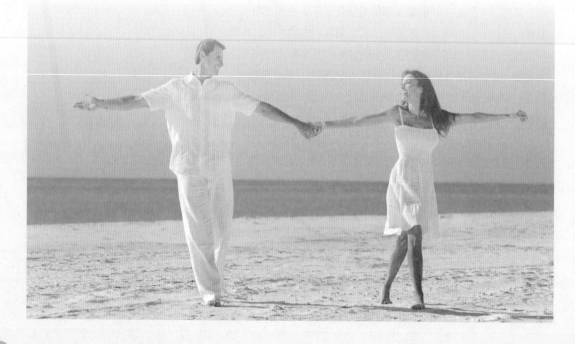

法规定，年龄大于35岁的孕妇建议直接行产前诊断（如羊水穿刺等）来确诊是否怀有唐氏综合征患儿。但不代表35岁就不能做唐筛了，高龄孕妇在充分认识唐筛的检测价值（即唐氏筛查属于风险评估，低风险代表怀有唐氏儿的可能性较小，但不是指没有风险）之后，仍然可以做唐筛。

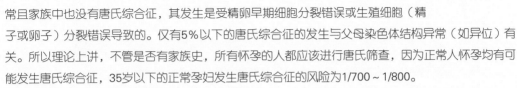

夫妻都正常，为什么还要做唐筛

95％左右的唐氏综合征患者父母均为正常且家族中也没有唐氏综合征，其发生是受精卵早期细胞分裂错误或生殖细胞（精子或卵子）分裂错误导致的。仅有5％以下的唐氏综合征的发生与父母染色体结构异常（如异位）有关。所以理论上讲，不管是否有家族史，所有怀孕的人都应该进行唐氏筛查，因为正常人怀孕均有可能发生唐氏综合征，35岁以下的正常孕妇发生唐氏综合征的风险为1/700～1/800。

无创胎儿DNA检查与羊穿的区别

无创胎儿DNA检查是通过母体外周血中来自于胎儿的DNA目标区域（如第21、13、18号染色体）的相对含量测定来判断是否存在上述染色体片段的剂量改变（如增加或缺失），并不能看到胎儿染色体的全部信息。羊水细胞中有胎儿身上脱落下来的细胞，培养这些脱落的细胞可以直观地看到胎儿的染色体，能够发现染色体数目及结构异常。无创胎儿DNA检查目前属于唐氏高级筛查，对于唐氏综合征，其筛查的检出率大约为99％，假阳性率不到1％。而羊水穿刺是产前诊断的金标准，无创胎儿DNA检查无法取代羊水穿刺，无创结果高危仍建议进行羊膜腔穿刺。

如同蝴蝶展翅一般，你在妈妈的肚子里有了第一次胎动。这种感觉真的太美妙，宝贝儿，你是想要和妈妈说话吗？你怕妈妈听不到，所以要用小手小脚来表达吗？你很期待外面的世界是吗？妈妈听到了，是的，我们也很期待见到你！

胎宝宝：我动！要让妈妈知道我！

孕17周

胎儿身长大约有13厘米，体重150～200克。

宝宝此时的骨骼还是软骨，可以保护骨骼的卵磷脂开始慢慢覆盖在骨髓上。

这时候您可以借助听诊器听到宝宝强有力的心跳，宝宝有力的心跳可以使您那颗担心宝宝的心暂时放下，宝宝强有力的心跳说明他很健康。

孕18周

胎儿身长大约有14厘米，体重约200克。

胎儿此时小胸脯一鼓一鼓的，这是他在呼吸，但这时胎儿吸入和呼出的不是空气而是羊水。

宝宝18周的时候，如果是女孩，她的阴道、子宫、输卵管都已经各就各位；如果是男孩，宝宝的生殖器已经清晰可见。当然在做B超时，有时因宝宝的位置不合适，小小的生殖器也会被遮住。

孕19周

胎儿身长大约有15厘米，体重200～250克。

此时胎儿吞咽的羊水量增多，每天大概要喝400毫升，随着尿液将液体的一部分排出。这周宝宝最大的变化就是感觉器官开始按照区域迅速地发展，味觉、嗅觉、触觉、视觉、听觉从现在开始在大脑中专门的区域里发育，此时神经元之间的联通开始增加。

孕20周

胎儿生长趋于平稳，与第19周基本上没有太大的差别。

进入舒适期

这段时期，孕妈妈的子宫如成人头般大小，子宫底的高度位于耻骨上方15～18厘米处。肚子已经大得使人一看就知是一个孕妈妈。胸围和臀围变大，皮下脂肪增厚，体重继续增加。

到了这个月，大部分孕妈妈的妊娠反应已经完全消失，食欲增加，身心处于安定状态。

感受到幸福的胎动

此时微微可以感觉到胎动，但刚开始也许不明显。有些较敏感的孕妈妈在这阶段会第一次清楚感觉到胎动，很神奇很幸福哦！孕妈妈在这一阶段要注意控制好体重，保持好心情，好心情就是给宝宝最好的胎教。

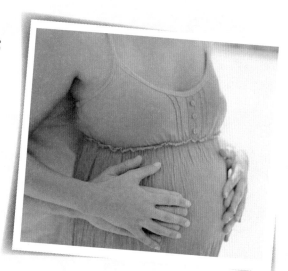

可以开始乳房护理啦

孕中期体内激素的增加使乳腺腺管延长并扩展出分支。孕激素水平的提高会促进乳腺腺体的细胞生长。此时血液更多地流向乳房，脂肪组织也开始在乳腺管和腺体周围积蓄、围绕、铺垫，乳头会变得更加坚挺和敏感，乳晕逐渐扩大，颜色变深。乳晕上环绕着小丘疹一样的突起，这些小突起负责分泌一种油性的抗菌物质，对乳头起到清洁、润滑和保护的作用。整个乳房会涨大，表面皮肤的纹理也会更加明显。乳房的发紧、沉重以及丰满感会比较显著。

从孕20周开始，要及时清除乳头上的积垢和痂皮。孕期乳头护理对产后泌乳、哺乳有重要作用，可以使乳头皮肤变得坚韧，产后哺乳时不容易发生皲裂和乳腺炎。孕妈妈可以每周用植物油或食物油涂抹乳头一次，使积垢和痂皮变软，再用温水和软毛巾轻轻擦洗掉，并在乳头上涂植物油或食物油。

乳房湿疹的防治

孕妈妈孕期要注意自我观察乳房，发现乳房有异样时，一定要及时去产科、皮肤科就医，不要放任不管，也不要自己乱用药。

有少数孕妈妈在孕期会产生乳房湿疹，表现为乳晕和乳头部位的小丘疹，有渗出液，有瘙痒感，鳞屑等。确诊乳房湿疹后，要注意皮肤清洁卫生，尽量避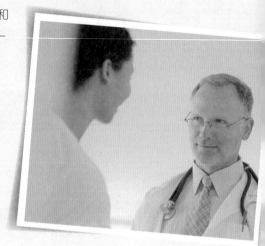免局部刺激，不要戴以化纤织物为面料的文胸，不要搔抓患处，不要用热水烫、肥皂洗及涂刺激物质。避免食用辛辣、白酒、海鲜等。可在医生指导下选择一些皮质类固醇激素制剂或炉甘石外用，联合中药治疗。

你的情绪是最好的胎教

胎教市场虽然异常混乱，但有些胎教大家还是可以做的。当然，大家要首先明白，胎儿教育的说法是错误的，胎儿没有意识，缺乏教育的基础，我们现在仍然沿用胎教这个词，仅仅是让大家明白真正的胎教应该怎么做。

从人类的进化以及胎儿生理上看，胎教的主旨是让孕妈妈保证充足的营养、恬静而愉快的情绪，这是胎儿期最重要的。

孕期营养要全面而且均衡，孕妈妈要保持体重在正常范围。而孕妈妈的情绪对胎儿的影响是至关重要的。情绪会影响身体激素和神经递质的分泌，比如孕妇若经常发怒，不但通过激素影响胎儿的表情肌发育，可能让宝宝长得不漂亮，而且会伴随体内去甲肾上腺素的剧烈分泌（有可能比平时增加50～100倍），去甲肾上腺素使平滑肌收缩，减少了胎盘供血量，影响胎儿大脑发育；而快乐和欣赏美景时的心情，会带给孕妈妈以非常美的享受，会促进内啡肽、多巴胺和乙酰胆碱等物质的分泌，能改善胎盘供血状况，促进胎儿发育。

因此，孕妇要尽量调适自己的心情，保持愉快的情绪。准爸爸也要对孕妈妈增加感情投入，多投其所好，多给予支持。另外，孕妇的情绪善变且容易低落，这是激素不耐受导致的类似病态的一种心理反应。准爸爸不要和孕妈妈一般见识，好好哄着孕妈妈，就是准爸爸应该做的胎教。

除此之外，孕妇可以在音乐胎教、运动胎教、语言胎教、抚摸胎教和美育胎教上下点功夫。这些胎教都没有时间限制，从怀孕开始就注意去做即可，也没有地点限制。这些胎教做得恰当，会有利于胎儿的健康发育。

孕中期，动起来

孕中期身体特点是，妊娠3个月后，早孕反应渐渐减少，肚子一天天大起来，这预示着妊娠进入了稳定期。此时胎盘已经形成，胎盘和羊水的屏障作用可缓冲外界的刺激，使胎儿得到有效的保护。

因此，在孕中期可以适当增加一些运动量，提高运动频率，延长运动时间。由于孕中期准妈妈的体重增加，身体失衡，做起家务来要困难很多，因此要避免爬高或过度弯腰的劳动，像擦高处玻璃窗、弯腰擦地板等，都不宜做。推荐孕妈妈做的运动项目有：

1 散步
平地散步一般选择在饭后半小时开始，时间上孕早期和孕晚期持续大约15分钟，孕中期可以持续在半小时以内。散步的时候一定要慢，速度大约为未孕时的一半。能够边散步边进行深慢呼吸是最好的，如无法控制，平静呼吸就好。

2 孕妇瑜珈和孕妇操
孕妇瑜伽和孕妇操也是不错的选择，这两项运动能够防止由于体重增加和重心变化引起的腰酸腿痛，松弛腰部和骨盆的肌肉，对盆底肌肉的锻炼、体力的加强都很好，能为将来分娩时胎儿顺利通过产道打好基础。还可以增强孕妈妈顺产的信心，在分娩时能够镇定地应对阵痛，使整个分娩过程能够顺利完成。

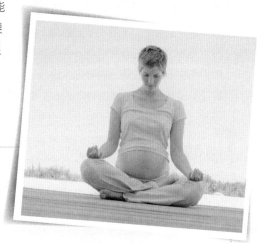

Tips 一定要去开展这些项目的正规医院或俱乐部，运动时动作要轻柔，以不感到疲劳为宜。专业的运动才会有帮助，过度的运动或是不正规的动作都会给孕妇的身体带来伤害，进而伤害到胎儿都是有可能的。

3 游泳
有条件的孕妈妈可以选择游泳，这个项目对孕妈妈相当有利，特别适合原本就喜欢游泳的女性。可以从孕中期持续到孕晚期，甚至是临盆以前。但这一运动在国内还没有普及。

孕期游泳能增强心肺功能，增加体力和肺活量。水里浮力大，可以减轻关节的负荷，消除浮肿，缓解静脉曲张，不易扭伤肌肉和关节，并且不易疲劳。游泳还可以很好地锻炼、协调全身的肌肉，特别是盆底肌肉，增加耐力，让孕妇在分娩时精力充沛，更容易顺产。当然运动量也要适当，不能像未孕时那样剧烈，要适可而止。

4 健身球

能大大减轻下肢的压力，锻炼骨盆底肌肉的韧带，有助于分娩，对宝宝的身体生长也很有帮助。可选择大、软且富有弹性的健身球，孕妇坐在球上，前后左右运动。

5 盆底肌肉运动

怀孕期间，加强孕妇的盆底肌肉力量，对缓解孕妇骨盆腔疼痛以及顺利生产都很重要。

Step1 双手双膝着地，边呼气边缩紧肛门；

Step2 低头，后背上拱成圆形；

Step3 吸气，仰头，将面部朝前，保持重心前移的姿势，呼气时舒缓肛门。每呼吸一次做一次运动。

整套动作每天早晚各做5次，能松弛骨盆和腰部关节、柔软产道肌肉、强健下腹部肌肉。

双胞胎妈妈的孕中期

双胎妊娠时，由于妈妈要同时供给两个胎儿营养，所以需要的碳水化合物、蛋白质、脂肪、维生素、钙、铁等都比单胎要多。因此，怀双胎的孕妈妈一定要均衡饮食，吃好吃饱，少食多餐，加强营养。另外，在孕初期要注意补充叶酸片（每天0.8毫克），孕中期开始在医生的指导下补充钙片、铁剂和维生素。建议怀双胞胎的孕妈妈孕期增重16～24千克，增重太多也不利于母儿健康。以下7点建议可用来消除或减轻双胞胎妊娠的主要症状，同时尽可能使得妊娠更安全和舒适。

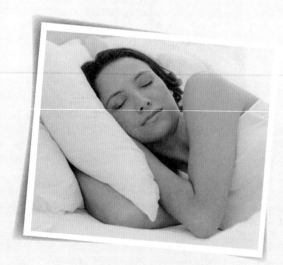

1 少食多餐

孕妈可能在喝了一杯果汁和燕麦片后就觉得饱了，这是因为随着胎儿的长大，胃的空间被挤占。所以不必担心，少食多餐，细嚼食物，这样可以保证得到基本的营养和能量。

2 睡午觉

双胞胎孕妈在日常生活中会很容易感到疲劳，因此怀孕后需要更多的休息。制定每天的休息时间尤为重要，特别是最后几个月，可以睡觉或进行一些松弛练习。如果不这样做，将会在分娩前就筋疲力尽，或许不得不在最后几个月住进医院。

3 消除背部疼痛

由于额外担负着胎儿的重量，孕妈的脊柱，特别是下肢过分地弯曲而加重腰背疼痛，所以要对自己的姿势有高度清醒的意识。记住，要站直和坐直。可请丈夫或朋友试着用手为自己做背部按摩。

4 游泳锻炼

在水中能减少重力对胎儿的影响，并提供一些必需的支撑。游泳是最好的锻炼，特别是缓慢的蛙泳和仰泳不会导致背部拱曲，相反能缓解耻骨所承受的压力，有助于减轻背部的疼痛。

5 与枕头交朋友

双胞胎孕妈常发生剧烈的背痛，为了减轻和预防背疼，购买或借用一种专门设计的枕头，用以支撑后背的下部，而且无论到什么地方都要携带着它。

6 慢慢地拿取物品

因为妊娠时血管比平时要扩张许多，因此当站立起来的时候血液就会涌向脚部，感到眩晕或者晕倒。所以不要快速起床，要学会从平躺的体位先翻转成侧身，然后再慢慢地起来。

7 舒适的睡眠

当睡觉或休息时，可将自己的身体倚在枕头或小布袋上，以避免大血管受到压迫，不然会限制胎盘的血液供应。或许需要尝试几种体位，直到找到一种舒适的姿势为止。

孕味：该补钙了

每天需要多少钙

胎儿骨骼、牙齿的发育以及神经系统的传递都是需要钙的。从孕中期开始，胎儿每天约需要300毫克的钙，所以母亲从孕中期开始，要在平常每天800毫克钙摄入量的基础上，每天增加400毫克的钙摄入量。也就是说，孕中晚期要达到每天1200毫克的钙摄入量。

非常简单的一个方法就是每天保证0.5千克（500～600毫升）的奶的摄入量。可以喝鲜奶、酸奶或孕妇奶粉，只要每天摄入的总量达到500～600毫升，就可以满足500～600毫克的钙的摄取量，再加上常规饮食中的蔬菜、水果、荤菜以及主食里面含的钙，就可以满足身体的需求。也就是说，一个孕妇在正常饮食的基础上，如果每天能保证喝0.5千克奶的话，理论上来说，她的身体是不太会缺钙的。

晒太阳促进钙吸收

除了保证钙的摄入量以外，还要注意的一个问题是阳光照射不足，体内缺乏维生素D而导致的钙的吸收问题。

咱们国家的女性朋友都以白为美，总是担心自己晒黑或晒后脸上起斑，都不太喜欢晒太阳。但是，如果阳光照射不足，不能产生足够的维生素D来帮助钙吸收，补再多的钙都没有效果。

那么，怎样才能得到充足的阳光照射呢？一般来说，当阳光照在皮肤上，把皮肤晒热了以后再坚持半小时就可以了。夏天阳光好的话可能每天照射15分钟到半小时就足够了，可不必在太阳光最强烈的时段照射。冬天，天气寒冷，特别是北方地区，阳光的力量较弱，而且人们穿的衣服较多，裸露的皮肤面积较小，这样维生素D合成的量也会少，所以应该适当延长晒太阳的时间，而且晒太阳时最好尽可能多裸露一些皮肤。另外，冬季不能充分接受阳光照射的北方地区的孕妇最好补充一些鱼肝油，每天400国际单位左右即可满足身体所需。

Tips 晒太阳与补钙的关系

维生素D的前体（生成维生素D的原料）存在于皮肤中，当阳光照射皮肤时会发生反应转化为维生素D3，最后在体内会转化为维生素D最有效的状态。然后维生素D将和甲状旁腺激素以及降血钙素协同作用来平衡血液中钙离子和磷的含量，特别是增强人体对钙离子的吸收能力。

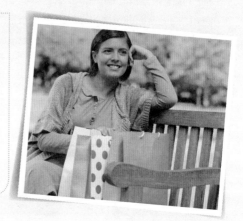

适当吃水果，健康再加分

总的来说，并没有什么水果对孕妇来说是不好的，孕妇应该广泛地摄食。只有当孕妇有某些特殊情况时，才需要加以注意。以下就为孕妈妈们介绍4种状况下的吃水果原则。

1 与体重有关

太重：对于孕期体重过重的孕妈妈，凡是吃起来较甜的水果，表示糖分较高，热量也高，最好不要吃。如甘蔗、西瓜、芒果等。

太轻：对于孕期体重过轻的孕妈妈，任何水果都可以吃，尤其可以多吃甘蔗，因为它含蔗糖成分，容易被吸收。

另外，后期产检时，若孕妈妈连续3周体重都毫无增加，那也要注意了，可能已有胎盘钙化的现象。胎儿继续待在妈妈肚子里，不但吸收不到营养，也恐有生命危险，若已足月（37周）最好考虑立即剖宫生产。

2 与营养有关

由于孕期需要比以往更多的铁质，很多孕妈妈容易缺铁，含铁较多的水果，如葡萄、樱桃等，可以经常食用。

葡萄含丰富的糖类、蛋白质、脂肪、维生素（维生素A、维生素B1、维生素B2、维生素B12、维生素C、维生素E等）、胡萝卜素、硫胺素、核黄素、卵磷脂、烟碱酸、苹果酸、柠檬酸、尼克酸等有机成分，还含有钙、磷、铁、钾、钠、镁、锰等无机成分，是营养价值很高的水果。樱桃所含的铁质特别丰富，据说是苹果、橘子、梨的20倍，孕妈妈也可以多吃些。

3 与过敏有关

对于有过敏体质的孕妇，若担心未来宝宝也是过敏儿，孕期必须尽量少吃以下水果：芒果、火龙果、山竹、木瓜、菠萝、草莓等。其中最常被点名的是芒果，因为它含有果酸、氨基酸、各种蛋白质等刺激皮肤的物质。但引起过敏的因子因人而异，不是说不吃芒果将来宝宝就肯定不会过敏。

水果中较不易引起过敏的有：苹果、小红莓、枣、葡萄、水蜜桃、梨等。

4 与健康有关

冬天或季节交替之时，都是感冒的高峰期，稍一不慎，咳嗽、流鼻水、喉咙痛等症状就会产生。孕妈妈感觉到快要感冒时，可以多吃些含维生素C丰富的水果（如柑橘类）。若有咳嗽现象，则不宜吃橘子。当然，最方便的方法是赶快含一片维生素C片。

产检指导：宫高腹围不用太纠结

孕16周开始测量腹围，腹围是平躺着量的。以肚脐为准，水平绕腹一周，测得数值即为腹围。腹围平均每周增长0.8厘米。怀孕20～24周时增长最快；怀孕34周后，腹围增长速度减慢。如果以妊娠16周测量的腹围为基数，到足月，平均增长值为21厘米。不按数值增长时，通常会给孕妇带来担忧和困惑。实际上，每个孕妇腹围的增长情况并不完全相同。所以，孕妈妈不要为了宫高腹围少长了1厘米或多长了1厘米而纠结，只要按时产检，肚子里的宝宝是健康的就好。

怀孕中后期腹围正常值 单位:CM

孕　月	腹围下限	腹围上限	标　准
5	76	89	82
6	80	91	85
7	82	94	87
8	84	95	89
9	86	98	92
10	89	100	94

第6个月不做胖妈妈
FROM 21 TO 24 WEEKS

孕育的旅程，已经走了一大半了。身子越来越重，腿越来越粗，失去了怀孕前的轻盈和苗条，妈妈一点也不难过，因为这说明你越来越大了。每一次胎动都在传递你茁壮成长的信息，我甚至能想象，你吮吸着大拇指的可爱样子。

胎宝宝：香蕉宝宝

孕21周

此时的胎儿身长大约18厘米，体重300~350克。

胎儿的体重从这个时候开始大幅度增加。小宝宝的眉毛和眼睑清晰可见，手指和脚趾也开始长出指（趾）甲。

孕22周

胎儿身长大约19厘米，体重350克。

由于宝宝还偏小，这个时候他的皮肤是皱的，红红的。当然这些褶皱也为皮下脂肪的生长留下了余地。

22周的胎儿看上去滑滑的，皮肤像覆盖了一层滑腻的物质，我们称之为胎脂。胎脂可避免皮肤在羊水长期的浸泡下受到损害，很多宝宝在出生的时候身上还会带有这样的胎脂。

此外，宝宝的牙齿也开始发育了，这时候主要是恒牙的牙胚在发育。

孕23周

胎儿身长大约22厘米，体重400克左右。

在这个时候胎儿的听力基本形成，他已经能够辨认妈妈说话的声音、心跳声音、肠胃蠕动发出的声音。宝宝肺中的血管形成，呼吸系统正在快速地建立。宝宝在这时候还会不断地吞咽羊水，但他还不能排便，直到出生后他才会自己独立完成这件事情。

孕24周

胎儿身长大约25厘米，体重500多克。

宝宝此时身体的比例开始变得匀称，皮肤薄而且有很多的小皱纹，浑身覆满了细小的绒毛。

你的感觉

孕妈妈的体态现在看上去很不一样，再也穿不上以前美美的衣服了，肚子越来越大了，因此这时候许多妈妈开始穿上孕妇装。

一到晚上，孕妈妈可能会发现脚踝开始肿胀（水肿）了，鞋子穿着也有点紧，这是由于循环变慢而造成了血液回流不畅。不要着急，睡前把脚抬高，也可以把脚垫在软垫上缓解水肿。

好孕：进入大肚肚期

睡觉，怎么舒服怎么来

妊娠期间，孕妈妈一切都是小心翼翼的，总觉得稍有不当就可能出现问题。就拿睡姿来说，平常人怎么睡都可以，可孕妈妈不行。那么孕妈妈采用什么姿势好？平躺着睡有什么危害？有什么办法可以提高孕期，尤其是孕晚期的睡眠质量呢？

孕早期：仰卧、侧卧均可

一般妊娠前3个月，子宫增大不明显，体位对胎儿的影响不大。可以采取仰卧位，以利全身放松；也可以开始习惯一个较方便入眠的姿势：侧卧，双膝微弯。这种姿势大概是孕妈妈睡觉最舒服的姿势了。

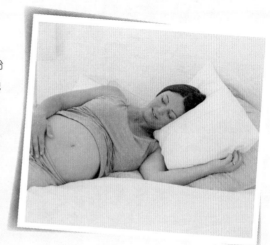

孕中晚期：左侧卧位是最佳

妊娠5个月以后，子宫的重量容积显著增大，子宫与周围脏器血管的毗邻关系也发生了变化。特别是妊娠7个月以后，由于孕妈妈自身体重与胎儿体重的增加，这时期的体位可直接影响子宫的血液流量，不仅关系到孕妈妈的健康，而且对胎儿的安危也有着重要的影响。胎儿是通过胎盘与母体进行气体及物质交换，获取氧气、营养物质，排出二氧化碳及废物。胎盘血流量的充足与否，对胎儿的生长发育是至关重要的。因此，医学专家对孕妈妈的睡姿进行了长期的临床研究和实践后证实：孕妈妈在妊娠期，特别是妊娠晚期，采取左侧卧位是最佳睡眠姿势。

睡觉时改变姿势是正常的，不必太纠结

孕妈妈不用太担心睡着的时候不自主的仰卧或右侧卧会对脊椎或胎儿造成严重伤害。睡眠过程中，改变姿势是很正常的，也不是能自主控制的。为了尽量在睡眠时保持左侧卧位，很多医生建议孕妈妈用一个枕头垫着背部，以防止转身。当然，枕头的位置可以有很多，可以把枕头放在肚子下，或者夹在大腿之中，或是放在脚下将腿垫高，或是放在背部，具体可以因人而异。

11个小方法提高睡眠质量

充足的睡眠对孕妈妈的健康十分重要，也影响到腹中胎儿的身体状况。那么如何提高睡眠质量呢？

1. 睡前不喝咖啡、茶，不吃油炸食物、难消化的食物。

2. 尿频严重时，上午多喝水，下午和晚上少喝水。

3. 牛奶加点蜂蜜有助于入睡，但要提前2小时喝。

4. 临睡前洗一个热水澡，有一定的催眠作用。

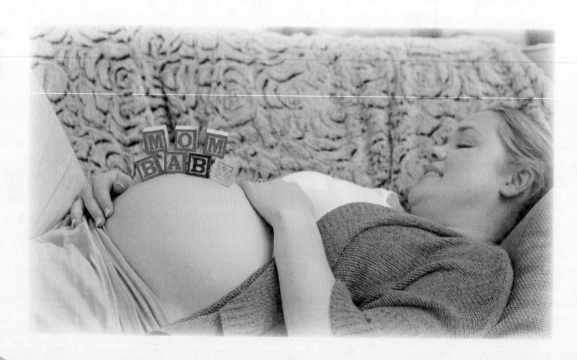

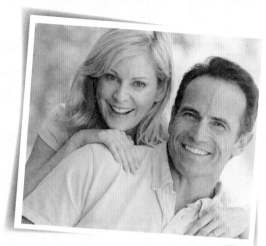

5. 睡觉时尽量保持下肢温暖，尤其是入睡之前，可以用热水泡脚、按摩脚部肌肉，避免脚抽筋，利于睡眠。

6. 良好的睡眠环境，灯光柔和、温度适宜。

7. 睡前 3 ~ 4 小时内不宜剧烈运动。

8. 听听音乐，一方面有助于胎教，另一方面也能使你心境平和安静入睡。

9. 每天要开窗通风，保持室内空气新鲜。睡觉时，要将室内的温度与湿度调至适宜范围内。

10. 如果有下肢浮肿或静脉曲张，睡前可将腿部适当垫高，这样会舒服一些。

11. 可以做一些放松的运动、听一听轻音乐、闻一闻香气等来放松心情，以帮助入睡。

家庭安全检查

1 卧室

孕妇居住的卧室最好朝阳，这样能晒到太阳，有利于健康，也有利于心情开朗。要经常开窗通风，保持室内的空气清新。卧室里最好不要有电视、电脑等电器，以免影响孕妇的睡眠，对卧室的空气也不好。另外，卧室的家具要靠墙摆放，如果桌子或柜子有比较尖锐的边角，最好将其包起来，可以买专门的安全桌角套，也可以自己花些心思用布包起来。家里其他房间的尖锐的桌角最好也要包起来，这不但会降低孕妇撞到自己的危险，将来孩子出生后，也可以降低他撞伤的危险。

有些孕妇喜欢在卧室里摆放几盆花草，看着赏心悦目，其实卧室里不宜养花。因为花草大多在夜间需要吸收氧气并释放二氧化碳，而卧室空间较小，空气流通较差，这样就容易造成花草与人在夜间"争氧"的现象，对孕妇和胎儿的健康不利。如果实在喜欢，少数有增氧功效的小型花草，如仙人掌、虎尾兰、文竹等，可放一两盆。

2 客厅

客厅是家人休闲聊天的场所，茶几和桌子不要有突出的棱角，若有，可以安装上防撞角。沙发上要放一些舒适的靠垫，孕妇坐着休息的时候对腰背部有支撑，不至太累。最好不要有可移动的地毯或地垫，若有，要固定好，以免滑倒。

提醒孕妇和准爸爸们，怀孕以后要把家中那些散落在地上的电线收拾好。因为怀孕中期以后，孕妇的肚子变得很大，有时候会看不到脚底下的东西。而这些散落的电线之类，很容易将孕妇绊倒，后果不堪设想。还要把插座上空闲的插头用安全插头插上，这是为了防止宝宝以后用手去抠造成危险，工作提前做，安全才无虞。

3 厨房

厨房的卫生状况需要特别注意，特别是厨房中的抹布，一定要分门别类，用来洗碗的，用来刷锅的，用来擦拭台面的，要区分清楚，不要混着用。另外，抹布要经常清洗，放到阳光下晾晒，盛放在干净的容器里。如果经常是潮湿的状态，容易滋生细菌。切生食和熟食的案板要分开。厨余垃圾要及时处理，尤其是在炎热的夏天，不及时处理的话很容易腐败变质，产生难闻的气味。

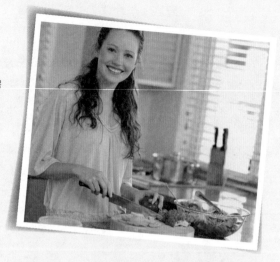

很多孕妇怀孕后变得容易忘事，所以很有必要提请大家：用完煤气或天然气一定要随手关掉两个阀门，以免造成危险。家人尤其是准爸爸，一定要提高安全意识，没事时可以去厨房看看煤气阀门是不是已经关了，并注意经常提醒妻子。

4 卫生间

卫生间的地面容易有水而变得湿滑，所以要经常开窗通风，尽量保持干燥。怀孕后洗澡最好选择淋浴的方式，孕妇站着洗澡的地方最好铺上防滑垫并固定好。洗澡的时间不要过长，可以在卫生间的墙壁上加装扶手，方便孕妇抓着。

马桶需要经常清洗，可以用肥皂水代替洁厕剂，然后用醋水（醋与水按1:3的比例混合），杀菌效果好还能除臭。

远离生活污染

1 远离噪声污染

长期接触到强烈的噪声会损伤人的听力，这是大家都知道的。在孕期，孕妇的听觉会变得尤为敏感，噪音对孕妇的危害更大。

在孕早期，长时间高分贝的噪音可使孕妇出现恶心、呕吐等反应，有些人的反应特别剧烈，以至于影响进食，有的甚至需要住院治疗。在孕晚期，长期高分贝的噪音可以影响孕妇的中枢神经系统，诱使孕妇出现胎心加快，胎动增加。严重者可诱发子宫收缩而引起早产、流产及先天性畸形等。

一般情况下，短时间低分贝的噪音接触应该不会有影响。孕妈妈也不必过分紧张，保持良好的、平和的心态。但同时也要注意，尽量减少接触强噪音，为自己和胎儿创建一个安静、祥和的环境，保证母婴的身心健康。

2 远离装修污染

有研究表明，装修污染可引发呼吸道感染、白血病等。无论是新装修的房屋还是新车，我们都会闻到一种刺鼻的气味，这就是装修材料中的可挥发气体，如甲醛、苯、酚、氡、氨以及一种统称为TVOC的有机化合物。接受这些污染会导致男性精子成活率下降、精子畸形率升高、精子活动力下降，女性会造成月经不调，直接导致生育能力下降。有的怀孕后会发生流产和胎儿停止发育。当精子和卵子受到不同程度的损害时，就可能使遗传物质发生变异造成胎儿畸形。

Tips 甲醛是健康的一大杀手，是被世界卫生组织确认为对人体有毒害、致癌、致畸的化学物质，是公认的变态反应源，在我国有毒化学品控制名单上高居第二位。长期接触低剂量甲醛危害很大，可以引起细胞核的基因突变，抑制DNA损伤的修复，引起新生儿染色体异常、白血病，导致青少年记忆力和智力下降，引发癌症。在所有接触者中，儿童和孕妇及老人对甲醛尤为敏感，受危害程度也就更大。

孕期腰背疼怎么办

1 明确腰背痛的原因

如果是孕前就有的坐骨神经痛，那还是要请骨科医生帮助诊断治疗。如果是孕中晚期才开始出现的腰背痛，那多是孕期正常的骨骼、韧带反应，不用过于担心。甚至包括痛感强烈的耻骨联合分离痛，也不需要急于进行医学处理。不可以随便用止痛药，也不可用针灸、拔罐儿、贴膏药等方法止痛，因为膏药里面常含麝香，对胎儿不利。

2 注意休息，不可长时间卧床

孕妈妈出现腰背痛后，要适当休息，但不可长时间卧床，特别是不可仰卧。沉重的子宫会压迫下腔静脉和腹主动脉，影响血液回流，导致孕妇一过性的低血压，胎盘供血减少，甚至威胁胎儿宫内安全。此时要尽量侧躺，最好是向左侧躺着，因为这样能增加流向胎盘的血量。同时把一、两个枕头放在双膝盖之间，再在你的大肚子下面放一个枕头。如果你的腰部陷进软床里，可以试着在腰下放一个卷起来的小毛巾。或者可以买一个长条状的枕头，通常情况下，这会让你翻身更容易，比只用一个枕头来调整姿势更方便些。

3 保持正确的坐姿

正确的靠背坐位姿势可减轻腰背肌肉负担。实验数据显示，孕妇坐在椅子上的时候，如果椅子靠背呈直角，那么她们腰部承受的负担与站立的时候几乎相等，但如果把靠背向后倾斜20度，腰部也随之后倾，那么腰部负担就可减半。这就是说，如果孕妇能坐在靠背可倾斜的坐椅上可缓解疼痛。如果没有靠背可倾斜的座椅，也可以垫上腰垫，腰背向后倾斜地靠在沙发背上，这样也可以减轻腰肌负担，缓解疼痛。如果你感觉尾骨疼痛，坐下来的时候不要驼背弓腰，在自己感觉舒服的限度内，尽量把背直起来。还可以试试坐在软垫或垫圈上。

4 按摩腰背部

按摩背部下方常常可以放松疲劳疼痛的肌肉。孕妈妈可以试试趴在椅背上或者侧躺着，让准爸爸帮你轻轻按摩脊柱两侧的肌肉，尤其是下腰部。受过训练的专业按摩师、助产士或理疗师按摩的效果可能更好。

5 其他方法

泡个热水澡、用热水袋热敷或热水冲淋都能减轻背痛，也可以使用托腹带来分担宝宝的一部分重量，缓解对腹肌和背部造成的压力。

Tips **孕期锻炼腰背肌的方法**

骨盆底运动和下腹运动能帮助缓解孕妈妈的背部压力。需要注意的是动作要轻柔舒缓。首先用手和膝盖趴在地上，保持背部基本水平，吸气，然后在呼气时收紧骨盆底肌肉，同时尽量向上收起肚脐。不要憋气，背部保持不动，坚持这种收缩姿势5~10秒钟。运动结束时慢慢放松肌肉。

孕味：继续补铁补钙

补铁要继续

一般建议，孕妇每日铁质的摄取量应控制在45毫克以内。只要均衡饮食，就不用担心铁质摄取不足，因为人体是一部微妙的调节器，会自动调节身体的需求。铁质若缺乏，免疫系统会自动强化、补偿小肠对铁质的吸收率，比率可高达40%。如果人体铁质充沛，免疫系统会自动调降到只有10%的吸收率。所以，饮食摄取铁质是较好的选择，不过严重贫血的孕妇应去医院检查，必要时服用铁剂治疗。

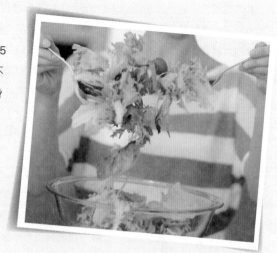

1 饮食如何补铁

高铁食物可以分成动物性铁质及植物性铁质两大类，前者包括猪肝、鸭血，以及牛肉、羊肉等红色肉类；后者多半存在深色蔬菜里，常见的有红苋菜、红凤菜、芥蓝、海带等蔬菜，以及豆类、黑芝麻、黑枣等食材。

孕期饮食补铁必须多管齐下，采取综合措施。首先要选择猪肝、猪血、瘦肉、鱼类等动物性食物，每天轮流或交替食用100～200克。这些食物不但富含铁且吸收率较高，是防治缺铁性贫血的关键所在。而绝大多数植物性食物中的铁要么含量少，要么吸收率极低，防治缺铁性贫血的效果极差。例如菠菜中铁吸收率只有1.3%，而猪肝中铁吸收率高达22%。

2 提高铁吸收的小秘方

1	随餐服用维生素C，每餐100毫克，能明显促进食物中的铁吸收。有实验表明，将60毫克维生素C加入米饭中，可使米饭中铁的吸收率提高3倍。
2	肉类和蔬菜搭配食用。肉类不但本身就是铁的最好来源，而且当与其他食物一起进食时，还会促进其他食物（比如面包、豆腐等）中的铁吸收。
3	吃醋和酸味食品（如柠檬、猕猴桃、酸奶、果酱）能提高铁的吸收率。
4	避免茶、咖啡、草酸等干扰铁吸收的因素。草酸主要存在于菠菜、苋菜、木耳菜、芥菜、空心菜、石榴、竹笋等蔬菜以及花生、杏仁等坚果中。
5	选用铁强化食品，如加铁酱油、强化面粉、加铁奶粉（孕妇奶粉）等。这些食物人为添加了适量的铁，对防治缺铁性贫血非常有益。

坚持补钙

孕妇食谱中富含钙的食物摄入不足时，比如每日食谱中没有300毫升（或500毫升）牛奶或200克豆腐（或相当的大豆制品，但不包括豆浆，因为豆浆含钙量很低），膳食钙的摄入量就很难达到推荐值了。此时，孕妇服用钙剂是十分必要的。一般每日补充600毫克（以元素钙计），有时也根据饮食钙摄入情况补充300毫克或600毫克。比如某日只喝250毫升奶就吃1片（300毫克）；如果某日一次奶也没喝就吃2片（600毫克）或3片（900毫克）；如果某日喝了500毫升奶，则可以停服钙片。总的原则是每天用奶类、大豆制品和钙片保证钙摄入达标。

此外，很多研究表明，妊娠高血压的孕妇会因补钙而受益，一般建议每天补充钙600毫克或遵从医嘱。

如何选用钙片？

补钙产品首选碳酸钙（精制），这是目前比较一致的观点。用以补钙的产品很多，化学成分各不相同，碳酸钙、乳酸钙、醋酸钙、L-苏糖钙、葡萄糖酸钙、骨粉钙、磷酸钙、氨基酸螯合钙等，都是常见的补钙成分。综合考虑这些化合物的元素钙含量、吸收率、安全性和性价比，理论上的结论是碳酸钙比较好。当然，实践中还要看品牌是否可靠以及价格等。在市面上，碳酸钙类也的确是最主流的补钙产品。此外，氨基酸螯合钙也被认为是相对较好的补钙成分。

需要说明的是，只要服用的钙剂达到每天600毫克（以元素钙计），那么服用其他化合物形式的补钙产品同样是有效的。不过，含有多种维生素和矿物质的复合型营养补充剂虽然也含有钙，但钙含量很低，不适合专门用来补钙。

大部分钙剂是比较安全的。根据中国营养学会2000年建议，只要孕妇每天补钙的量不超过2000毫克，就不会有安全隐患。

钙和铁可以同时补充吗？

钙和铁在小肠内吸收的时候，互相竞争。补钙会抑制铁吸收，反之亦然。不过，天然食物中钙和铁同时存在要另当别论。富含钙的食物（如奶类、大豆制品）和富含铁的食物（如肉类、动物肝脏等）一起摄入一般不会降低补钙或补铁的效果。因此，孕妇需要多样化食谱显得尤为重要。

需要注意的是口服的钙剂和铁剂。由于钙是常量元素，摄入量动辄数百毫克，而铁是微量元素，摄入量数十毫克而已，两者互相竞争的结果往往是补钙会抑制铁吸收，而补铁对钙吸收的抑制作用不明显。因此，当两者共同摄入时，我们更担心钙对铁吸收的抑制作用。

为防治缺铁性贫血，孕妇补钙应首选富含钙的食物（对铁吸收干扰很小）。需要口服钙剂时，一定要空腹或睡前服用，以免抑制食物中铁吸收。对于需要服用铁剂治疗贫血的孕妇，铁剂要与钙剂隔开服用，不要同时服用，以免影响铁吸收。比如铁剂可以餐后服用（减轻副作用），钙剂可以睡前服用（吸收更好）。

很多复合维生素矿物质产品中既有铁又有钙，会不会互相干扰？抑或像某些产品宣称的那样钙铁锌同补效果更好呢？此类产品中钙含量一般较低（100～200毫克），对铁吸收的抑制作用较弱，可能无需担心。至于产品宣传的效果更好，则无从谈起了。

爸比去哪儿了

妊娠6个月时，胎儿发育已经趋向成熟，孕妇身体已经能适应怀孕状态，而且没有了妊娠反应的影响，因此孕妇的心情不再像怀孕初期那样战战兢兢、容易波动了。此时期孕妇的的情绪有所稳定，应该好好进行情绪胎教。孕妇也该趁此时机，多多外出调节身心，跟腹中宝宝一起愉快地度过每一天。

准爸爸此时可以带和妻子做几次短途旅行。制定旅行计划时，准爸爸要注意选择空气清新、宁静的地方，这对胎儿有好处。旅行不一定去离家较远的地方，离家较近的一些合适的场所就行。注意行程不要安排得太紧凑，千万不要让孕妇过度疲劳。孕妇在旅行中愉快地呼吸新鲜空气，肚子里的宝宝也会感觉心旷神怡。在旅行中，准爸爸还要把见闻讲给宝宝听，不仅可以增进夫妻感情，这种经历还会成为以后的美好回忆。

产检指导：看到超声下的宝宝

糖筛

妊娠期糖尿病是指妊娠期首次发生和发现的不同程度的糖代谢异常，包括产后恢复正常的、产后持续存在以及产前就存在或孕期发病的糖尿病。

到妊娠中、晚期，孕妇体内抗胰岛素样物质增加，如胎盘生乳素、雌激素、孕酮、皮质醇和胎盘胰岛素酶等，使孕妇对胰岛素的敏感性随孕周增加而下降。为维持正常糖代谢水平，胰岛素需求量必须相应增加。对于胰岛素分泌受限的孕妇，妊娠期不能代偿这一生理变化而使血糖升高，使原有糖尿病加重或出现妊娠期糖尿病。

如何诊断妊娠期糖尿病？

所有孕妇初次产检都应查空腹血糖（妊娠前确诊为糖尿病者除外）。对于高危孕妇：空腹血糖大于等于7.0mmol/L诊断为显性糖尿病，治疗与随访同孕前糖尿病；5.1mmol/L≤空腹血糖＜7.0mmol/L诊断为妊娠期糖尿病；空腹血糖小于5.1mmol/ L为正常，孕24～28周口服75g糖耐量试验。对于低危孕妇：孕24～28周行50g糖筛查试验，如果1小时血糖结果小于7.8mmol/L，则进行正常产检，大于等于7.8mmol/L则行75g糖耐量试验。

75g糖耐量试验的诊断标准（孕24～32周）是空腹血糖5.1mmol/L（空腹血糖诊断界值同初次产检），1小时血糖10.0mmol/L，2小时血糖8.5mmol/L，三点中任意一点血糖值达到或超过以上界值，即诊断为妊娠糖尿病。

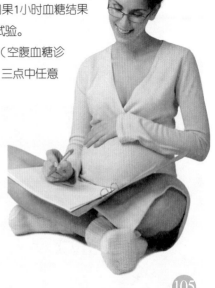

Tips **高危因素标准**

严重肥胖、GDM病史或大于胎龄儿分娩史、存在尿糖、确认为多囊卵巢综合征以及2型糖尿病家族史、羊水过多、体重增长过快、本孕胎儿过大、反复阴道感染等。

确诊后如何治疗？

确诊妊娠期糖尿病后，应从饮食+运动开始治疗。采取合理的方法也能很好地控制血糖。大约85%的妊娠糖尿病患者靠单纯的饮食控制和适当调整饮食结构能使血糖达到理想范围，而不会对胎儿的生长发育造成不良影响。

合理控制总能量 一般孕前期和非妊娠时的能量相似，每日给予30千卡，孕中期和孕晚期每日可增加200千卡。相对肥胖的孕妈妈不要求在孕期减轻体重，只要求控制体重增加的速度不要过快。一般妊娠早期增长1～2千克，妊中期及晚期每周增长0.3～0.5千克，整个妊娠过程总体重增长10～12千克为宜。

碳水化合物的摄入应控制在总能量的55%左右 过低则不利于胎儿生长；补充充足的蛋白质的情况下，应以1/3以上为优质蛋白质为主；脂肪的总能控制在总能量的30%以下，减少饱和脂肪酸的摄入。

科学地选择水果也是非常重要的。怀孕期间，高糖分的水果如葡萄、甘蔗等最好少吃或不吃。血糖高的时候尽量不选择水果，血糖稳定后可以选择一些低糖分的水果，如橙子、猕猴桃等。合理安排餐次更是控制血糖的重点，少量多餐，每日5～6餐，适当地加餐，既有效治疗高血糖又能预防低血糖的发生。

启用胰岛素治疗 孕妈妈如果饮食控制一周血糖仍未达标，就应在合理运动饮食的基础上及时启用胰岛素治疗，以避免过度的饮食控制。胰岛素为大分子物质，不会通过胎盘，对胎儿没有影响，是治疗妊娠期糖尿病的首选用药。而且，妊娠期使用胰岛素不会对孕妇内源性胰岛素分泌造成远期影响，产后停用胰岛素以后，患者完全不会觉得难受，也不会想再使用，这就不是依赖，不存在胰岛素成瘾的问题。及时、积极地治疗妊娠期糖尿病，更好地控制血糖将给孕妈妈和宝宝都带来良好保护。

大排畸

每位孕妈妈都期望孕育一个健康、发育正常、聪明、可爱的孩子。但总有一少部分人会面临胎儿畸形的困扰。在总的人群中，大结构畸形的发生率为3%～5%。早期诊断胎儿畸形，可减少对孕妇及家庭的心理和生理上的创伤。

1 畸形筛查有哪些

血液筛查 包括抽母血化验人绒毛膜促性腺激素（β-HCG）、妊娠相关蛋白A（PAPP-A）来筛查胎儿染色体非整倍体畸形、神经管畸形等。

超声筛查 包括在孕11～14周时的胎儿颈后透明层厚度（NT）、胎儿鼻骨的检查，来评估胎儿染色体非整倍体畸形。此外，还有孕18～20周的大排畸筛查。

绒毛取样检查 进行胎儿染色体检查，孕11周后进行，用于诊断染色体及基因疾病，通常经腹穿刺取样。

羊膜腔穿刺 抽取羊水行染色体检查，在妊娠满15周后进行，进行胎儿染色体核型分析。

胎儿血取样 在脐带连接胎盘的部位穿刺取胎儿血，用于诊断染色体异常、单基因病、贫血、血小板减少症、缺氧和酸中毒、感染等。需20周后进行。

2 什么是大排畸检查

超声影像学检查由于其无痛、无创伤的优点及三维、四维超声技术的发展，为胎儿畸形的诊断提供了良好的支持。大多数会在孕期血液检查进行初步评估后，选择性进行孕中期的超声排畸检查，也就是俗称的大排畸筛查。

3 大排畸检查在什么时间做

大排畸筛查在孕18～20周进行，这时检查是因为超声有了最优化的解剖结构表现，并对必要的侵入性检查留出足够的时间。胎儿的心脏超声检查，则最好在孕22～24周进行，也就是当心脏结构再增大一些的时候。大排畸筛查最好不要超过28周。

4 大排畸检查有哪些方面

国际上对于超声检查，并不是要求所有畸形全部都能筛查出来，因为超声检查也不是万能的。筛查有一个最低标准，包括核实孕周、胎儿数量、胎儿位置和活动；测量羊水量；判定胎盘位置、胎盘形状及与宫颈内口的关系、显现脐带；测量胎儿双顶径、四肢、脑室、后颅凹、心脏结构；评估脊柱、胃、肾脏、膀胱等。大排畸彩超诊断胎儿先天畸形疾病主要包括以下方面：

头部 看见胎儿颅骨内的结构是十分重要的，因为中枢神经系统异常对胎儿的生存及出生后的生活质量，会造成毁灭式的影响。颅骨能在孕早期末识别出来，中期检查时，钙化应该很好（钙化不足意味着骨骼发育不良），并未椭圆形。排除脑积水、无脑儿、小头畸形、21三体的短头颅、18三体的草莓头等。

面部 排除唇裂、腭裂、小颌畸形、鼻骨缺失等。

脊柱 排除脊柱裂、脊柱肿块等。

肋骨、锁骨、肩胛骨 排除骨骼发育不良的类型。

心脏 对胎儿心脏的检查，对超声医生的技术是一种挑战。要明确心率、心律、心脏位置、大小、心脏腔室、血管等情况，排除心脏畸形。

腹部 排除脐部肠膨出、内脏外翻、肠道闭锁及巨结肠，肾积水、多囊肾及巨膀胱、尿道梗阻。

胎儿肢体畸形

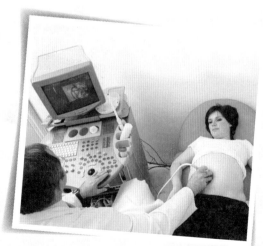

5 大排畸筛查时应注意哪些问题

不要太紧张 一般在孕11～14周左右大都进行了血清学的畸形筛查（唐氏筛查），已经有了低危风险和高危风险的结论。在进行大排畸筛查前，孕妈妈要平复好情绪，不必太紧张。孕妈妈过度紧张，体内激素水平变化，会导致宫内胎儿相应地也发生一些变化。

不需要空腹，但要适当运动 检查前不需要空腹，空腹导致的饥饿状态会影响检查的结果。检查前需适当地进食，保证血糖的供应。并适当运动，使宫内胎儿适当活动，以保证有一个有利于检查的胎儿姿势。

心脏超声

在做胎儿超声检查时，有些孕妈妈会被建议做胎儿心脏彩超专项检查，有些却没有。那么，哪些孕妈需要做这项检查？这项检查的意义又何在？

哪些人群应该做胎儿心脏彩超

根据2012年中国医师协会超声医师分会《产前超声检查指南》上的规定，胎儿心脏超声检查的适应证包括：

母亲方面的因素：

年龄大于 35 岁的高龄孕妇；

母亲患有先天性心脏病；

既往史中有异常妊娠史，如胎死宫内、流产、羊水过多或羊水过少等；

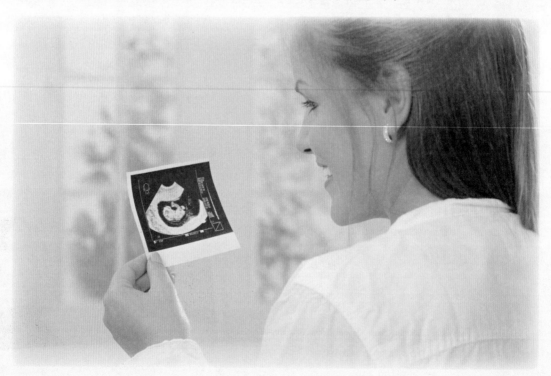

怀孕早期服用药物，如氧化锂、大伦丁等；孕期接触致畸物质，如放射线等；

各种类型糖尿病、结缔组织病、感染性疾病（如孕早期 TORCH 感染）；

抗 Ro 或抗 La 抗体阳性。

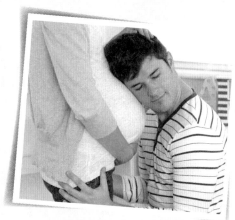

胎儿方面的因素：

系统超声检查提示心脏畸形；

胎儿心律失常；

存在心脏以外器官畸形（染色体异常、脑积水及肾脏疾患、遗传综合征、非免疫性水肿、羊水过多或过少、颈后透明层增厚）；

双胎妊娠（双胎输血综合征及无心双胎畸形）；

接触致畸因子。

胎儿染色体异常，是引起胎儿心血管畸形的主要原因之一，如常染色体 13 三倍体胎儿伴发先天性心血管畸形高达 84%。常染色体 21 三倍体（唐氏综合征）中，先天性心血管畸形的发生率为 50%。胎儿其他系统脏器存在异常时，如脑积水、消化道闭锁、非免疫性胎儿水肿、肾发育不全、胎儿颈后透明层增厚等，往往同时伴发先天性心血管畸形。

家族方面的因素：

孟德尔综合征（结节性硬化症、Noonan 综合征、DiGeorge 综合征、Holt-Oram 综合征、Ellis-van Creveld 综合征）；

双亲患有先天性心脏病；

有先天性心脏病胎儿或患儿妊娠史。

研究显示，患心脏病的双亲，特别是母亲患有先天性心脏病时，其胎儿出现先天性心脏病的几率增加。先天性心脏病的母亲，其胎儿患先天性心脏病的风险增加 5% ~ 20%；先天性心脏病的父亲，其胎儿患先天性心脏病的风险增加 3.33%。有先天性心脏病胎儿或患儿妊娠史，再次妊娠胎儿患先天性心脏病的危险为 1% ~ 5%；如果第 2 胎也患有先天性心脏病，第 3 次妊娠胎儿患先天性心脏病的危险增至 10% ~ 20%。

心脏彩超的最佳检查时间

孕中期20 ~ 24周为最佳检查时期，因为此时宝宝的生长发育达到一定水平，心脏显示的图像最清楚。而胎儿过小，心脏内结构发育尚小，早期妊娠较难以做出明确诊断；而怀孕晚期因羊水量减少，胎儿活动受限制或者受胎儿骨骼声影等遮挡，对检查也会造成一定的困难。但对于某些孕妇如腹壁厚、胎位不合适者，20周左右检查，图像质量难以保证。此外，对于有些可疑异常，一次心脏超声专项检查是不够的，往往需要进一步的随诊。

一般情况下，一个详细完整的胎儿心脏彩超检查需要20 ~ 40 分钟，检查前孕妈妈不需要做任何特殊准备。

妈妈的肚子里就像被塞进了一个足球，已经看不到脚啦！宝贝儿，你一直在咚咚咚地敲妈妈的肚皮吗？你的眼睛是不是已经睁开了？我希望你的眼睛和妈妈一样，双眼皮，大大的。

胎宝宝：小不点长胖了

孕25周

胎儿舌头上的味蕾正在形成，所以胎儿在这时候已经可以品尝到食物的味道了。

孕26周

胎儿坐高约22厘米，体重约800克。

宝宝的皮下脂肪已经开始出现，但这时候的宝宝仍然很瘦，全身覆盖细细的绒毛。26周的胎儿开始有了呼吸动作，但依然不是吸入呼出真正的空气，主要是因为胎儿的肺部还没有发育完全。宝宝在这时候已经可以睁开眼睛了，如果这时候您用手电筒照自己的腹部，胎儿会自动把头转向光亮的地方，这说明胎儿视觉神经的功能已经开始在起作用了。

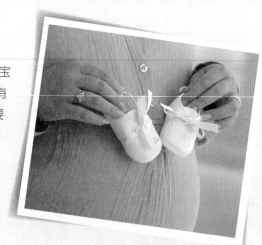

孕27周

胎儿身长约38厘米，体重约900克。

胎儿这时候已经有了睡眠周期。他有时会将自己的大拇指放到嘴里吮吸。很多专家认为27周的胎儿会开始做梦，但是还没有人能够说出宝宝到底做的是什么梦。但是有一点是肯定的，那就是胎儿大脑活动在27周时非常活跃，大脑皮层表面开始出现特有的沟回，脑组织快速增长。此外，胎儿在这时已经长出了头发。

孕28周

胎儿坐高约26厘米，体重约1200克。

这时的宝宝几乎占满了整个子宫，随着空间越来越小，胎儿的活动幅度也在变小。尽管胎儿的肺叶还没有发育完成，但如果万一发生早产，在器械帮助下也可以进行呼吸。

你的感觉

这一时期，孕妈妈的宫高约为26~28厘米，子宫底在肚脐上约6~7厘米处，胎动每12小时30次左右，孕妈妈的体重约增加8~10千克。随着腹部增大，体态越来越臃肿，行动也变得笨拙。同时还有许多不适感，比如腰酸背痛、盆腔压迫感、大腿痉挛、头痛等。不过，孕妈妈不用担心，这些不适的症状会随着妊娠结束而消失。

水肿越来越厉害

妊娠中晚期，孕妈妈都会出现不同程度的小腿水肿，表现为用手指按压小腿及脚部会出现局部凹陷。这是由于妊娠后体内内分泌的改变，使得水钠潴留所致。另外，子宫增大压迫下腔静脉，使血液回流受阻，下肢静脉压升高，孕妈妈在久站或久坐时，水分在下肢积聚，也可出现凹陷性水肿。

单纯的下肢水肿并不是病理现象，不需要治疗，卧床及夜间休息后可消退。一些食物也可以改善和预防下肢水肿，如冬瓜、西瓜、赤小豆、黑豆、玉米须等，都有利尿消肿的功效。正常的下肢水肿在产后基本消失，孕妈妈在做好日常保健的同时也不必过于忧虑。

乳房沉甸甸

孕妈妈的乳房在妊娠期间会发生一些变化，在妊娠早期乳房可能有触痛或酸胀感，而这些不适将随着乳房的增大而加剧。另外，这个时期有的孕妈妈还会出现初乳的分泌哦。

喘不动气

这段时间，急剧膨大的子宫向上挤压内脏，会使得孕妈妈感到胸口憋闷，呼吸困难，肚子有了明显的沉重感。虽然肚肚从外面看已经很"可观"，或许你低下头已经看不到自己的脚了，但是又会很骄傲，因为这是生命成长的迹象。

感觉到更多的胎动

胎儿现在没有足够的空间自由活动了，但是还是会踢你（通常会很重），翻转或扭动身体。如果胎儿是头朝下的姿势，你的肚子顶部会觉出更多的击打，或肋骨附近会被踢到。这些细小的动作你都能感觉到。有时胎儿转身和踢腿时，孕妈妈甚至可以看到胎儿骨骼较大的膝盖或肘部从腹部鼓起一个小包。

好孕：享受"二人世界"

孕中期，爱爱可以有

孕中期的性生活是不被禁止的，健康而适度的性生活不仅是可以的，而且能增进夫妻间的感情。但为了安全起见，在孕早期和临近生产的孕晚期不建议有性生活。另外，如果孕妇有前置胎盘、妊娠高血压综合征等产科合并症或流产、早产等征兆，也不适宜进行性生活。

孕期"爱爱"教你三招

1	怀孕期间的性生活并不一定要有阴茎的插入，也可以用爱抚或自慰来代替。无论是什么样的性姿势，都以彼此感觉轻松、自在为主。在进行性生活前应先淋浴，保持会阴和身体清洁，双手也要清洗干净，性交后应多喝水并排尿，避免阴道和泌尿道感染。
2	阴茎插入不要太深，要慢慢地抽动，动作宜轻柔。也可准备软垫，让孕妈妈在采取不同体位时使用，使孕妈妈们可以更省力。性交后孕妈妈们如果因兴奋引起子宫收缩，只要稍作休息，子宫收缩的情形大都会缓解。
3	保持生殖道的卫生。怀孕后女性的阴道分泌物比以前多，阴道的免疫力也随之降低，如果性交后有阴部瘙痒、灼热的现象应尽快至妇产科求治；如果阴道发生感染又没有做适当的治疗，严重的可能会造成流产或早产。所以在进行性生活前，夫妻双方都必须特别重视局部的清洁。在性生活后，孕妈妈应立即排尿并洗净外阴，以保持外阴部的清洁，预防感染。

孕期爱爱，孕妈要放开

有些孕妈妈担心性高潮会导致胎儿窒息或者诱发宫缩而拼命压制自己的感受，其实这也是不必要的。首先，母体高潮会引起子宫和阴道的痉挛，但是一般不会引起胎儿窒息，不会对胎儿造成影响，对其反而是一次很好的锻炼。其次，母体高潮虽会引起宫缩，但这种宫缩并不会导致流产或早产。因为高潮造成的宫缩很快就会停止，且是不规则的，对胎儿影响不大。只有强有力的规律宫缩才有早产的可能。但需要注意的是，在性行为的过程中，只要阴部有出血就要立即停止，并且尽快就医。

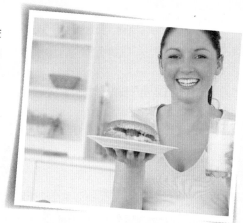

学会乳房护理，为哺乳做准备

除了通过合理膳食保证孕期的营养储备，为产后泌乳做准备之外，孕期的乳房护理也非常重要。早期的乳房护理可以为产后母乳喂养成功加分。在这里，我们提供一些简单的护理方法，供孕妈们参考。

1 为乳房准备合适的胸罩

整个孕期，随着乳房的不断增大，需要频繁地更换胸罩或选择可以调节的胸罩。孕期乳房逐渐增大变得沉重，合适的胸罩可以起到支撑的作用，避免乳房变形，影响美观。乳头在孕期也开始勃起，如果没有胸罩的保护，勃起的乳头会与衣服产生摩擦，孕妈会有疼痛感。选择合适的胸罩，不要太紧是十分必要的。

2 注意清洗乳房

每天用温水清洗乳房，可以养护乳腺，在泌乳过程中保持乳腺管的畅通。每天的清洁还可以使乳头增加韧性，避免哺乳期产生乳头皲裂。切忌清洗时使用肥皂，因为乳头上有一层起保护作用的油脂，如果肥皂将这层油脂洗掉，乳头就会干燥，在泌乳过程中很容易发生皲裂现象。

3 提早进行乳头护理

乳头内陷的孕妈要在怀孕5~6个月的时候开始纠正。内陷的乳头产后哺乳比较困难，容易造成乳汁淤积，有发生乳腺炎的可能。纠正方法是：每天用双手拇指下压靠近乳头部位的乳房组织，然后向乳晕的位置外推，每天4~5次。待乳头稍微露出后用手提起，每天捏住乳头根部向外拉并揉捏乳头，长期坚持可以改善乳头内陷。

你的胎动正常吗

1 胎动有什么规律？

每个孕妇对胎动的感受都有不同，大体上可以用以下词汇来形容：扭动、翻滚、拳打脚踢、肚子一跳一跳等。不同时期的宝宝，胎动次数也不同。整体来说，平均活动次数会根据怀孕周期的推移而改变。怀孕第18~20周，一般孕妇能感觉到胎动，到第32~34周达到高峰，到第38~40周，宝宝胎动频率减少。这是因为晚期胎儿增大，羊水相对减少，胎儿活动空间缩小的原因。

2 不同时期胎动特点不同

孕16~20周 胎动较少且动作不激烈。孕16~20周是刚刚开始能够感知到胎动的时期。这个时候的宝宝运动量不是很大，动作也不激烈，孕妇会觉得有点像胀气、肠胃蠕动或饿肚子的感觉。此时胎动的位置比较靠近肚脐眼。

孕20~35周 胎动大且动作最激烈。孕妇在这个时期就可以清晰地感觉到宝宝的拳打脚踢了。这个时期，宝宝正处于活泼的时期，会有各种大动作，甚至还可以触摸到肚皮上突出的小手小脚。不过宝宝通常会非常敏感，一触摸小手小脚，马上就会换个位置。这段时期是宝宝胎动最激烈的一段时间。

孕36~40周 胎动大且动作不太激烈。因为临近分娩，宝宝体积增大，几乎撑满整个子宫，所以宫内可供活动的空间越来越少，施展不开。而且胎头下降，胎动就会减少一些，没有以前那么频繁了。胎动的位置也会随着胎儿的升降而改变。

3 正确记录胎动

孕妈妈可以每天自我测量3小时的胎动，选择在早上、中午、晚上各测1小时。将3次测得胎动的总数乘以4，作为12小时的胎儿运动记录。

数胎动时应取卧位或坐位，思想集中，可用一些小巧物品（如硬币或纽扣等）做标记或记录于纸上，以免遗漏。若连续胎动或在同一时刻感到多处胎动，只能算做1次，得等胎动完全停止后，再接着计数。若胎儿长时间持续胎动，也应该警惕。

双胞胎孕妈特别注意

1 预防先兆子痫

先兆子痫是双胞胎妊娠常见的并发症。为了避免发生先兆子痫，孕妈妈要在孕期及时产检，及时检查血压和尿蛋白的情况。如果产检中发现血红蛋白已经下降，这不但是因为双胞胎需要更多的养分，而且也因为孕妈的血液被稀释了。此时需要在医生指导下补充铁剂，每天60~100毫克，叶酸每天4毫克，以便恢复正常并防止贫血。

2 不同寻常的产检

双胎妊娠属于高危妊娠，比起怀单胞胎的孕妇，怀有多胞胎的孕妇安排就诊的次数应该更频繁。第20周后每隔一周去看一次医生，30周过后每周去一次。同时产检时还会得到严密监测，一旦有任何妊娠并发症的征兆发生，都可以迅速治疗。

3 预防早产

双胞胎妊娠中有50%的胎儿在第37周早产，其原因可能是子宫已经扩展到能够分娩的程度了。婴儿通常很小，约2.5千克。在子宫中2个胎儿获得的营养不等，体重差别很大。为了不至过早地分娩，孕妈妈须在后几个月特别注意，如果出现任何疼痛、出血或阴道水样排出物的征兆，要及时去医院检查。

4 分娩有风险

一般来说，双胞胎的分娩有一定风险，但还是有许多妇女能顺利经过阴道娩出双胞胎。但是双胞胎的产妇要给予额外关照。分娩时，麻醉师必须在场，以应对可能需要的剖宫产。第一个胎儿可能会顺利通过阴道分娩，但是第二个胎儿就可能胎位不正，需要矫正。一般第一个胎儿娩出后15～20分钟第二个胎儿娩出。如果产程进展缓慢，可用催产素，加速分娩过程，或用产钳帮助胎儿分娩。胎儿娩出后，胎盘会很快娩出，否则应注射催产素。

开始学习拉玛泽呼吸法

面临产痛，每一位产妇都会感到紧张、害怕并不知所措，很多人因此而发生难产或损伤会阴。其实，能否轻松顺利地生出宝宝，很多时候取决于分娩前所做的准备。如果能在分娩前用心练习拉玛泽呼吸法，那么当产痛来临时它会帮你减轻痛苦，并有助于宝宝顺利地出生。

拉玛泽呼吸法是由法国妇产科医生拉玛泽在1952年研究发明的，随后逐渐被推广至世界各地，也被称为心理预防式的分娩准备法。这种分娩方法，从怀孕7个月开始一直到分娩，通过对神经肌肉控制、产前体操及呼吸技巧训练的学习过程，有效地让产妇在分娩时将注意力集中在对自己的呼吸控制上，从而转移疼痛，适度放松肌肉，让产妇在产痛和分娩过程中能保持镇定，达到加快产程并让婴儿顺利出生的目的。

Tips 　　　　**练习拉玛泽呼吸法的注意事项**

1.胎位正常，无任何危险妊娠征兆，可自然分娩，并经产科医生同意。

2.孕妇应该熟悉基本分娩过程（包括产兆），以配合呼吸技巧并应用。

3.怀孕满7个月后开始练习呼吸技巧，需要反复练习至熟练掌握。

4.需要同伴（最好是丈夫）一起陪同接受训练和练习。

5.练习要在舒适、安静的环境中进行，最好播放轻柔的音乐，孕妈妈要保持愉快的情绪。

1 廓清式呼吸

慢慢用鼻子深深吸口气，再缓缓以口呼出，像吹灭蜡烛一样。这种呼吸可以让全身放松。

2 胸式呼吸
适用阶段

第一产程子宫收缩初期，此时子宫每5～20分钟收缩一次，每次收缩约20秒，子宫颈在这时开2～3厘米。

口令

1.收缩开始。

2.廓清式呼吸。

3.吸气，默念拍子"一、二、三、四"，呼气，默念拍子"一、二、三、四"。

（重复6～9次）

4.廓清式呼吸。

5.收缩结束。

动作

1.全身放松。

2.眼睛注视一定点。

3.由鼻子吸气，嘴巴吐气，腹部保持放松。

4.呼吸速率为每分钟6～9次，平稳呼吸，吸入及呼出量保持均匀。每天至少练习5次，每次练习1分钟。

3 浅而慢加速呼吸
适用阶段

第一产程中期，此阶段需时最久，产妇也最辛苦。此时子宫每2～4分钟收缩一次，每次收缩60秒，子宫颈在这时开4～8厘米。

口令

1. 收缩开始。

2. 廓清式呼吸。

3.吸气，默念拍子"一、二、三、四"，呼气，默念拍子"一、二、三、四"

吸"一、二、三"，呼"一、二、三"

吸"一、二"，呼"一、二"

吸、呼，吸、呼，吸、呼

吸"一、二"，呼"一、二"

吸"一、二、三"，呼"一、二、三"

吸"一、二、三、四"，呼"一、二、三、四"。

4.廓清式呼吸。

5.收缩结束。

动作

1.完全放松。

2.眼睛注视一定点。

3.由鼻子吸气，嘴巴吐气。

4.随子宫收缩之增强而加速呼吸，随子宫收缩减慢而减慢呼吸。

每天至少练习5次，每次练习1分钟。

4 浅呼吸
适用阶段

第一产程末期，子宫每30~90秒收缩一次，每次持续约90秒，子宫颈在这时开8~10厘米。这表示已经要生了，产妇将移至产台上。

口令

1.收缩开始。

2.廓清式呼吸。

3.嘻嘻嘻嘻嘘

嘻嘻嘻嘻嘘（为浅呼吸，停留在喉部）

......

4.廓清式呼吸。

5.收缩结束。

动作

1.完全放松。

2.眼睛注视一定点。

3.微张开嘴巴吸呼（发出"嘻嘻嘻"的声音）。

4.呼吸速度随子宫收缩强度调整。

5.吸及呼的气要一样的量，以免换气过度。

6.连续4~6个快速吸呼后再用力呼气，重复至收缩结束。

产前每天5次，每次练习1分钟。

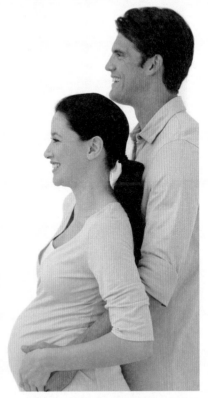

5 闭气用力运动

适用阶段

子宫颈口全开10厘米，此运动在产前3周再练习，不要过度用力。

口令

1.收缩开始。

2.廓清式呼吸。

3.吸气，憋气，向下用力、用力（从1数到10），呼气。吸气，憋气，向下用力、用力（从1数到10），呼气。

4.廓清式呼吸。

5.收缩结束。

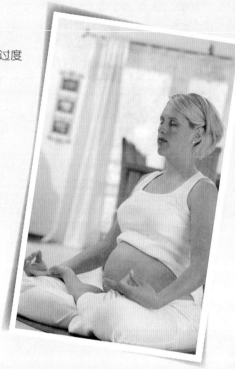

动作

1.平躺在地板上，两脚抬高放在平稳的椅子上，臀部尽量靠近椅子边缘，两腿分开，屈膝，两手握住椅子的腿。这是模拟产妇在产台上的姿势。

2.大口吸气后憋气、往下用力。

3.下巴向内缩，眼睛看向肚脐。

4.尽可能憋气20~30秒，呼气后马上再憋气用力直到宫缩结束。

预产期前3周每天练习，每次练习3~5次，每次2分钟。（注意：练习时模拟即可，不要真的很用力）

6 哈气运动

适用阶段

不能用力，却又不由自主地想要用力时。

1.在子宫颈口近于完全扩张而有强烈的便意感并想要用力时，可用哈气运动，以避免太用力造成子宫水肿，延迟生产。

2.当胎头娩出2/3时，为避免冲力太大造成会阴撕裂伤，此时医护人员会告诉你"不要用力"，并教导你做哈气运动。

口令

不要用力，哈气。

动作

1.嘴巴张开，做喘息式的急促呼吸。

2.全身放松。

孕妈衣物要勤洗

由于孕期机体代谢比较快，产热高，皮肤体温升高，孕妈多容易出汗、怕热。因此，孕妈妈的衣物要勤洗，防止细菌的滋生，导致皮肤感染，这是防止过敏的第一道屏障。

孕期内裤一定要手洗，在清洗过程中，先用温水浸泡10分钟左右再洗。洗内裤的时候最好不用洗衣粉，不然残留在内裤上面的洗衣粉会刺激外阴，用专门的内衣洗剂或温和的沐浴露清洗都是不错的选择。

内裤沾上分泌物后会变黄，不容易洗涤，此时加点牛奶，用冷水清洗，效果不错。常晒太阳，通过紫外线杀菌。内裤最好单独放置。可以买一些专门的收纳袋来存放内裤，以免沾上灰尘和细菌，招来妇科疾病。

爸比去哪儿了

准爸爸在性生活时最好使用安全套，虽然不用考虑受孕的问题，但是使用安全套可减少体液的接触，相对会降低母体感染的机会。并且精液中含有大量的前列腺素，对某些敏感子宫也易诱发宫缩导致流产或早产，而安全套可以起到屏障作用。当然有些准爸爸坚持不使用安全套也可以，只是建议一定要做好清洁工作，以避免感染。同时最好采取体外射精的方式，不但保护孕妇也保护胎儿。

产检指导：脐带绕颈别慌

脐带绕颈，很多时候还能解开

脐带绕颈对宝宝的影响一直是孕妈妈担心的问题。其实，发生了脐带绕颈，不必太紧张。胎宝宝在妈妈子宫中不是靠口鼻呼吸来维持生命的，所以就算脖子绕好几圈也不会造成问题。脐带富有弹性，脐带上的血管的长度超过脐带的长度，血管呈螺旋状盘曲，有很大的伸展性。脐带绕颈后，只要宝宝不过分拉扯脐带，不至于影响脐带的血流，绝大多数胎儿不表现任何异常，所以脐带绕颈不必惊慌。

不过，若脐带绕颈造成血流难以正常通过脐带，就会影响胎宝宝的健康。绕颈过紧使脐血管受压，脐血液循环受阻，可造成胎儿宫内窘迫或新生儿窒息，甚至可引起死胎或死产。

另外，因为胎宝宝在妈妈子宫里从来不会本本分分、老老实实地呆着，所以有时候会有脐带绕颈的状况，有时候胎宝宝身体灵活，自己也会把脐带解开。当然，脐带不只会缠绕颈部，也可能缠绕身体其他部位，如上肢、下肢、肩膀，只要胎儿稍加改变一下姿势，缠绕的脐带就松开了，也可能又多缠了一圈。所以，脐带缠绕、脐带绕颈只要不影响脐带血液的正常循环，就没有太大的问题。

脐带绕颈必须要剖宫产吗？

　　脐带绕颈并不是剖宫产的必要指征。脐带绕颈能否顺产，除了与上述情况有关外，还要看有无影响顺产的其他因素，如孕妇有严重的合并症或并发症、胎位异常、头盆不称、瘢痕子宫、胎盘位置异常等。如果无其他影响顺产的因素，只有脐带绕颈，可以试产，在分娩过程中严密观察产程进展情况以及胎心变化情况，发现异常及时处理。

　　很多孕妈妈会特别相信超声检查，其实超声检查只能提示有无脐带绕颈、绕颈几周，但不能测出脐带长度以及缠绕的松紧度。如果脐带过短或偏短，即使绕颈一周，分娩过程中也会影响胎儿下降，导致产程延长或停滞，而且导致胎儿缺氧；如果脐带过长或偏长，且缠绕较松，则绝大多数不会影响顺产。若脐带缠绕3圈、脐带绕颈合并绕肢体或躯干者、臀位合并脐带缠绕者等复杂情况，医生会根据具体情况选择性剖宫产。

　　这里特别提醒孕妈妈，剖宫产在改善脐带绕颈者的新生儿预后方面并无优势。排除其他高危因素或病理原因后，无论是剖宫产还是阴道分娩，其新生儿预后与脐带绕颈并无特别的相关性。因此头位妊娠脐带绕颈者应同普通头位妊娠一样，如无其他剖宫产指征，均阴道分娩，不必以脐带绕颈单一指征而行选择性剖宫产。

发现脐带绕颈，孕妈妈要怎么做？

　　超声检查发现胎儿脐带绕颈后，孕妈妈不用过分紧张，只需高度重视即可。最有效的方法就是到了孕中晚期，孕妈妈要坚持每天数胎动，严密监测胎动情况，发现胎动异常及时到医院就诊。

脐带绕颈更要自我监护胎动

　　胎动比胎心能更早地预示胎儿宫内缺氧或即将发生的宫内死亡，因此胎动的自我监护是相当重要而且易行的。如出现胎动减少，力量减弱，或出现胎动活跃，以后逐渐减少、力量减弱，均提示胎儿有不良预兆，应立即到院就诊。

脐带绕颈要增加孕检次数

　　孕妈妈要适当增加孕检次数，有临产先兆时及时住院。由于被脐带绕颈的胎儿在未临产时极少发生危险，不必急于结束分娩。及早发现由脐带绕颈引起的各种胎儿危象是处理的关键。

　　孕28周前发现胎儿脐带绕颈时孕妈妈不用过分紧张，因为此时胎儿相对较小，活动后还可能松开缠绕的脐带。即使脐带缠绕过紧导致胎儿缺氧，孕妇也只能是改变体位、吸氧、观察，顺其自然，此时若行剖宫产，胎儿存活可能性不大，反而对孕妇造成较大的伤害，得不偿失。医生也不会支持这样的选择。

超声发现胎儿偏小怎么办

胎儿偏小的问题比较普遍，在各大母婴网站上随便搜索一下，就会出现大量孕妈妈咨询宝宝偏小的问题。那宝宝为什么会偏小呢？怎么才能让宝宝长大点呢？

1 首先要重新核对预产期

胎儿偏小，首先要重新核对预产期。月经不规律的孕妈妈，由于排卵时间的异常而无法准确计算预产期，可以根据早孕反应出现的时间、胎动开始时间、宫底高度等进行判定，必要时需要行超声核对孕周。

2 考虑胎儿是否生长受限

如核实预产期无误，胎儿仍然偏小，则要考虑是否患有胎儿生长受限。胎儿生长受限又称宫内生长受限，是指胎儿大小异常，在宫内并未达到其遗传的生长潜能。表现为胎儿足月出生，体重低于同孕龄平均体重的两个标准差，或低于同龄正常体重的第10百分位数。

如果胎儿生长受限，就要积极治疗引起胎儿生长受限的原发病，消除病因，如避免毒物接触、戒烟、戒酒、防治母体合并症及产科并发症、防治感染等。对于染色体病变引起胎儿畸形所致的胎儿宫内发育迟缓，已无宫内治疗的必要，须及时终止妊娠。

3 预测胎儿大小的指标

迄今为止尚无在宫内准确估测胎儿体重的方法，常在出生后诊断。通常可通过以下方法判断：

临床表现	孕妇多肥胖或身材高大，孕期体重增加明显。
腹部检查	腹部明显膨隆，宫高 > 35 厘米。若宫高（厘米）+ 腹围（厘米）≥ 140 厘米，巨大儿的可能性较大。
B型超声检查	头臀长对估计早孕孕龄可精确到 3～5 天之内；双顶径和股骨长度在中孕期最准确；而联合测量通常用于估计胎儿体重。

在孕14～16周，联合测量是用于估计孕龄的最精确方法。多数情况下，双顶径是最简单的可重复测量的精确数据，误差仅±7～10天。胎体大，胎头双顶径 > 10厘米，股骨长≥8.0厘米，腹围 > 33厘米，应考虑巨大儿。

另外，胎儿的大小还应根据孕妇的身高、体重、腹壁脂肪厚度、腹壁松弛度、羊水量、先露高低等情况综合判断。

进入孕晚期，行动越来越不便了，整个人都变懒了。不过宝贝儿，为了你的顺利出生，妈妈要坚持运动。你看，你在妈妈肚子里这么活泼，妈妈应该和你保持一致呀。不过，妈妈运动的时候应该轻一些，不能像你那么用力。

胎宝宝：足月宝宝的缩小版

孕29周

此时胎儿坐高26~27厘米，体重约1300克。

如果是男孩，他的睾丸已经从腹中降下来；如果是女孩，从B超中可以看到宝宝突起的小阴唇。宝宝这时大脑发育迅速，头也在增大，听觉系统也发育完成，宝宝此时对外界刺激的反应也更为敏锐。如果您这时给宝宝放些音乐，他会对不同的音乐做出不同的反应。

孕30周

胎儿身高约44厘米，体重1500克左右。

胎儿的头部在继续增大，大脑发育也非常迅速，大脑和神经系统的发育已经达到较完善的程度。皮下脂肪继续增长。这周胎儿的眼睛可以开闭自由，大概能够看到子宫中的景象，还能辨认和跟踪光源。但是您可不能期待宝宝一出生就是个"火眼金睛"，通常孩子在刚出生的时候只能看到近距离的东西，逐渐才能看到远处的物体。胎儿在子宫中被羊水所包围，随着胎儿的成长，胎动逐渐减少。

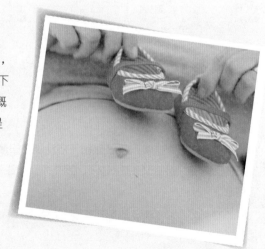

孕31周

身体和四肢继续长大，直到和头部的比例相当。体重约为2000克。

胎儿的皮下脂肪更多了，身上的褶皱减少，看起来更像一个婴儿了。宝宝这时候各个器官继续发育完善，肺和胃肠接近成熟，可以有呼吸能力和分泌消化液。胎儿喝进去的羊水，经过膀胱又排泄在羊水中，这是在为出生后的小便功能进行锻炼。

孕32周

胎儿身长约45厘米，体重约2000克。

如果是男孩，他的睾丸可能已经从腹腔进入阴囊，但是有的宝宝可能会在出生后当天才进入阴囊；如果是女孩，她的大阴唇明显隆起，左右紧贴。这些都说明宝宝的生殖器发育接近成熟。除此之外，胎儿已经长出一头的胎发，但头发往往比较稀少。不过宝宝出生后头发的浓密稀疏并不取决于这时候胎儿头发的密疏。另外，宝宝的指甲已经长到了指尖。

你的感觉

现在孕妈妈开始了大家熟悉的怀孕期间的"蹒跚而行"。注意你的身体姿态，因为体形的变化很容易使人身子松垮从而导致腰部问题。孕妈妈还可能会产生积液（水肿），特别是在晚上，手脚会变得肿胀。

孕妈妈会感觉身体相当沉重，行动吃力，呼吸困难。有些孕妈妈会出现妊娠期高血压疾病、下肢静脉曲张、贫血等症状，出现这些情况时需要及时就医。孕妈妈偶尔会有假宫缩，如果发生假性宫缩或不规律宫缩时都应立即停下来休息。

随着催乳素的分泌，部分孕妈妈的乳房会开始分泌初乳，孕妈妈要注意呵护乳房健康。到了孕晚期，孕妈妈的白带也会越来越多，如果护理不当就会引起外阴炎和阴道炎，导致分娩时阴道被感染。因此，孕妈妈在日常生活中要留意保持阴道的卫生。

好孕：开始紧张了

防早产6注意

"瓜熟蒂落"固然好，但也会有意想不到的事情让胎宝宝提前出生。在我国，早产是指妊娠满28

周至不足37周的分娩。面对早产，妈妈们总是有些担忧。那么，有哪些方法可以预防早产呢？

　　孕妈妈如果有以下情况之一者，在孕期就要多加注意，防止早产的发生。如既往有过早产史、曾反复人工流产史、双胎妊娠、生殖器炎症（细菌性阴道病、滴虫性阴道炎、霉菌性阴道炎、衣原体感染、淋病、梅毒等），孕期合并疾病（贫血、高血压、糖尿病、甲状腺疾病等），既往有吸烟、酗酒史等。早产是可预防的，在妊娠期间，孕妈妈不应做不利于胎儿的事情，避免早产的发生。

1 注意安全，避免劳累

孕妈妈要注意安全，走路要当心以免摔倒，特别是上下楼梯时。切勿提重的东西。不要进行剧烈活动，不宜走路时间过长，生活和工作都不宜过于劳累。每天要保持愉快的心情，防止诱发早产。

2 加强营养，养成良好习惯

孕期应加强营养，注意多进食高蛋白、高热量、清淡易消化的食物，多食粗纤维蔬菜和水果，保持大便通畅。补充足量的维生素、钙、锌及铜等营养素。孕期还要保持良好的生活习惯，避免精神创伤，不吸烟、不饮酒，避免被动吸烟。

3 孕晚期要禁止性生活

孕晚期应禁止性生活，因为精液中的前列腺素经阴道吸收后会促进子宫收缩。一旦出现早产迹象应马上卧床休息，并且取左侧位以增加子宫胎盘供血量。如情况没有好转，应住院保胎。

4 重视孕期检查

孕妈妈要坚持定期做产前检查，如有特殊情况要随时去医院就诊。特别是宫颈内口松弛的孕妈妈，应当遵医嘱于妊娠14～16周进行宫颈环扎术并卧床休息，于分娩前拆除缝线。产检过程中如发现胎位异常，可在医生的指导下及早进行胎位矫正，并提高警惕。曾有早产史的孕妇妈妈要定期做B超

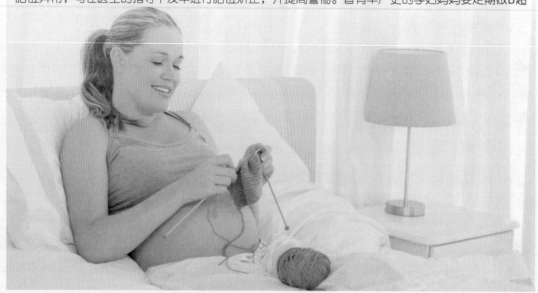

查宫颈长度。一般宫颈在孕20～25周时最长，孕31～37周时逐渐缩短。

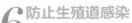

5 提前促胎肺成熟

对于可能会发生早产的孕妇，如多胎妊娠、妊娠合并高血压、妊娠期糖尿病、羊水过多、子宫畸形、合并子宫肌瘤等，应提前住院促胎肺成熟，避免一旦发生早产时胎儿发生肺部疾患。

6 防止生殖道感染

孕妇在孕期要注意保持外阴清洁，防止阴道感染。感染主要源于宫颈、阴道的微生物，可以造成绒毛膜羊膜炎，引发早产。还有，早产中大约57%是发生在胎膜早破之后，胎膜早破后并发感染，早产发生机会更大。一旦发生阴道炎等应积极治疗，以免发生上行感染，引起绒毛膜羊膜炎。

真假宫缩提前分清

什么是宫缩？

分娩是需要动力的，医学称之为产力。产力来自何处？主要是子宫肌肉的收缩，简称"宫缩"。宫缩贯穿于分娩的全过程，而腹壁、膈肌及提肛肌等肌肉收缩则发挥"助手"作用，只出现于第二、三产程。简言之，宫缩就是推动分娩的动力。

实际上，从怀孕9周起子宫就自然出现收缩了，但呈零星发作，很不规则，强度也低，在腹部用手触不到，孕妈妈自己也感觉不出来。随着孕时的进展，宫缩的频率和强度亦相应增加，一般到孕中期以后可逐渐被孕妇感知。当孕妈妈感觉到宫缩比较频繁时，通常已是孕七八个月以后了，称为"假性阵痛"。往往难以与进入待产的真正阵痛区分，必须到医院检查与进一步观察才能判定。临产前，宫缩由起初的不规则变得规则，表现为有固定的时间间隔，每个间隔逐渐缩短，每次宫缩持续时间增长。这种规律性"宫缩"标志着分娩的开始。

Tips 　　　　　　**别把胎动当宫缩**

1.宫缩是子宫肌肉的收缩，平时子宫摸起来软软的，当宫缩发作时子宫就会变硬，肚子出现紧绷的感觉，甚至会痛，常是临产的先兆。

2.胎动则是胎儿在子宫腔里的活动冲击到子宫壁的动作。一般怀孕满4个月后，孕妈妈可明显感到胎儿的活动。胎动的次数多少、快慢与强弱，表示胎儿的安危。

什么是假宫缩?

宫缩包括两种,即假宫缩和真宫缩。从孕中期起,子宫就有无痛性不规则收缩,随着妊娠周数的增加,这种收缩的频率和幅度也增加。收缩时持续时间不足30秒。一般不引起痛感,也不使子宫颈管缩短,不会导致宫颈口扩张。到了怀孕晚期,如果孕妈妈较长时间保持相同姿势,或孕妈妈兴奋或疲惫时,经常会感到腹部一阵阵地变硬,这就是"假性宫缩"。其特点就是稀发、不规则、不对称,是临近分娩的征兆之一。

什么是真宫缩?

真宫缩是临产的子宫收缩,是有规律的。初期间隔时间是5~10分钟1次,孕妇感到腹部阵痛,随后阵痛的持续时间逐渐延长,一般为30~60秒。程度也随之加重,间隔时间缩短,甚至2~3分钟。当子宫收缩时,孕妈妈出现明显腹痛,并可感到下腹部整个子宫很硬。同时伴随宫颈管的缩短和宫颈口的扩张。

频繁假宫缩怎么处理?

如果根据以上描述判断为频繁假宫缩,应立即放下手头工作,平卧,闭目,思绪放松,用口深呼吸放松腹部。若为假宫缩,多在30~60分钟内缓解。若不缓解,且频率增多,强度加强,需及时就医,因为假宫缩可以转变为真宫缩。若未足月则意味着会早产,因此孕妈妈要足够重视。

如何避免频繁的假宫缩

1. 在孕晚期要注意多休息,晚上 10 点前上床睡觉,中午至少休息半小时,保证良好的睡眠。

2. 在孕晚期不要做增加腹压的动作,避免大声打喷嚏、咳嗽、便秘、提举重物、登高上举等。在饮食上应该均衡,多食纤维素高的蔬菜水果,减少便秘。

3. 孕晚期要避免长途旅行,避免过度劳累,还要注意饮食卫生,避免发生腹泻、肠炎等,否则会因肠蠕动增强而诱发宫缩,引起早产。

4. 孕晚期还要减少性生活。因为性高潮本身就刺激子宫产生收缩。此外,精液中有前列腺素,也是良好的子宫收缩剂。

5. 孕晚期的运动一定要量力而行,散步是适宜的运动方式,宫颈机能不全的孕妈妈除外。

6. 孕妈妈的精神健康同样重要,精神的高度紧张和精神创伤同样可以诱发宫缩。孕妈妈应尽量保持愉悦的心情,尤其是准爸爸应该多陪伴孕妈妈,减少其对分娩的恐惧和不安。

7. 若孕妈妈患有阴道炎,应及时到医院就诊,炎症释放的物质也可以诱发宫缩或导致胎膜早破。

总之,如果孕妈妈每小时宫缩次数在5次左右,就属于比较频繁的宫缩，应及时去医院检查。或在医生指导下服用一些抑制宫缩的药物，或等待分娩，期待新生命的到来。

水肿很难受

多数孕妈妈在怀孕期间，或早或晚都会出现手脚浮肿的现象。水肿是孕期的常见现象，但过度的水肿会造成生活的不适，困扰孕妈妈。其实水肿可以通过一些生活上的小改变来改善或是预防，下面我们一起来看一看。

生理性水肿

妊娠期作为女性的特殊时期，妊娠期水肿也是不容忽视的现象。孕妈妈的子宫此时已大到一定程度，有可能会压迫到静脉，影响血液回流。所以，静脉回流不好的孕妈妈，此阶段较易出现下肢水肿现象。而随着怀孕周数的增加，孕妈妈的水肿现象会日益明显。此外，由于妊娠晚期血液容量增加，导致体内白蛋白浓度降低，形成低蛋白血症，也易引起水肿。因此，在孕妈妈进入孕28周以后，每天要特别注意一下自己的脚和腿，看看有没有水肿的发生。而这个阶段医生也会陆续为孕妈妈检查是否有水肿现象。

病理性水肿

妊娠期高血压疾病 妊娠期高血压疾病是以妊娠20周后高血压、蛋白尿、水肿为特征，伴有全身多脏器的损害，严重危害母婴健康的疾病。水肿为其常见的临床表现。其水肿多为凹陷性水肿，大多自踝部开始，逐渐向上延伸，经休息后不能缓解。

妊娠合并肾脏疾病 主要是指各种肾炎及肾病。由于肾脏疾病，导致肾排泄水钠减少，导致钠、水潴留，细胞外液增多，引起水肿。其水肿特点是疾病早期晨间起床时有眼睑及颜面部水肿，以后发展为全身性水肿，常伴有尿改变、高血压、肾功能损害等表现。

妊娠合并心脏疾病 多见于妊娠伴心功能衰竭，主要是右心功能衰竭。其水肿特点是首先出现在身体下垂部位。能起床活动者最早出现在踝内侧，行走活动后明显，休息后减轻或消失。经常卧床者以腰骶部为明显，颜面部一般不肿。

妊娠合并肝脏疾病 多见于肝硬化失代偿期。其主要表现为腹水，也可首先出现踝部水肿，逐渐向上蔓延，而头、面部及上肢常无水肿。

其他疾病 如长期营养不良性水肿、药物性水肿等。

妊娠期水肿怎么识别？

妊娠期水肿最常见的识别方法就是在下肢踝关节部位按压后出现凹陷，且短时间内无法恢复。当然，这需要孕妈妈在穿宽松的袜子和鞋，不会影响下肢静脉回流的情况下进行。此外，妊娠晚期体重增长过快也需要警惕体内隐性水肿的可能。若孕妈妈体重每周增加0.5千克以上，或每月增加2.7千克以上，表明有隐性水肿的存在，需要孕妈妈及时找产科医生复诊，排除相关疾病。

Tips

水肿的自我检查

可将大拇指放在小腿胫骨处，使劲按压后皮肤会明显地凹下去，而不会很快地恢复，即表示有水肿现象。当水肿达到小腿部位为Ⅰ度，达到大腿部位为Ⅱ度，达到外阴及腹部为Ⅲ度，出现腹水或水肿达到四肢、眼睑部为Ⅳ度。学会这个方法，孕妈妈就可以经常在家里检查一下自己的水肿情况。

7方法预防妊娠期水肿

1. 坐着工作时，在脚下垫个矮凳。不要翘二郎腿，要常常伸展腿部，动动脚跟、脚趾，旋转脚踝关节，以伸展小腿肌肉。

2. 不要长时间坐或站，常常走一走、动一动，以增加下肢的血液循环。

3. 建议孕妈妈在睡前（或午休时）把双腿抬高 15 ~ 20 分钟，可以起到加速血液回流、减轻静脉内压的双重作用，不仅能缓解孕期水肿，还可以预防下肢静脉曲张等疾病的发生。

4. 睡觉时，孕妈妈尽量采取左侧卧，这样可以避免压迫到下肢静脉，并减少血液回流的阻力，还可以减少对心脏的压迫。

5. 穿着让脚感到舒适的鞋子，不要穿有松紧带的袜子，以免压迫到脚踝及小腿。

6. 如果想穿可预防或治疗水肿的弹性袜，应选择高腰式的，并在早晨醒来离开床之前先穿好。可以选择孕妈妈专用的袜子，在秋冬穿着还有保暖的功效。

7. 避免食用高盐、加工、腌渍或罐头食物。

Tips

很多孕妈妈因担心水肿而不敢喝水，其实孕期下肢水肿是子宫压迫或摄取太多盐分造成的，并不是喝太多水的原因。所以孕妈妈仍要适量喝水，而且喝水能促进新陈代谢、预防尿道炎，是有好处的。

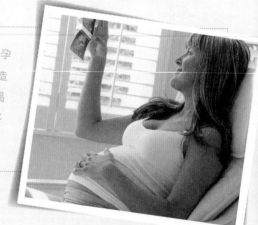

妊娠期出现了水肿怎么办？

高蛋白低盐饮食 高盐的饮食会导致体内的水钠潴留，继而导致水肿。因此水肿的孕妈妈应低盐饮食，避免吃咸菜或腌菜等含钠较高的食物。尽量控制盐分的摄取，每日摄取量在10克以下。每天都应摄取优质蛋白质，例如家禽、家畜、肉、鱼、海鲜、贝类、蛋类、奶类及奶制品、黄豆制品等。这些食物配合浓味的蔬菜，例如洋葱、西红柿、蒜头、茴香、芹菜、香菜、香菇、枸杞、红枣、黑枣、柠檬、醋、月桂叶等来料理，可以减少盐的使用量。此外，可考虑进食一些利尿的食物，包括芦笋、洋葱、大蒜、南瓜、冬瓜、菠萝、葡萄等。此外，还要减少摄取高糖食物。

不穿过紧的衣服 穿着紧身的衣服，如袜子、内衣还有鞋，会导致你的血液循环受阻，从而引发身体浮肿。因此，孕妈妈在怀孕期间尽量避免穿着过紧的衣服。

静养 研究表明，人在静养时心脏、肝脏、肾脏等负担会减少，水肿自然会减轻或消失。

穿弹性(裤)袜 为了减少过多血液堆积在下肢，建议孕妈妈在清晨出门前穿上弹性(裤)袜，尤其是长期站立或坐着的孕妈妈。

抬高双腿 建议孕妈妈在睡前（或午休时）把双腿抬高15～20分钟，可以起到加速血液回流的作用，缓解孕期水肿。

适量运动 运动以散步为主，下肢运动可增加下肢肌肉的收缩，增加静脉回流，减轻水肿症状。

左侧卧睡姿 孕妈妈睡觉时尽量采取左侧卧的睡姿，这样可以避免压迫到下腔静脉，并减少血液回流的阻力，还可以减少对心脏的压迫。

按摩小腿、脚背 可以由准爸爸帮忙做一下按摩。按摩时要由下往上，这样才有助于血液返回心脏，力度以舒服为宜。睡前的按摩，可以解除腿部酸痛，有助于睡眠。另外，洗澡时按摩也是个不错的选择。

热水泡脚 血液循环不畅时，体内多余的水分会排出困难。热水泡脚能促进血液循环，足浴后擦干脚，再进行按摩，效果会更好。

定期产检 怀孕28周之后，孕妈妈应常规每2周检查1次，怀孕36周之后每周1次。当出现水肿后，应及时请产科医生复诊，进行相关检查，如尿常规检查除外妊娠期高血压疾病，肝肾功能检查除外低蛋白血症等。如有妊娠合并症或并发症，应及时处理。

给烧心降降火

很多孕妈妈在怀孕的中后期，心窝处会有烧灼感、疼痛和其他肠胃不适的感觉。这种不适感俗称为"烧心"，在孕期很常见，一般不会对孕妈妈的身体造成影响，但这些症状会让孕妈妈们感到很不舒服。

孕期为何会"烧心"？

怀孕期间，体内性激素水平发生改变，引起胃肠道平滑肌张力减弱，蠕动减少，胃排空的时间延长，致使消化变慢。随着胎儿的生长发育，子宫逐渐增大，使胃部受压，导致隔离食道和胃的阀门（医学名称贲门）交界处的肌肉松弛，胃内的食物或分泌物可逆流至食道，引起上腹部饱胀、胃部烧灼感等不适，这些不适感常从胸骨的底部延伸到咽喉的下方，也就是所谓的"烧心"。

"烧心感"在体位发生改变(由坐立位转变成卧位)，或者在咳嗽、用力排便等腹压增高的情况下更易发生。摄入酸性或刺激性食物后，"烧心"症状也会更明显。除了"烧心感"，孕妈妈也常伴有嗳气、反酸、中上腹部闷胀等不适。随着怀孕月份的增大，"烧心"的发生率也逐渐增高。这是因为随着子宫体积的增大，腹腔内压力和胃内压力也会升高，胃内容物就更容易倒流入食道下段，出现食物反流现象。

选择养胃的食物

蜂蜜性温和，健脾胃，有较高的医药价值，可在早晨起床后用温开水冲服。面食中养胃效果较好的有大米，一日三餐主食可改为面食；多吃富含β胡萝卜素的蔬菜和富含维生素C的水果，富含锌的食物亦可多食。大枣、豆腐、白菜、胡萝卜、山药、莲子等都是健脾胃的食物，可适当多吃。

建立合理的饮食习惯

1.吃饭要适量，不要吃得过饱，更要避免饥一顿饱一顿。胃部的膨胀更容易引起反流，孕妈妈可以采取少食多餐的方法，将一餐分成几次来吃，帮胃部减压。

2.吃饭时要放慢速度，细嚼慢咽。慢慢地咀嚼食物，可通过神经反射引起唾液和胃液的分泌增加，消化液增多食物会消化得更彻底。

3.睡前2个小时内不要吃东西，饭后半小时至1小时内避免卧床。

4.饭后可以嚼一块无糖口香糖，这能明显减轻胃食管反流病引起的不适症状。这是因为嚼口香糖可促进唾液的分泌，增加吞咽次数，更多的唾液被吞咽后冲掉了进入食管的胃液，同时刺激了食管肌肉收缩，促进了胃肠蠕动。

5.孕期早餐非常重要，孕妈妈们一定要重视。搭配合理的早餐可以帮助孕妈妈摄取均衡的营养，对胃黏膜也起到了一定的保护作用。经过一夜的休息，肠胃在早晨时开始加速蠕动，各种消化腺分泌增多，如果此时胃中没有食物，容易引起黏膜的损伤。

6.不要一次性饮入大量的液体，尤其是空腹时。

7.可以吃一些略带碱性的食品如苏打饼干来中和胃酸。

规律的生活作息

1. 进食后 1 小时内尽量不要躺下，如果需要平卧，可以垫高上半身。要尽量减少下蹲和弯腰等动作，可以用屈膝来代替。

2. 睡觉时可以多垫几个枕头，将头部垫高，让上半身微微仰起，这样可有效减少食物的反流。

3. 平时要穿宽松而舒适的衣服，特别是腰部周围要舒服，最好不要系腰带。

4. 餐后 2 小时内不要运动，否则可能会加重"烧心"的不适。

5. 保持愉快心情，做些轻松的事情，分散对身体不适的关注。

6. 室内要注意通风，保持空气流通，远离油烟味、鱼腥味及其他刺激性气味。

哪些疾病可能引起"烧心"？

如果孕妈妈的烧心症状比较严重，通过饮食和生活习惯的调整也不能缓解，那么就要考虑可能是患有某些疾病，最好去医院接受检查。

反流性食管炎　胸骨后烧灼感或疼痛是反流性食管炎的最初表现。这种症状多在食后1小时左右发生，半卧位、躯体前屈或剧烈运动时可诱发。在胸骨后烧灼感或烧灼疼痛发生前可有酸性液体或食物从胃、食管反流至咽部或口腔。此外还常有消化道外的表现，如呛咳、哮喘等不适症状。

胃溃疡　正常情况下，人的胃、十二指肠黏膜具有一系列防御和修复机制，可抵抗而维持黏膜的完整性及自身的功能。但是当某些因素损害了保护机制中的某个环节，就可能发生胃酸及蛋白酶侵蚀自身黏膜而导致溃疡的形成。胃溃疡常见的胃肠道症状及全身症状主要有嗳气、反酸、上腹胀、胸骨后烧灼感、恶心、呕吐等，部分患者还有失眠、多汗等植物神经功能紊乱症状。

孕味：胎宝宝需要优质蛋白

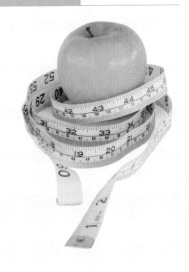

少吃多餐很重要

建议每天5~6餐，还可以多吃一些有养胃作用、易于消化吸收的粥和汤菜。在做这些粥的时候，可以根据自己的口味和具体情况添加配料，或配一些小菜、肉食一起吃；可以熬得稠一些，也可以熬得稀一些。如果体重增长过多，准妈妈就应该根据医生的建议适当控制饮食，少吃淀粉和脂肪，多吃蛋白质、维生素含量较高的食品，以免宝宝生长过大，造成分娩困难。

少吃点盐

怀孕8个月后除需大量葡萄糖供胎儿迅速生长和体内糖原、脂肪储存外，还需要有一定量的脂肪酸，尤其是亚油酸。此时也是大脑增殖高峰，大脑皮层增殖迅速，丰富的亚油酸可满足大脑发育所需。怀孕8个月后为了减轻水肿和妊娠高血压综合症，在饮食中要少放食盐。同时，饮食不可毫无节制，应该把体重的增加限制在每周350克以下。

爸比去哪儿了

从妊娠7个月开始，每周要测量一次体重。一般孕妇每周体重要增加0.5千克。孕妇的体重过重或不增加，都是不正常的表现，应及时到医院请医生诊治。准爸爸这个阶段要提醒并帮助孕妇称体重。

准爸爸应为分娩做好准备。在孕晚期，孕妈行动不方便，准爸爸就应该把家中的衣服、被褥、床单、枕巾、枕头拆洗干净，并在阳光下暴晒消毒，以备用。还要在妻子产前把房间清扫干净布置好，要保证房间的采光和通风情况良好，让妻子愉快地度过产期，让母子能够生活在清洁、安全、舒适的环境里。

产检指导：胎位不正怎么办

何为胎位不正

在孕中期，胎儿在宫腔中有较大的活动范围，因此经过胎动，胎儿会在宫腔中以各种姿势存在。随着胎儿增大，孕周增加，最常见的胎位为头位、臀位、横位。

绝大部分胎儿由于地球引力的关系以头位的姿势等待分娩，也就是胎儿的头部向着骨盆的出口。也有少部分胎儿由于母亲子宫狭长的关系、胎儿脐带缠绕或脐带过短的牵引、羊水原因、胎儿有畸形等，以及一些莫名的原因以头朝上，臀部朝向骨盆的出口，成为臀位的姿势等待分娩。在经产妇、悬垂腹以及腹壁松弛胎儿又不大的情况下，胎儿在宫腔活动范围大，胎儿采取横卧于子宫中，我们称为横位。在头位分娩属于正常

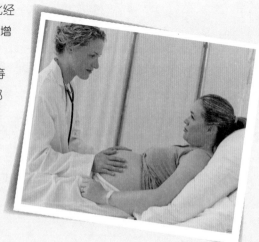

胎位。臀位、横位属于不正常胎位，我们统称为胎位不正。出现胎位不正时，分娩方式如何选择目前也是颇有争议的一件事。

胎位不正，孕妈妈有哪些表现

孕晚期时，臀位的孕妇会觉得胸口特别顶得慌，尤其吃饭不能吃多，吃一点就觉得不舒服；腹壁薄的孕妇会在剑突下触摸到胎儿圆圆的头。横位的孕妇宫高并不高，但子宫偏横，在腹部的一侧可以触摸到胎儿头部。

臀位知多少

臀位是由于胎儿的臀部在子宫的出口处，可分为单臀和全臀，单臀指胎儿双腿上举，只有屁股在骨盆入口处；全臀指胎儿双足和臀部都在骨盆入口处；当然还有一只脚在下面（单足先露）、单膝在下面（膝先露）等等。

臀位分娩的风险

由于臀位的先露部是臀和足，不规则，易使前羊水囊受力不均而发生早破水。当臀位发生早破水时，脐带容易顺着缝隙滑出造成脐带脱垂，威胁胎儿的性命。

臀位何时纠正，如何纠正？

1. 在孕中期出现臀位时孕妇不必紧张，可以顺其自然待胎儿自然旋转。

2. 当初产妇发生胎位不正时，一般在孕 30 ~ 32 周时主张孕妈妈自己做膝胸卧位，每天做 20 分钟，一周后再去医院检查。

3. 在孕 30 ~ 32 周出现胎位不正，还可以用艾草熏灸小脚趾外侧的至阴穴，通过疏通经络达到自行转胎。

4. 可以请有经验的妇产科医生通过手法外倒转。在操作前孕妈妈要做 B 超，排除胎儿畸形、脐带缠绕、羊水过少、胎儿宫内窘迫等情况，在胎儿安全的前提下操作。

具体操作：医生用双手缓慢操作，一手推胎头，一手向相反的方向推胎臀，边推动边听胎心。如果胎心发生变化，应立即停止操作，严密观察。

5. 孕期要多活动，做力所能及的劳动，通过孕妈妈的各种姿势的活动，使胎儿在宫内被动地运动，将胎位转成头位。

横位知多少

横位是胎儿以横躺着的姿势在骨盆入口上，因此无法使胎头入盆。当临近分娩时胎儿仍然是横位，易于发生早破水导致脐带脱垂。同时胎儿还会发生一只胳膊入盆并脱出阴道，称为"忽略性横位"。胎儿可因忽略性横位发生宫内窒息，以至于抢救不及时而胎死宫内。

胎位老变，要及时固定

横位多因经产妇、腹壁松弛或因子宫肌瘤或卵巢囊肿阻塞产道而发生。一旦发现横位应积极实行外倒转，将胎头推向骨盆入口，并以腹带固定。对胎位反复不固定的孕妇，也应在孕晚期及时在头位时给以腹带固定。

横位不可纠正时，及时剖宫产

当孕晚期胎位一直横位不能纠正时、临产后发现胎位为横位时，应果断采取剖宫产结束分娩，以保证胎儿安全。当然，如果有子宫肌瘤或卵巢囊肿阻塞产道，则必须采取剖宫产结束分娩。

头位也可能发生难产

头位属正常胎位，但头位也会出现头位难产，如胎儿颜面朝向骨盆出口（颜面位、额后位、额前位）；胎儿面部朝向母亲，后脑勺在直肠方向（持续性枕后位）；胎头以横径入盆，卡于骨盆中（持续性枕横位、胎头前不均倾位）；胎头枕后位，但不屈不伸（高直后位）等等，因为这些种胎头的位置，虽然是头位，但是仍然不一定能顺利地从阴道自然娩出，给母亲和胎儿都带来一定的风险，这些统称为"头位难产"。这些难产是在产程中逐渐形成，需要仔细观察及早发现。因此虽为头位，在分娩中仍然要提高警惕，及时发现异常及时处理。

一般出现头位难产时，母亲会出现子宫收缩乏力或者宫缩不协调，宫口不能如期开大，或者出现早破水、宫颈水肿、肠胀气、尿潴留、胎头不能随着产程的进展而下降等，使母亲呼痛不止，产程延长，进而出现胎儿宫内窘迫。

防头位难产，重在预防

预防头位难产首先要在孕期控制自身体重和胎儿体重，足月时胎儿不要太大。孕期母亲要适当运动，增加肌肉的弹性和韧性。孕期不能紧张和焦虑，放松心态，抱着车到山前必有路的良好心态迎接分娩，做到吃睡自如。临产后抓紧时间吃饭和睡觉，保持好的体力。要与医生护士配合好，听从他们的安排，抱着克服困难一定能自娩的信心完成分娩过程。凡是能做到如上所说的孕妇，分娩都会很顺利。反之精神紧张、休息不好、吃不下东西，会使宫缩不协调，不能给胎儿以很好的推动力，使顺产变难产。

胎位不正或头位难产，都要很好地与医护人员配合，该生生该剖剖，将怀孕与分娩的风险降到最低，最终达到母婴安全的目的。

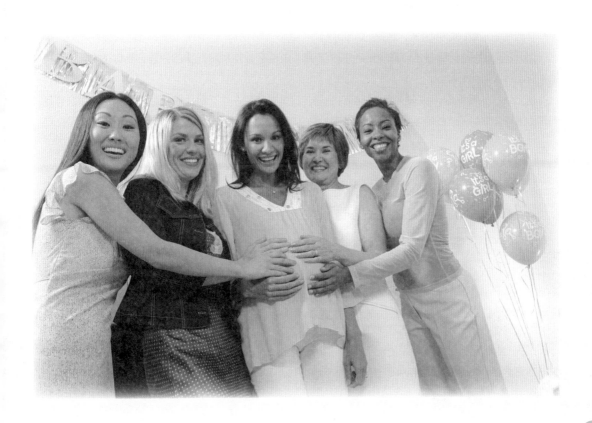

第9个月 做好迎接宝宝的准备
FROM 33 TO 36 WEEKS

身子日益沉重了，很多时候都非常疲惫。宝贝儿，妈妈知道你正在努力长大，好适应外面的生活，你放心，妈妈会保护你的。

胎宝宝：快快长大

孕33周

此时的胎儿身长约48厘米，体重约2200克。

胎儿的呼吸系统和消化系统发育已经接近成熟。此时应当注意胎儿头的位置，胎位正常与否直接关系到您能否正常地分娩。

宝宝现在头骨很软，每块头骨之间都有空隙，这是为宝宝在生产时头部能够顺利通过阴道做准备；但是宝宝身体其他部位的骨骼已经变得很结实，胎儿的皮肤也不再又红又皱了。

孕34周

胎儿身长49厘米，体重2300克左右。

胎儿现在圆圆的，开始变胖。皮下脂肪形成后将会在宝宝出生后调节体温。同时宝宝也在为分娩做准备了，宝宝的头转向下方，头部进入骨盆。

孕35周

胎儿身长约50厘米，体重约2500克。

宝宝的两个肾脏已经发育完全，肝脏也可以自行代谢一些东西了。35周的宝宝指甲长长了，有的可能会超过指尖。

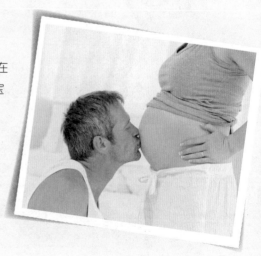

孕36周

胎儿仍然在生长，本周宝宝身长51厘米左右，体重约2800克。

许多孕妇现在又开始回到刚刚怀孕时的不舒服状态，你可能会感到肋骨下方不舒服，那是由于胎儿的脚或屁股顶在那里。许多孕妇在怀孕晚期感觉腰疼，因此，你要非常注意你的姿态，尽量不要有大的动作。如果需要弯腰拿东西，要弯下膝盖，呈坐姿，腰部要挺直，然后拿起物品，并且保持物品尽量靠近你的身体。

如果孕妈妈的工作需要长时间坐在办公桌前，那么一定要注意隔1小时左右就要起身活动一下。尤其是到了孕晚期，膨大的肚子会增加腰背部的负担，容易导致腰酸背痛，而长时间保持一个姿势不动，无疑更会加重腰酸背痛的症状。另外，工作中如果遇到需要提、搬重物等情况，孕妈妈要向身边人求助，千万不要逞强。

好孕：深呼吸，放轻松

有问题找医生，不要胡思乱想

胎儿在宫内与母亲是两个个体，孕妇不能左右胎儿的生长，但是孕妇自我减轻压力，可以使胎儿更健康地生长。有些孕妇对脐带缠绕、羊水多少、胎儿大小、胎儿性别过于焦虑，对医生的话也半信半疑。再加上孕晚期面临分娩压力，弄得自己茶不思饭不想，睡不安稳，平添许多烦恼。在此，建议孕妇有问题找医生咨询，不提倡有问题到网上瞎搜索，也不要把别人的经历套在自己的头上，自己吓唬自己。

分娩的3个信号

到了孕晚期，常见一些孕妈妈因为无法精确掌握产兆与入院的时机而发生徒劳往返医院的情形。其实，当胎儿生长发育到一定程度，妊娠周数到了37~42周时，会因母体内激素的变化，慢慢出现预告生产的代表性生理反应——见红、阵痛、破水三种征兆。

但三大产兆的出现并没有一定的顺序，会因人而异，那么，孕妈妈该如何观察自己的状况，判断入院时机呢？另外，这一时期有哪些现象是危险状况，需要赶紧到医院处理呢？

1 产兆1 见红

发生原因与征兆

怀孕期间的出血常让妈妈感到害怕与着急，但预产期前后出现的微量出血是正常的情形，孕妈妈不必紧张。在真正进入产程前，子宫会先开始收缩，促使子宫颈变薄扩张，这时子宫颈处的微血管便会有破裂的情形，伴随出现咖啡色或带黏性血丝的分泌物，这种现象称为见红。

入院时机

如果孕妈妈还没有出现规律阵痛或破水的征兆，而仅发现微量的咖啡色或黏性血丝，还不必急着赶往医院。发现见红后，短则几个小时，多则约一星期，才会真正进入产程，所以此时孕妈妈可先冲个澡，准备好生产需使用的相关物品，稍作休息，等阵痛变得规律或出血量渐增时，再前往医院待产。

注意事项

孕妈妈必须留意出血的量与颜色。如果发现出血量大且颜色鲜红，不管是否有阵痛，都要赶紧到医院检查，因为有可能是前置胎盘、胎盘早期剥离等需紧急处理的问题。

容易发生前置胎盘的高危人群包括曾经做过流产手术者、子宫曾经开过刀者、前胎剖宫产以及有前置胎盘史的孕妈妈。正常怀孕时，胎盘会附着在子宫的前、后壁或子宫顶部，如果胎盘附着位置过低，覆盖在子宫颈口的位置，便属于前置胎盘，此种情形容易出现大量出血，危及妈妈和胎儿的安全。除非妈妈没有定期做产检，否则前置胎盘的问题，大部分都会在产检时发现。

正常的状况下胎盘是在宝宝出生后才娩出，但如果胎盘在胎儿娩出前就先行从子宫壁上部分或完全剥离，即称为胎盘早期剥离，此时会造成大量的阴道出血，并产生下腹疼痛等症状。若有此类情形发生，需尽快至医院就医，以免在胎盘早期剥离后，胎儿得不到足够的血液供应而导致窘迫。孕妈妈受到外力撞击、本身是高龄产妇，或有妊娠高血压、妊娠糖尿病、子痫症及胎盘剥离病史，都属于胎盘早期剥离的高危人群。

2 产兆2 阵痛

发生原因与征兆

所谓的阵痛指的是妊娠足月后至胎儿娩出前，因子宫收缩所产生的疼痛感。当怀孕临近足月时，胎儿的生长发育已经基本完成，这时子宫便会开始收缩，促使子宫颈慢慢变薄，并使胎头缓缓下降。阵痛的启动机制是由多种因素共同引起的，包含了类固醇激素的变化、催产素和前列腺素的刺激、胎儿的引发和子宫肌肉的改变等。

阵痛时，孕妈妈的肚子会变硬，不痛时则变软。随着产程的进展，阵痛的频率、强度与持续的时间亦会随之增加。例如，一开始可能是每10分钟一次，每次阵痛持续10~30秒，后期则会变成每3~5分钟就收缩一次，每次会持续30~60秒。

那么，是不是感觉到阵痛就要马上去医院呢？也不是的。阵痛还有真性阵痛和假性阵痛之分，那孕妈妈该如何分辨真性阵痛和假性阵痛呢？从怀孕周数来说，真性阵痛是指子宫收缩促使胎头缓缓下降，所以会发生在产程真正开始时；而假性阵痛从孕妈妈怀孕第36周起就可感觉得到，而且它可以通过按摩或休息等方式得到缓解。

分辨两者大致可从子宫收缩的规律性、阵痛间隔的缩短、阵痛强度的递增以及阵痛感受的部位四方面来评估。真正的阵痛有其规律性，阵痛的频率会随时间增加，且间隔时间逐渐缩短，而假性阵痛的收缩频率不具规律性。另外，真阵痛的疼痛感会越来越剧烈，而假性阵痛强度较弱。阵痛时孕妈妈感受到的疼痛部位也有不同，真性阵痛时因为子宫剧烈收缩，孕妈妈整个腹部都会有剧烈的疼痛感，甚至扩展到后腰、背部；而假性阵痛只有下腹部或鼠蹊部有酸痛感，改变姿势或躺下，酸痛情形就可缓解。

入院时机

一般建议孕妈妈先自行观察阵痛的情形，等到真正的阵痛发生，且阵痛频率发展到每5~10分钟一次时，再准备入院待产。

很多孕妈妈会担心发生措手不及到医院的状况，心想为何不能先到医院待产呢？一方面很多医院有产床紧张的情况，如果孕妈妈离生产还早，一般会拒收，让孕妈妈回家等待；另一方面，即使能被收入院，如果孕妈妈尚未出现真正阵痛或子宫颈扩张尚未达到一定程度（一般约开两指），孕妈妈待产的时间会较长，而陌生环境只会徒增孕妈妈紧张的情绪。因此还是建议孕妈妈持续注意胎动，并视阵痛进展的程度，再前往医院。

注意事项

有些孕妈妈怀孕周数尚未达到足月（37周），即出现宫缩频繁的现象，这有可能会引发早产。此时建议孕妈妈尽量卧床休息与放松，若宫缩仍然持续，则须至医院就诊治疗，以免在胎儿未发育成熟时提早生产。

3 产兆3 破水
发生原因与征兆

羊膜破裂，使羊膜腔内的羊水从阴道流出称为破水。破水以怀孕37周为基准，低于37周发生的破水称为"早产早期破水"，医生经过评估后，会视当时的怀孕状况给予抗生素或安胎药物治疗，亦或进行催生，以避免后遗症；妊娠37周以上破水称为"早期破水"，因此阶段胎儿大致已发育成熟，医生大多不建议安胎处理，而是进行催生，以免宝宝受到感染。

破水后羊水流出，羊水外观呈现透明或淡黄色，没有特殊的气味。依破水位置的高低会有不同的症状表现，低位破水会出现大量自阴道涌出的液体，高位破水则只有断断续续、类似分泌物的液体缓慢流出。后者因羊水流出量较少，孕妈妈通常难以自己察觉。所以，如果发现异常分泌物，孕妈妈可先垫上护垫，观察后续分泌物的颜色与气味。另外，阴道分泌物多为酸性，羊水则为偏碱性，可用试纸检测是否破水。如果怀疑是破水，请尽快前往医院请医生详细评估。

入院时机

羊水如同是胎儿在妈妈肚子里的安全气囊，不仅具有减缓撞击、调节温度恒定的作用，同时也扮演了促进胎儿肺功能健全成长的重要角色。为了避免破水后造成子宫或胎儿的感染，不论怀孕周数如何，一旦发生破水，就要赶紧前往医院，医生会依怀孕周数以及孕妈妈的身体状况做不同的医疗处理。

注意事项

目前对于发生早期破水的原因仍无定论，也无法事先预防早期破水情况的发生。破水后若并发感染，则会伴随发烧、白细胞上升、分泌物有臭味等情形。所以，一旦怀疑破水，需尽快至医院就医检查治疗，也需留意是否有上述并发感染的征兆出现。

顺产要经过的3个产程

分娩过程是从最基本的子宫收缩开始，会表现出一定的征兆，即阵痛开始、见红和羊水破裂三种。表现形式和顺序因人而异，但只要出现其中的一种，就表明分娩即将开始。

1 第一产程

潜伏期 产程刚开始，进入潜伏期，子宫颈会慢慢变软，开始扩张，出现不规则收缩，平均每5~30分钟收缩1次，每次维持10~30秒。这期间，孕妇的意识很清楚，疼痛也控制在能忍受的范围内，可以散散步、练习呼吸技巧及放松心得。

活动期 进入活动期之后，子宫颈口会迅速扩张到8厘米，收缩情形较规则，平均每3~5分钟收缩1次，每次维持30~45秒。在这期间，孕妈妈会感到疼痛加剧，准爸爸可以轻微按摩腹部，帮孕妈妈分散，并随时注意提醒孕妈妈将小便解干净。

过渡期 子宫颈从8厘米到全开，就进入了过渡期。这时的子宫收缩规则而强烈，平均每2~3分钟收缩1次，每次约持续45~60秒。孕妇在这段时间会感到剧烈的疼痛，同时出现恶心、呕吐、想排便的感觉。这时，可以在宫缩时采取有节奏的浅呼吸，宫缩停止时全身放松，为后面的关键时刻留点精力。

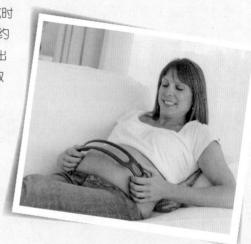

2 第二产程

此阶段为胎儿娩出期。通常初产妇的第二产程平均时间为1小时。这个时期，孕妈妈要集中精神配合医护人员的口令，需要用力时，将力量用在下腹部，休息时，尽量放松休息，或许胎儿娩出的过程会更顺利。

3 第三产程
此期间是从胎儿娩出至胎盘排出，平均约10分钟。体力消耗已尽的妈妈会感到很疲倦，但是有轻松的感觉。保持这种状态，配合医生指示，将胎盘排出，便完成第三阶段。

Tips **练习分娩时的呼吸技巧**

孕妈妈在"孕妇课堂"上一定已经学习了阵痛和分娩时的呼吸技巧了。拉玛泽呼吸法被认为是一种非常有效的减轻分娩阵痛的方法，如果你还不是很熟练，最好再温习一下。只有熟练掌握，到时候才能用得上哦。

精神饱满地迎接分娩
孕妈妈有时候会有一种焦躁不安的感觉，甚至情绪低落，这是一种常见现象，尤其是在孕期最后6周里，这种"孕期抑郁"现象更容易出现。因为在这个时候，漫长的妊娠过程已经让你筋疲力尽，还要为如何应付即将到来的分娩和"可怕"的严痛而心神不宁。幸好这些消极情绪不会持续太长时间，而且可以通过多休息得到排解。无论是工作还是操持家务，都别太累了，中午的时候睡上一觉，晚上早点上床休息。不要让郁闷堆积，经常给胎儿唱唱歌、共同欣赏音乐，与爱人、母亲或朋友谈谈心。

待产包及时准备好
在预产期的前几周，孕妈妈就应该把住院的东西准备好，一旦出现早产迹象，可以在最短的时间里赶往医院。生产住院需要准备的东西主要有：

盥洗用品	牙刷、牙膏、梳子、毛巾、拖鞋、吸管杯、卫生纸1提、大包湿巾1包。
妈妈用品	换洗衣物、卫生巾、一次性床单1包（剖宫产用）、前扣式的睡衣或哺乳衣、舒适的哺乳胸罩、内裤、出院时所需的衣服。
宝宝物品	奶粉1小罐、奶瓶2只、NB号纸尿裤1包、小盆2个、小毛巾2~6条、包巾2条、包被1床、新生儿衣服2套，冬天出生的宝宝还要为其准备出院时用的小帽子。
食品	巧克力、饼干、小蛋糕等，以备饥饿和补充体力时用。保温桶1个、饭盒1个，生完后吃饭用。

另外，《孕产妇围产保健手册》、身份证、医保卡、生育证等也是必备的，最好装在一个小袋子里，放在一个家人都知道的醒目的地方，情况紧急的时候能立即找得到。

孕味：注意低盐饮食

吃鹅蛋真的去胎毒吗

"胎毒"的说法，在我国东南沿海、江南一带特别流行，人们会认为胎儿在母体内染了毒气，若不去除，将来会引发宝宝很多疾病，如黄疸、湿疹、鹅口疮等，因此要想各种办法去除胎毒。

其实就看"各种方法"去胎毒，就可以明白都是瞎胡闹。如果是一个确定的症状或病情，应该会有一个标准的治疗方法，但就去胎毒的五花八门的方法来看，就知道随意性有多大，是多么地不科学。如果过去是因为不明白其机理，可以随性而为，而现在很多症状都找到了发病机理，就应该科学面对。如果随意处理，不但对宝宝无益，可能还会有害。

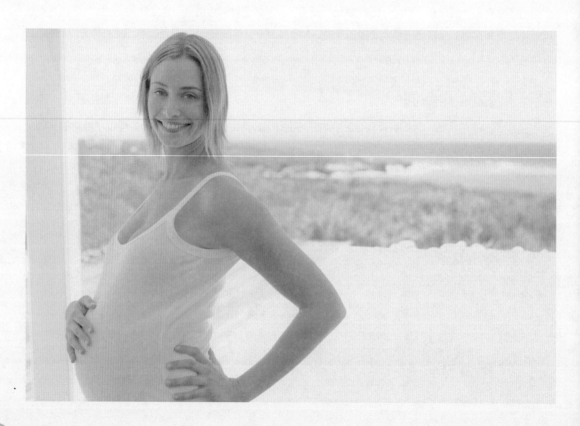

就宝宝湿疹而言，目前研究认为是宝宝过敏所致。因为宝宝肠道不成熟，肠壁的通透性高，消化能力弱，肠道内未分解的蛋白质很容易透过肠壁，使肠黏膜下的淋巴细胞致敏。最容易使宝宝过敏的食物是牛奶和鸡蛋，而具体的表现就是消化道症状和特异性皮炎。消化道症状主要是腹泻、吐奶和腹痛等；特异性皮炎主要是湿疹和奶癣，这可能就是民间传说的"胎毒"。

但这个"胎毒"不是要排，而是要防，防止宝宝过敏才是最关键的，重中之重在于争夺宝宝的第一口奶。有研究显示，自然分娩、母乳喂养可以有效地预防过敏，而且第一口奶尤其重要。另外，在哺乳期间妈妈应该避免自身过敏。牛奶或配方奶作为母乳的补充却是宝宝最主要的过敏原，所以尽量不要过早食用，如果一定要用，从预防角度考虑应该选择部分水解蛋白的配方奶。母乳喂养应该到宝宝1岁，并在6个月内不添加任何辅食，除了维生素D和铁。所以，没有必要在孕晚期吃鹅蛋排胎毒。

孕晚期吃鹅蛋和吃鸡蛋营养价值差不多，但鹅蛋较大，所以胆固醇含量也会较高，一定要适量，每天不能超过1个。

爸比去哪儿了

这个阶段，准爸爸应该和孕妈妈一起为宝宝布置一个充满阳光的卧室，并且为宝宝准备一个舒适的床铺，床的四周应有至少50厘米的床栏，两侧可以放下来。栏杆之间的距离不宜过大，也不可过小，以防夹住孩子的头和脚。床的四周要为圆角，无突出部分。新生儿的衣服一定要选用柔软、手感好、通气性和保暖性好、易于吸水的棉织品，颜色宜浅淡，这样容易发现污物。样式可以选用最常用的斜襟样式。衣服要宽大些，以便于穿脱。至少准备3件以上。另外，还要购买一些婴儿用品，如奶瓶、奶瓶刷、尿不湿、婴儿洗护用品等。

产检指导：胎心监护

从36周开始，准妈妈愈来愈接近生产日期，此时所做的产检，以每周检查1次为原则，并持续监视胎儿的状态。由于胎动愈来愈频繁，准妈妈宜随时注意胎儿及自身的情况，以免胎儿提前出生。腹部发硬、尿频严重、胎动有所减少、阴道血性的分泌物等症状，都是临近生产的征兆，准妈妈要时刻准备着哦！36周开始每次产检医生都会进行胎心监护，以了解宝宝的状况。

第10个月

好期待 见到他

FROM 37 TO 40 WEEKS

宝贝儿,你会选择什么时候跟爸爸妈妈见面呢?妈妈已经迫不及待了呢!早晨?中午?还是晚上?不管什么时候,妈妈都已经做好了准备。宝贝儿,来吧!

胎宝宝:已经做好了准备

孕37周

此时胎儿仍然在生长,本周宝宝身长51厘米左右,体重约3000克。

宝宝的头现在已经完全入盆,头发也已经长得又长又密。不必对宝宝头发的颜色或疏密有过多的担心,宝宝在出生后随着营养的补充,头发会自然变得浓密光亮。

孕38周

胎儿身长52厘米左右,体重3200克左右。

宝宝的头现在已经完全入盆,头部在盆内摇摆,周围有骨盆的骨架在保护,不会有什么危险。这样的位置也有利于宝宝有更多的空间放自己的小胳膊小腿。

现在胎儿身上覆盖的一层细细的绒毛和大部分白色的胎脂逐渐脱落,胎儿的皮肤开始变得光滑。脱落的物质和分泌物会随着羊水吞入胎儿的肚子里,储存在宝宝的肠道中,在宝宝出生后形成黑便而排出。

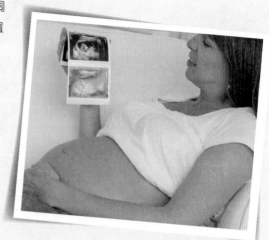

孕39周

胎儿身长53厘米左右,体重3200~3400克。

现在出生的宝宝是足月儿。随着现在营养给予的提高，宝宝出生时体重越来越重，有的宝宝出生时体重可以到4000克以上。通常情况下，男孩出生时的体重会比女孩重一些。

宝宝在本周的活动越来越少，似乎安静了很多，这难免加重孕妈妈的担忧。其实，只要胎动每小时大于等于3次，属于正常现象，不必担心。宝宝活动减少主要是因为胎儿的头部已经固定在骨盆中，随着头部的下降，宝宝很快就会和你见面啦！

宝宝的体重在本周会继续增加，脂肪的储备会让孩子在出生后进行体温调节。宝宝此时身体各器官都发育完成，肺是最后一个发育成熟的器官，通常是在宝宝出生后几个小时内肺才建立起正常的呼吸方式。

孕40周

40周是宝宝降生的时候。通常宝宝会在本周出生，有的也会提前或错后几天，37周到41周分娩都是正常的。如果宝宝比预产期推后一周依然没有要出生的迹象，要到医院咨询医生，因为过期妊娠有时也会有危险。

这一周，原来清澈透明的羊水变得有白色胎脂等物质漂浮，同时胎盘功能也开始退化，到胎儿生出后胎盘即完成了使命。

你的感觉

临近分娩，准妈妈会产生一系列的产前征兆。比如你的子宫颈会开始变薄，子宫颈口上的黏液会随着掉下，这时微血管也开始破裂，黏液内会掺杂一些血丝，你会发现内裤有一点红红的现象，这属于正常产兆。但如果是大量出血像月经的量，甚至比月经还多，或还伴随剧烈腹部疼痛，那么极有可能是胎盘早期剥离，准妈妈必须赶快就医治疗。

好孕：就像上战场一样

什么情况需要紧急就医

当孕妈妈突然发生不适时，即使不是产检时间，也要主动去医院就诊。尤其是孕晚期，孕妈妈属于高危人群，身体不适时有可能影响肚子里的宝宝，为了大人小孩都平安，紧急就医是比较谨慎的做法！

Tips 紧急就医时孕妈妈一定要带着产检手册，因为上面记录着孕妈妈的产检状况，是医生诊断时的参考依据，也是医生治疗的重要依据。如果紧急就医时的医生不是平时产检医生，也能尽快通过产检手册很好地了解孕妈妈的状况。

那么孕妈妈出现哪些情况，需要紧急就医呢？

1 胎动变化大
可能状况：胎儿宫内缺氧或其他问题

胎动是了解胎儿状况的重要方式，在怀孕中晚期，胎动变化大时要紧急就医。如果前一段时间胎动很规律，这几天胎动次数突然变少了，或到了该动的时候一动也不动了，或出现其他很大的变化，这些情况都说明胎儿在宫内有缺氧状况或其他问题，孕妈妈一定要及时看医生。

2 肚子痛
可能状况：早产、胎盘早剥

如果孕妈妈出现肚子持续剧痛，肚子发紧，还伴有下坠感，这时孕妈妈需要赶紧看医生，切不可拖延时间。因为这种情况有可能是宫缩了，孕妈妈有可能早产。

另外，还可能是胎盘早剥。胎盘早剥在怀孕晚期的发生率为0.5%～1%，一般较好发于有高血压、抽烟、多胞胎和子宫肌瘤的孕妇身上。胎盘早剥所产生的痛，通常是剧烈的撕裂痛。虽然伴随有阴道出血，但也有些胎盘早剥的病人，会感受强烈腹痛却无阴道出血的情况，这是因为其出血处位于胎盘后方，且被封存于子宫中。当胎盘剥离超过50%时，通常会引起孕妇凝血机制失常和胎儿死亡现象。

Tips **有些肚子痛是正常的**

1.随着宝宝长大，孕妈妈的子宫也在逐渐增大。增大的子宫不断刺激肋骨下缘，可引起孕妈妈肋骨钝痛。一般来讲这属于生理性的，不需要特殊治疗，左侧卧位有利于疼痛缓解。

2.在孕晚期，孕妈妈夜间休息时，有时会因假宫缩而出现下腹阵痛，通常持续仅数秒钟，间歇时间长达数小时，不伴下坠感，白天症状即可缓解。

虽然有些腹痛是正常的，但是不好辨识，因此还是建议孕妈妈谨慎对待，一旦出现异常请及时就医。

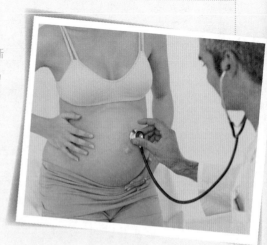

3 外阴有液体流出
可能状况：胎膜早破

如果孕妈妈感到外阴部有一股热乎乎的液体流出来，这就说明是破水了，此时，不管什么情况都必须赶紧到医院去。

破水是指羊膜破裂羊水流出的现象。正常的生产是在子宫口开大的过程中或子宫口开全、胎儿进入产道时才会开始破水。胎膜在临产前发生破裂，称为胎膜早破，发生率为5%～10%。胎膜早破如发生在妊娠不足37周者，称为足月前胎膜早破，如发生在妊娠满37周后，称为足月胎膜早破。胎膜早破后容易引起早产、脐带脱垂、胎儿窘迫等并发症，早产常诱发胎儿及新生儿颅内出血、新生儿呼吸窘迫综合症及吸入性肺炎。此外，胎膜早破对母体也有影响，如发生阴道上行性感染。

胎膜早破的发生原因很多，甚至有些是找不到原因的，因此一旦发生，孕妈妈不需要太慌张或自责，最重要的是及时就医。只要孕妈妈与医护人员积极配合，即使宝宝提早到人世报到，也会受到很好的照顾。

4 头痛、头晕
可能状况：妊娠高血压疾病、感冒

对于头痛、头晕，虽然普通的感冒也会引起，但是妊娠高血压疾病也可引起，有些孕妈妈患有妊娠高血压疾病自己却不知道，误以为头痛、头晕是感冒引起的。

妊娠高血压疾病是很严重的妊娠期并发症，是孕妇特有的病症。多数发生在妊娠20周后，病情严重者会产生头痛、视力模糊、上腹痛等症状，若没有适当治疗，可能会引起全身性痉挛甚至昏迷。妊娠高血压疾病还可导致胎儿生长受限、胎儿窘迫、死胎或新生儿死亡。所以，当出现头痛、头晕状况时，孕妈妈最好及时就医。

5 恶心、呕吐
可能状况：急性脂肪肝

按道理来说，妊娠反应一般出现在怀孕早期，到了怀孕中晚期，妊娠反应已经过去，不应该再恶心了。如果孕妈妈这几天老是感觉吃饭不好，还恶心、呕吐，甚至是脸发黄，这时孕妈妈必须抓紧时间到医院去。

在临床上有几种情况可以引起孕中晚期的恶心、呕吐，最常见、最典型的是急性脂肪肝。急性脂肪肝是妊娠特发性的，也就是说只在孕期发生。起病初期仅有持续性恶心、呕吐、乏力、上腹痛，数天至1周出现黄疸且进行性加深，常有高血压、蛋白尿、水肿，如不分娩病情会继续进展，出现凝血功能障碍、低血糖、意识障碍、昏迷及尿少、无尿和肾功能衰竭，常于短期内死亡。

因此，急性脂肪肝一旦诊断明确，不论病情轻重，病期早晚，都会尽快终止妊娠。如果孕妈妈就诊晚了，后果会非常严重，很可能抢救不过来。既往统计显示的母婴病死率高达85%，近来发病率有升高趋势，母婴病死率则显著下降。即使抢救过来，花费也在三四十万元，很多家庭都负担不起。因此，一旦中晚期有恶心、呕吐现象，一定要及时就医。

6 水肿严重
可能状况：妊娠高血压疾病

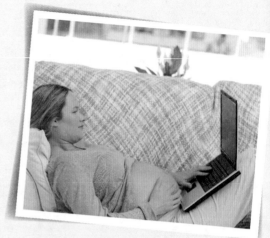

到怀孕晚期，当孕妈妈的子宫大到一定程度，有可能会压迫到下腔静脉，使静脉回流受阻，引起下肢水肿。随着怀孕周数的增加，水肿现象也会日益明显。如果孕妈妈脚肿了或小腿肿了，休息一晚上后就好多了，一般没什么事。如果水肿到大腿或肚子，而且按压时皮肤会明显地凹下去，这时要赶紧到医院看看，因为这有可能是患了妊娠高血压疾病。虽然患妊娠高血压疾病时不一定出现水肿，水肿也不一定是妊娠高血压疾病，但万一是的话会很危险。所以如果孕妈妈水肿严重的话，还是建议赶紧去看医生。另外，如果孕妈妈之前没有水肿，1周后就肿得很严重，也要提高警惕。

7 皮肤瘙痒
可能状况：妊娠期肝内胆汁淤积症

如果孕妈妈感到皮肤很痒，有时痒得受不了，那么可能得了妊娠期痒疹。妊娠期痒疹在孕期比较常见，但是，皮肤瘙痒除了是妊娠期痒疹外，还可能得了妊娠期肝内胆汁淤积症。

瘙痒是妊娠期肝内胆汁淤积症的最典型表现，大部分患者会感觉皮肤瘙痒，而皮肤表面并没有异常。瘙痒一般从手掌和脚掌开始，然后逐渐向肢体近端发展。瘙痒常呈持续性，白昼轻，夜间加剧。瘙痒发生后部分患者可在数日至数周内出现黄疸，与瘙痒相同，黄疸也是从手心、脚心这些肢体的远端开始变黄。

妊娠期肝内胆汁淤积症主要出现在孕晚期，对孕妇无明显危害，也不会遗留慢性肝脏病损，瘙痒和黄疸也通常于产后1~2周自行消退。但是，妊娠期肝内胆汁淤积症对胎儿的危害很大，可造成母儿间氧和营养物质交换的障碍，导致胎儿宫内发育迟缓、胎儿宫内缺氧，甚至发生胎死宫内的严重后果。胎儿的宫内死亡常常是突然发生的，难以预测。所以当孕妈妈出现瘙痒症状时，也一定要及时就医检查。

8 外阴出血
可能状况：前置胎盘、胎盘早剥

如果孕妈妈在中晚期有出血情况，一定要尽快到医院去。孕晚期常见的出血原因是前置胎盘，前置胎盘的出血特点是无痛性的，即有大量出血但肚子不疼。由于不伴疼痛，有的孕妈妈晚上睡觉时大量出血，醒来时发现被褥都被血浸透了，有的甚至直接休克了。

还有一种出血情况是胎盘早剥。正常情况下，胎盘是在胎儿生出来以后才从子宫壁上剥脱下来的。胎盘早剥时，孩子还没生，胎盘已经从子宫壁上剥脱下来，就会引起出血，这种出血往往伴有疼痛，但也有个别后壁胎盘早剥不伴疼痛。

分娩麻醉知多少

怀胎十月，一朝分娩，一想到分娩的疼痛，孕妈妈们就会感到恐惧。如今随着分娩镇痛技术的不断发展与应用，已经最大程度上减轻了分娩的疼痛。虽然手术麻醉是很平常的事，但分娩时采取的麻醉方式还是让许多孕妈妈在生产前忐忑不安。事先了解一些分娩麻醉的基本知识，妈妈们才能更好地配合助产人员，安心度过产程。

1 剖宫产麻醉

剖宫产常选用的麻醉方式有硬膜外麻醉、腰麻和腰硬联合麻醉。

连续硬膜外麻醉是过去剖宫产首选的麻醉方式，其麻醉效果良好，麻醉平面和血压较容易控制，对母婴安全可靠。但存在起效慢，阻滞不完善，骨骼肌松弛欠理想等缺陷。

腰麻具有起效快、作用完善、骨骼肌松弛理想的优点，但对血液动力学影响大。

腰硬联合麻醉既有腰麻用药量小、潜伏期短、效果确切的优点，又具有持续硬膜外麻醉的灵活性，并且留置的硬膜外导管可用于术后镇痛。近年来将这种麻醉方法广泛应用于产科手术。

麻醉方法 打麻醉时需要产妇侧躺并弯腰抱膝，呈"煮熟的大虾"状。用专门的细针，从后背处脊柱的棘突间隙进针，将麻醉药注入脊髓末端的空腔处，使药物能够进入珠网膜下腔，从而达到下半身止痛的作用。

麻醉效果 麻醉过程中孕妈妈的意识是清楚的，也能自行呼吸，只是下半身完全失去感觉与运动的能力。因为控制排尿的神经作用也被同时阻断，所以需要放置导尿管来预防尿潴留。

麻醉注意事项 在实施麻醉的过程中，孕妈妈应如实地回答是否有麻、痛或"过电"等感觉，以便麻醉师及时调整用药。如有不适感，要及时告诉医生，避免出现危险情况。

麻醉副作用 剖宫产所采用的区域麻醉方式止痛效果良好，危险性较低，对妈妈和宝宝几乎没有影响，但可能会有头晕、恶心、呕吐、胸闷、发抖等副作用。

Tips 了解全身麻醉

如果产妇有凝血障碍、精神障碍或其他一些严重的疾病不适于作椎管内麻醉时，最好采用全身麻醉。全身麻醉具有诱导迅速、低血压发生率低、通气良好等优点。但由于麻醉药物是由静脉注入的，有可能经由胎盘进入胎儿体内，即妈妈麻醉的同时宝宝也被麻醉了。若用药不当可能引起新生儿呼吸循环抑制，产妇使用全身麻醉的最大的危险在于容易呕吐或反流而致误吸。全麻的操作管理较为复杂，要求麻醉者具有较全面的技术和完善的设备条件，对产妇及胎儿的危险性较区域麻醉高。

---

2 会阴侧切麻醉

会阴侧切术是产科常见的手术，是为避免会阴及盆底组织不规则裂伤，而采取局部会阴剪开。采用局部麻醉，也就是从皮下组织局部注射麻醉剂，麻醉起效快，操作简单、易掌握。药效在注射后1小时内退去，局部的感觉可慢慢恢复。整个过程产妇是清醒的，能清楚地感到缝合时的触觉，但感觉不到疼痛。除非对注射的药物过敏，一般不会引起并发症和麻醉药物反应。

3 分娩镇痛麻醉

每位孕妈妈都希望生宝宝的过程是安全舒适、无痛苦的，所以分娩镇痛一直是国内外医学界十分关注的课题。通过大量的临床研究表明，镇痛可缩短产程，减少剖宫产率及产后出血率，不同程度地提高了分娩期母儿的安全性。

吸入镇痛 笑气即氧化亚氮(N_2O)，为无色、有甜味的惰性气体，化学性能稳定，不燃烧、不爆炸，对呼吸道无刺激，是目前使用最广泛的吸入性镇痛药物。使用笑气镇痛既不会影响妈妈分娩的过程，也不会抑制胎宝宝的呼吸和循环功能，镇痛效果较好。特别适合那些能够顺利生产，但又希望适当减轻分娩疼痛的产妇。

椎管内镇痛 椎管内镇痛是指麻醉医生在产妇的腰部硬膜外腔放置导管，当宫口开到2～3厘米时注入麻醉药物。一般药效持续1个半小时或更长，可以不断给药直到分娩结束。

由于是椎管内用药，麻醉效果十分显著，注入药后产妇就能感觉宫缩疼痛明显减轻。疼痛减轻很大程度上消除了孕妇的恐惧及焦虑心理，有利于宫口扩张。同时，由于疼痛缓解，体力消耗减少，等到第二产程（宫口开全）后，孕妈妈在助产士的指导下正确运用腹压，有效用力，明显缩短了产程，降低了剖宫产率。

孕味：为冲刺补充能量

摄取营养要充分

到了孕10月，孕妇应充分摄取营养，进餐的次数每日可增至5餐以上，以少食多餐为原则，应选择体积小、营养价值高的食物，如动物性食品等，减少营养价值低而体积大的食物，如土豆、红薯等。在这个月应该限制脂肪和碳水化合物等热量的摄入，以免胎儿过大，影响顺利分娩。为了储备分娩时消耗的能量，你应该多吃富含蛋白质、糖类等能量较高的食品。

维生素K的作用

在妊娠后期，孕妈妈应注意摄食富含维生素K的食物，以预防产后新生儿因维生素K缺乏引起颅内、消化道出血等。

维生素K有"止血功臣"的美称，经肠道吸收，在肝脏能生产出凝血酶原及一些凝血因子。若维生素K吸收不足，血液中凝血酶原减少，易引起凝血障碍，发生出血症。预产期前1个月的孕妇，就应注意每天多摄食些富含维生素K的食物，如菜花、白菜、菠菜、莴苣、苜蓿、酸菜等。

爸比去哪儿了

准爸爸在这个时期应该把一切都准备好，随时准备迎接宝宝的到来。在妻子生产时，丈夫要准备好充足的水、点心或妻子平时喜欢吃的小零食，最好再准备一些巧克力，随时补充能量。

临近产期，孕妈妈及家属要做好分娩的思想准备，可以多阅读一些有关的分娩书刊，了解分娩过程，做到心中有数。准爸爸还要陪同孕妇到产房去看一看，孕妇如果对产房有所了解，可以减缓紧张的心情。

产检指导：决定分娩方式

每周一次产检

从38周开始，胎位开始固定，胎头已经下来，并卡在骨盆腔内，此时准妈妈应有随时生产的心理准备。在未生产前，仍应坚持每周检查一次，让医生进行胎心监护、B超检查，了解羊水以及胎儿在子宫内的状况，并根据胎位决定分娩的方式。

过期妊娠，淡定的胎宝宝

有些孕妈妈过了预产期仍没有产兆，她们往往比较焦急，总觉得这是不正常的，担心胎儿会出什么问题。下面我们就来仔细说说这个问题。

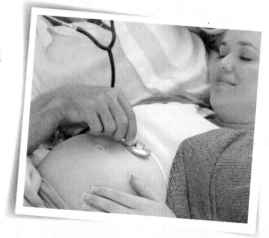

你算对预产期了吗

首先，我们看看预产期是如何计算的。月经规律（月经间隔28～30天左右）的孕妇，从末次月经来的第一天开始计算，往后推40周（280天），即为预产期。简单的算法为末次月经的月份加3或者减9，日期加7。

而月经不规律的孕妇，要根据怀孕3个月之内的超声，根据胎囊大小或者胎芽的长度，计算胎儿的孕周大小，核对预产期，此时计算比较准确。如果没有孕早期超声，也可以根据两次孕中期的超声结果，结合胎儿双顶径、股骨长的生长速度，推算孕周。但因为3个月以后，胎儿大小会有稍大差异，这种方法推算预产期只是相对准确。

37～42周之间分娩都属正常，过期妊娠（≥42孕周）则属高危妊娠。

人们常以"十月怀胎，一朝分娩"和"瓜熟蒂落"来形容妊娠到期后的分娩。在自然临产的产妇中，仅5%左右正巧在预产期分娩，85%左右在预产期前后分娩。在孕37～42周之间分娩，都属正常。另有5%~12%的孕妇至妊娠≥42孕周分娩，称为"过期妊娠"。过期妊娠对胎儿可能带来不良后果，属于高危妊娠，所以应尽量避免。

过期妊娠的原因

临床原因不明确，考虑可能与以下因素有关：

多与母亲身体素质较差或内分泌紊乱有关。	头盆不称时，胎先露部对子宫颈及子宫下段的刺激不强亦造成过期妊娠。	过期妊娠常常在某个家族或某个个体中反复出现，提示可能和遗传因素有关。

过期妊娠的自我预防

1.加强孕期保健，保证孕期营养均衡，整个孕期体重增长12.5千克左右，适当活动。孕37周以后，每次饭后都可以散步30~60分钟，有利于顺利分娩。

2.在妊娠最后几周适当地刺激乳房，对避免发生过期妊娠有一定的效果。此时刺激乳房就像给孩子哺乳一样，引起脑垂体后叶分泌的催产素增加，使子宫平滑肌收缩，诱导分娩。刺激乳房一般宜在妊娠37~39周时进行，直至分娩。孕妇自己用指尖刺激乳头、乳晕以及乳房其他部位，每侧乳房刺激15分钟，然后交换。每次进行1小时，每日3次。也可以抚摸乳房：孕妈妈可以自己或由丈夫用手指按摩、抚摸乳房，每次15分钟，每日3次。应注意刺激乳房前一定要做好清洁卫生。

过期妊娠的医学预防方法

鉴于过期妊娠可能给胎婴儿带来的不良后果，医学专家主张"瓜熟蒂不落，适时应摘取"。在核对孕周无误的情况下，孕40周时，如果孕妇没有产科或内外科合并症，超声及胎心监护正常，可以在家自数胎动监护，若胎动良好，则每3天至医院做一次胎心监护。若孕周≥41周仍无产兆发生，孕妇应及时住院引产，在42周之前结束妊娠。

足月引产的指征

1. 母体患妊娠期糖尿病。

2. 母体患高血压或者子痫前期。

3. 胎儿估计体重偏大（3800克）以上，母体骨盆条件好，可以在预产期前引产。

4. 怀孕≥41周的孕妇。

5. 胎膜早破的足月妊娠。

6. 足月羊水减少。

7. 其他。

足月引产的方法

根据孕妇的超声、胎心监护、宫颈成熟度情况，决定引产方法。宫颈成熟度应用Bishop评分，即根据宫颈的软硬度、位置、长度、是否开大、胎儿先露在骨盆的位置等给予评分。大于等于6分为成熟，适合缩宫素静脉点滴引产；小于6分，用前列腺素阴道放药引产。而宫颈评分不成熟，伴随羊水减少或者胎心监护无反应型，应该用缩宫素点滴法引产，过程中一旦发现胎心减慢，可以迅速停止用药，减少宫缩对胎儿的压力，便于及时结束妊娠。

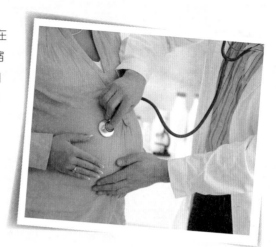

足月引产可能发生的问题

1. 引产失败。

2. 可能导致宫缩过频、过强，这时需要及时调整用药，若仍不见效，可能需要剖宫产。

3. 可能致胎儿宫内窘迫。当胎心监护提示胎儿缺氧时，需及时剖宫产结束妊娠。

4. 可能导致产程过快、急产、软产道裂伤。

5. 羊水栓塞。

6. 药物过敏。应用缩宫素不会引起过敏，因孕妇本身体内就有此物质。前列腺素不能用于青光眼及哮喘孕妇。

7. 其他。

连续引产两天失败，可以休息一天再引产，直到41周+6天再剖宫产。也可以引产两天失败后要求剖宫产。

足月引产需要说明的问题

1. 药物本身对胎儿和孕妇没有毒副作用。

2. 应用缩宫素静脉点滴与前列腺素阴道放药各有利弊，有其应用的实用性和有效性。医生会根据自己的临床经验、孕妇的宫颈 Bishop 评分及是否合并羊水减少，决定用药方法。

3. 应用过程中严格按照规章监护孕妇的生命体征，按规定听胎心，做胎心监护，及早发现引产引起的胎心减慢、宫缩过频等问题，及时调整缩宫素的静脉点滴浓度和滴数，尽可能使宫缩间隔 2 ~ 3 分钟一次，持续 30 ~ 40 秒。前列腺素刚开始引起的宫缩容易频繁，但持续时间短，不影响胎心变化，可能改善宫颈的 Bishop 评分，为第二天应用缩宫素点滴引产做好准备。

4. 没有合并症的孕妇，只要胎心监护正常，超声结果在正常范围，可以在 41 周 + 3 天或者 41 周 +4 天引产，不做强求。如果合并产科并发症如羊水减少、糖尿病、高血压，应该听取医生建议，及时引产结束妊娠。

5. 引产成功，宫口开大 2 厘米时需进入产房行人工破水，了解羊水性状，是否黄色污染，再决定能否继续试产还是剖宫产。

6. 有些孕妇没有合并症，超声和胎心监护正常，不想引产，想在严密监护下，等待 42 周的剖宫产指征出现，直接要求剖宫产。这种想法不可取，会人为地失去自然分娩的机会。

揭秘顺产全过程

GIVE A BIRTH TO CHILD

对于第一次生宝宝的准妈妈们来说，产房是神秘的，分娩更是一个未知的过程。在这一章节，我们就来详解一下产房中自然分娩的整个过程，纠正常见的分娩认识误区，并学习几个分娩动作技巧及呼吸方法帮助准妈妈缓解分娩痛楚。

生孩子这事儿真的急不得

第一产程：子宫颈扩张期，分娩前的漫长前奏

一般意义上讲，自然分娩的全过程，从子宫有规律地收缩开始，到胎盘娩出结束。但是对于孕妈妈而言，分娩前的待产更加漫长。下面就让我们了解一下这个漫长的第一产程，一起学习如何轻松应对。

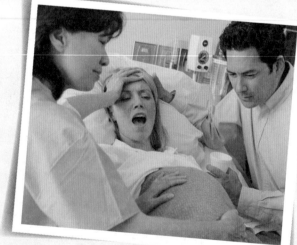

第一产程是子宫颈扩张期

第一产程，即宫口扩张期。是指从规律宫缩开始到宫口开全（约为10厘米）的过程。此时子宫的收缩间隔越来越短，从开始的每隔5～6分钟收缩30秒以上，到每隔2～3分钟收缩50秒。此时孕妈妈常有腰酸及腹部下坠感。

这个阶段大约要持续11～12个小时。初产妇大约12～16小时，经产妇大约6～8小时。这是整个分娩过程中时间最长的一个产程。

宫口开到3厘米之前，孕妈妈可以随便走走。宫口开到3厘米以后，最好左侧卧在床上，以免子宫压迫下腔静脉，影响胎盘血液供应。

第一产程里准爸爸做点什么

1 临产的早期，孕妈妈刚感觉到宫缩的时候，通常还能有说有笑，这时准爸爸要做一点加速妻子产程的事情。搀着妻子去散步吧，不但能转移对疼痛的注意力，还可以帮助缩短第一产程，让你们早一点见到小宝宝。

2 在整个第一产程，准爸爸们每过1小时就要提醒孕妈妈去排一次小便。排空膀胱能更好地帮助胎宝宝的头下降，孕妈妈的身体也会比较轻松。

3 时间一点点过去，孕妈妈疼得很难笑出来了。每当宫缩来临时，准爸爸应该一边对妻子说些抚慰的话一边给妻子按摩腰背部，或者拥抱下妻子给予精神鼓励。

4 第一产程的时间会很长，准爸爸要在孕妈妈宫缩的间歇为其补充能量。可以喂妻子喝点水，吃点巧克力，因为后面还有硬仗要打啊。

5 学过呼吸放松法的孕妈妈和准爸爸们，这时要好好配合做呼吸放松。特别是准爸爸们要提醒妻子，因为孕妈妈疼起来好多事情就搞不清楚，但是准爸爸是明白的，要帮助妻子放松。

6 准爸爸一定要掌握好送妻子去医院的时间。到医院后，除了要办各种手续外，还要充当孕妈妈和医院工作人员与医生的中间人角色。

孕妈妈尽可能放轻松

在第一产程中，孕妈妈非常辛苦，精神和体力的消耗都是巨大的。教你以下几个小招数，帮你在这漫漫的十几小时里轻松一点。

听听音乐上上网，尽量轻松心情，转移注意力。

每2～4小时排尿一次，使膀胱空虚，勿阻碍胎头下降。

若胎膜未破，经医生同意，可在待产室内行走活动。

少食多餐，补充营养，多多休息，保存体力。

宫缩疼痛时，呼吸减痛或请家人帮助按摩减痛。

第二产程：胎儿娩出期，分娩进行曲的高潮部分

第二产程是胎儿娩出期

第二产程即胎儿娩出期。指从宫口开全到胎儿娩出。此期宫口已开全，胎膜已破，宫缩持续时间延长达50秒至1分钟，间歇1~2分钟，再次宫缩时出现排便感。此时应深吸一口气，努力向下屏气，以增加腹压，协助胎儿娩出。胎儿娩出后新妈妈会感到突然轻松。

一般来说，初产妇第二产程持续时间不超过2小时，平均是1小时左右。经产妇可能缩短至15~20分钟。

为达到经阴道自然分娩，胎头在下降过程中必须不断适应产道径线的变化。分娩的高峰已经来临，你的宝宝即将出生。

360° 详解第二产程

1.胎头接近阴道口 胎头移动到接近阴道口，由于胎头压迫骨盆底，外阴和肛门部位显得膨出。不久就会看见胎头随着宫缩向前移动，当宫缩消失时可能会后退少许。不要泄气，这是正常的。

2.看见胎头顶部 当看见胎头顶部时，不要太用力。如胎头娩出过快，会阴可能会撕裂。要放松，喘喘气，慢慢来。

会阴如有撕裂危险，或胎儿困窘，会实施会阴切开术。当胎头扩张阴道口时，会有刺痛感，接下来是麻木感。因为阴道组织扩得很薄时，阻滞了神经传导。

3.胎儿头部娩出 胎儿头部娩出时，面部朝下。医生会检查脐带，看看婴儿颈部有没有被脐带缠住。然后，婴儿头部转向一侧，使头与两肩保持在一条线上。医生清洁婴儿双眼、鼻及口腔。

4.胎儿全身娩出 随着母体继续宫缩，婴儿身体滑出母体。医生会把手放在婴儿腋窝下将扶出他并放在你的腹部。

这时婴儿还连着脐带，皮肤上覆着胎脂并有血液的条纹，会哭。医生会再次清洁婴儿的呼吸道，必要时会给予氧气。

孕妈妈所要知道并配合的

1.强烈分娩愿望 娩出胎儿是所有孕妈妈本能的强烈欲望。应作深呼吸，使压子宫的横膈膜下降促进娩出胎儿。然后屏住呼吸，双膝略弯曲并往下用力。

2.肌肉作用力 所有的肌肉作用力应该往下往外，平稳、持续、渐进。使得阴道组织和肌肉有时间伸展和容纳胎头，避免会阴撕裂或采用会阴切开术。

3.施加产力 宫缩中你应该施加产力。你的

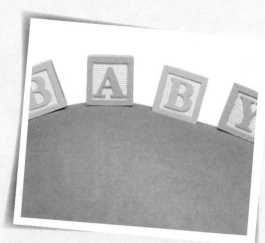

产力是在协助子宫娩出胎儿。因此在每次宫缩最强烈的时候施加产力，对娩出胎儿帮助最大。

4.有意识放松　分娩时，孕妈妈要有意识放松骨盆底和肛区这部分肌肉。但在每次宫缩结束时不要放松得太快，放松缓慢胎儿才能保持娩出进程。

第三产程：胎盘娩出，漫长的孕育历程终结曲

第三产程是胎盘娩出期

第三产程是指从胎儿娩出至胎盘娩出为止的一段时间。这时宝宝已经出生了，但是胎盘尚在子宫内没有娩出。此时，新妈妈会有顿感轻松的感觉。但是没过几分钟，子宫又开始收缩，将胎盘从子宫壁上剥离下来，并且排出体外。

第三产程一般需要十几分钟。这时，整个分娩过程也就结束了。

新妈妈和新生宝宝的情况

1.新妈妈的感受　胎宝宝娩出，新妈妈顿觉腹内空空，产道也如释重负。由于整个过程消耗了极大的精神和体力，新妈妈身心疲惫不堪。但是内心充满了幸福与喜悦，啊！终于顺利地把宝宝带到这个世界了！我的宝宝终于降生了！迫不及待地想看看自己的小毛头。

2.新宝宝的情况　娩出后随着第一声啼哭，小宝宝建立了自主呼吸，输送母体血液的脐带没有用处了，因此被剪去。

第三产程产后处理

在胎盘娩出后，如果会阴部有伤，医生会马上进行缝合。按医生所示体位继续配合并最后忍耐吧。因为会阴在分娩时受到了极大的压迫，所以此时倒不会太疼痛。甚至有些新妈妈还没感觉到疼痛，会阴就已经缝合完毕了。

产后2小时左右，如果没有问题，新妈妈就会被送回病房休息。

分娩前医生会查什么

评估孕妈妈的健康状况

1 心脏功能

首先要评估孕妈妈的心脏功能。一般情况下，在孕期医生会通过问诊及心电图、超声心动图就应该清楚地了解心功能分级。当孕妈妈心功能在II级以上，或患有先天性心脏病、严重心肌供血不足等情况时

应该到三级综合性医院分娩。

2 肝肾功能

孕期通过生化检查、尿液检查、B超检查，就可以了解。孕期发现肝肾功能异常应积极治疗，并且要在分娩前使肝肾功能恢复到正常范围。

3 脏功能

通过问诊及听诊可以检查到肺脏的情况。孕妈妈如果有呼吸系统疾病，如气管炎、肺炎等应到综合性医院分娩，这样会更安全。

4 传染病

孕期应通过艾滋病、梅毒、乙肝、丙肝筛查，孕妈妈如有异常应到传染病医院待产分娩。

5 血型

通过查血型，可以为预防产时出血做好准备。母亲血型是O型或Rh（－）同时应查父亲血型，以防ABO和Rh溶血的发生。

6 甲状腺功能

由于甲状腺功能的好坏直接关系胎宝宝的健康，因此应检查甲状腺功能，了解孕妈妈是否有甲亢和甲减，以防婴儿出现异常。

7 凝血功能

孕妈妈通过血液的凝血机制检查，可以了解血凝状况；通过血常规检查可以了解孕妈妈是否贫血、是否有炎症、是否血小板减少等。贫血和血小板减少的孕妈妈在分娩时都易于发生产时和产后出血。

8 白带检查

通过白带检查可以知道孕妈妈是否患有霉菌性阴道炎、滴虫性阴道炎、细菌性阴道炎、B型链球菌感染等情况，以免威胁母婴健康。通过宫颈防癌的检查，了解宫颈有无病毒感染、炎症等情况。

总之，以上检查均应在孕期逐步检查、诊断及治疗。

对胎儿的检查

在分娩前还应通过孕期的检查了解胎儿发育、畸形筛查及胎儿附属物的情况，以免分娩前措手不及。

1 胎儿有无畸形

孕期通过胎儿颈部透明层、唐氏筛查、无创DNA、羊水穿刺等，筛查21-三体、18-三体等染色体畸形；通过B超筛查口唇、肢体、脏器、神经管的畸形；通过胎儿超声心动图筛查胎儿先天性心脏病。但是对于精神神经系统、视力、听力、内分泌等方面的畸形无法查出。

2 胎儿大小是否正常

胎儿大小是否符合孕周，确定胎儿个数，胎儿有无宫内发育迟缓、巨大儿等，胎儿的位置是否正常等问题，可以通过详细的问诊和四步触诊检查得知。胎儿如果是头位，要检查胎儿是否已经入盆，有无骑跨于耻骨上不利于自娩的因素等。

3 胎儿宫内是否安全

胎儿在宫内有无缺氧，有无脐带缠绕，这些可以通过B超和B超的脐血流比值的测定、胎儿生物物理评分得到了解，还可以通过胎心监护得到监测。

4 胎盘功能

通过B超可以了解胎盘功能如何，是否成熟，有无钙化、胎盘后血肿等，胎盘是否在正常位置，有无低位胎盘、帆状胎盘、前置胎盘等。了解羊水多少，有无羊水过多过少，是否适于胎儿生存，是否利于胎儿自然分娩。

做骨盆测定及阴道检查决定分娩方式

分娩前当孕妈妈入院，医生要认真复习门诊病历，了解孕期检查的所有情况，如果有缺项和不足，要及时补查。有无孕晚期并发症、是否用药、有无传染病史等。对于自然分娩的孕妈妈当临产来到医院时，医生要进行身体检查：测量血压、体温、脉搏、听心肺、摸肝脾。检查子宫大小、羊水多少、胎位、胎头是否与骨盆衔接、胎头入盆程度，了解宫缩情况。

1 骨盆的测量

一般孕期32周后医生都要例行骨盆的检查，分娩前医生还要进行骨盆的再测量，了解骨盆的大小和有无妨碍分娩的因素，结合胎儿的大小进行鉴定。

2 阴道检查

要消毒检查外阴有无水肿、静脉曲张；宫颈消失的程度、软硬度、位置；宫口开大多少，宫口边有无水肿或增厚；胎膜是否突出、有无阴道流水；儿头入盆后头尖所在的位置，有没有产瘤，与宫口是否密闭，与骨盆是否相称；宫缩时儿头是否下降等。

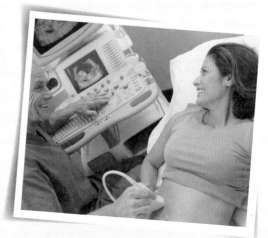

分娩时，胎儿在做什么

胎头入盆

　　进入妊娠晚期，腹中的胎儿就已经为出生做好了准备。他会以头朝下、臀朝上、全身蜷缩的姿势等待时机。在分娩开始前，胎儿头部首先会通过母体的骨盆入口进入骨盆腔，以适应产道，这就是医学上所说的"入盆"。入盆是正常分娩的第一步，表明胎儿有经过阴道分娩的可能。

　　入盆的时间因人而异，多数初产妇大约在预产期的前两周胎头开始进入骨盆腔。经产妇入盆时间则较晚，往往在临产前后。但少部分初产妇会在数天内完成入盆的整个过程。

　　入盆后孕妈妈没有什么特殊的感觉，照镜子时可能会发现肚子靠下了，同时还会觉得上腹部较前舒适，饭量增加，连呼吸都轻松了不少。这些都是由于胎头入盆后使宫底下降所引致。

胎头下降

　　由于女性骨盆特殊的生理结构，使得骨盆出口平面的最大直径是前后方向的。胎儿为了适应母亲产道的形状和大小，胎头入盆后会自发主动地采取一连串动作，使胎头以最小径线通过产道，配合母亲分

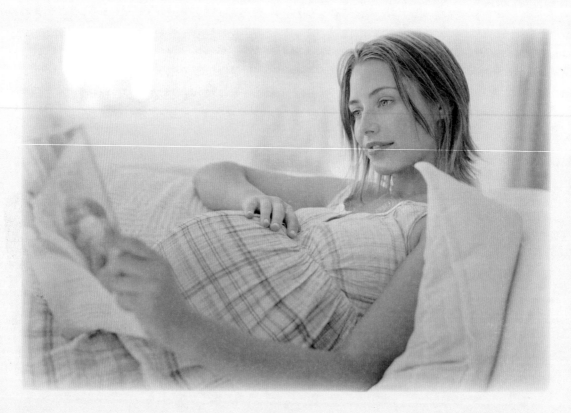

娩。

进入第一产程后，胎头沿着妈妈骨盆的方向前进，逐渐向下落，医学上将这个过程称为"下降"，这是宝宝娩出的首要条件。宝宝以侧头的姿势，后脑勺首先进入骨盆内。这个姿势是为了适应妈妈产道狭窄的地方。

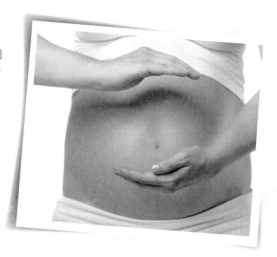

这个时候妈妈会感觉规律的宫缩。大约每隔8～10分钟就会有阵痛出现，每次阵痛持续20～30秒。然后宫缩间隔时间逐渐缩短，每次阵痛持续时间逐渐延长，强度增加。这个阶段子宫口张开大约1～3cm，是宫颈扩张速度最慢的时期，平均2～3小时扩张1cm，约需8小时。这一时期，子宫不收缩的时候长，收缩的时候短，所以妈妈们可以在宫缩间歇时充分休息、睡觉、聊天或听音乐。除非是医生认为有必要，不需要采取特定的体位，只要能使你感觉减轻阵痛的姿势都可以。尽管常常被突如其来的疼痛打断，妈妈们也要努力使自己身心放松。

胎头旋转

在胎头下降过程中，遇到产道及盆底阻力时，将会产生俯屈、内旋转等一系列动作。这时胎儿脸朝着妈妈的一侧，下巴紧贴胸部，这个姿势是为了适应产道的最小径线，使胎头进一步下降。胎头一边下降一边转动，脸蛋逐渐朝向妈妈的背部。旋转后使得胎头较大的前后径与妈妈骨盆出口的前后径相一致，有利于胎头继续下降。

这个时候妈妈们会感觉宫缩间隔的时间越来越短，每次阵痛持续时间及强度逐渐增加。这个阶段宫口逐步开全，是宫颈扩张的活跃期，此期宫颈扩张速度显著加快，约需4小时。羊膜囊破裂多发生在宫口开全前，羊水流出，也就是我们所说的"破水"。当宫口开到约5厘米时，宫缩变得强烈起来，刚才还能够谈笑风生、镇定自若的妈妈们这时可能会变得紧张和恐惧。剧烈的疼痛会使妈妈们烦躁不安，她们开始担心宝宝生不下来，认为自己体力透支，已经无法再坚持。此时此刻，最能帮助你的，就是你自己。只要有信心，勇敢地面对子宫收缩带来的阵痛，分娩过程就能顺利进行。这时妈妈们要坚强起来，为自己鼓气，咬紧牙关，相信自己一定能闯过这一关。

胎头仰伸

这时进入第二产程。宫口开全后，经过刚才的旋转，宝宝的头已经到达了阴道外口。随着妈妈的用力，胎头于宫缩时露出阴道口，宫缩的间歇期又缩回至阴道内。在宫缩、腹压及肛门肌肉收缩的共同作用下，胎头沿骨盆下段向下向前的方向转向上，胎儿的头从阴道口一点一点旋转地出来。宝宝为了使头不碰到妈妈骨盆出口处的耻骨，下巴会慢慢抬起。在通过妈妈耻骨位置时，胎头会以耻骨为支点将头逐渐向

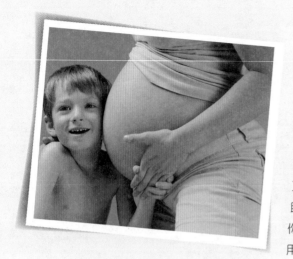

后仰，随后宝宝的头顶、前额、鼻子、嘴巴相继娩出，整个胎头就都出来了。

这个时候妈妈们会感觉宫缩间隔时间缩短到1~2分钟，每次可持续50秒以上。妈妈们这时可能已经感觉不到间歇，似乎一直有宫缩，肚子持续疼痛。当宝宝的头下降至骨盆底并压迫直肠时，妈妈们会有排便感和不自主向下屏气用力的动作。这时宝宝的头部正一边回旋，一边随着子宫收缩，向产道出口进发。助产士会告诉你已经看到宝宝的头发了，作为妈妈的你，只有努力、努力、再努力。妈妈们要学会正确的用力方法：当宫缩开始，阵痛到来时，要深深地吸一口气，然后紧闭双唇，憋住气，开始使劲儿。一定要把劲儿使在下面，就像排干硬的大便。这个过程中，一定要与助产士密切的配合，如果她让你不要再用力了，要"哈、哈"地大口喘气，你就一定要听从指挥，否则可能会造成会阴裂伤。大声喊叫、用力时间过短、把力气使到脸上，这些做法都是不对的，不仅不能帮助妈妈很好地配合宫缩，还消耗了体力。

胎儿娩出

在宝宝的头出来以后，为了使头与肩恢复正常的解剖关系，宝宝会将身体回转90度侧身，这样肩膀就可以顺利地娩出。双肩完全出来后，胎体及下肢就很容易出来了，整个分娩过程完成。

这个时候妈妈们一定要听从指挥，当助产士不让你用力时，一定要配合，浅而快地呼吸，并"哈、哈"的大口喘气，同时放松腹壁和全身所有的肌肉。很快，宝宝的肩出来了，紧接着，整个胎儿就娩出了。助产师剪断脐带，挤出宝宝口鼻内的黏液和羊水后，"哇——"清澈响亮的第一声啼哭传到你的耳边，你的心中充满着喜悦，这一刻你成了妈妈，一生中最幸福的时刻来临了。

胎盘娩出

宝宝娩出后，子宫容积突然明显减小，胎盘不能相应缩小，与子宫壁发生错位而剥离。胎盘全部剥离后从阴道口娩出。

这一段时间妈妈们比较容易度过。腹痛不再强烈，当听到了孩子的第一声啼哭并终于见到了盼望已久的宝宝，妈妈们的喜悦淡忘了疼痛。助产士会仔细检查你的会阴、阴道、宫颈有无裂伤，会阴侧切的妈妈们还需要做切开后的缝合等必要的处理。

分娩结束后2小时内，妈妈们要保持情绪的平稳，还要在产房继续观察。助产士会为你测量血压及脉搏，注意子宫收缩情况、观察阴道流血量的多少等。如果妈妈们感觉肛门坠胀，有排大便的感觉，要及时告诉医生，医生要排除软产道血肿的可能。如有头晕、眼花或胸闷的症状，也要及时告诉医生，以便她们可以及时处理异常的情况。产后2小时，妈妈和宝宝就可以回到病房了。

即将临产的孕妈妈，当你详细了解了正常分娩的全过程，并记住了你应该做的事情，走进产房后，你会发现，分娩并非是十分恐惧的事情。妈妈们要努力调整好自己的心态，用幸福愉悦的心情迎接宝宝的到来。现在就大声地告诉肚子中的宝宝：妈妈准备好了，妈妈将以最完美的姿态，迎接你的到来！

做对动作，让自然生产更顺利

在待产室等待宫口开大期间

这个时候，妈妈做以下5个动作将有助于加快宫缩、缓解疼痛并放松心情。

1 还能走动时
怎么做——妈妈可以扶着床边的把手，缓步沿着床边来回走动。

作用——利用重力的作用，帮助胎儿先露部位对正子宫颈，有利于胎头下降，并能促进宫缩、减轻腹痛和背痛。

2 站立向前斜倚姿
怎么做——妈妈放轻松，靠在陪产家人的肩膀上休息。

作用——如果妈妈身上已经绑上了胎儿监护仪，不能随便走动，可以取这个姿势。可帮助胎头下降、缩短分娩时间，且当胎儿向前移动时能有效减轻背痛。

3 半斜倚卧式
怎么做——将床头调高呈某一斜度，妈妈背靠在上面，将一或两个枕头垫在妈妈的背部，妈妈可以取盘腿的姿势，放松地半坐卧在床上。

作用——能帮助增强宫缩及缩短分娩时间。即使妈妈的肚子上绑上了胎儿监护仪，也能取这个姿势。

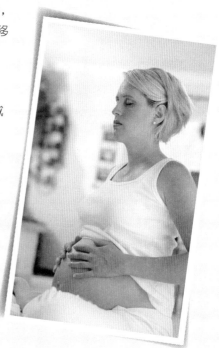

4 跪姿向前倾
怎么做——将床头摇高呈45°，妈妈趴在上面，将一个或两个枕头垫在妈妈的胸部底下，陪产的家人此时可以用双手帮助妈妈按摩背部。

作用——缓解腰背部酸痛不适，并有助于胎儿由后位向前位回转。

5 双手及双膝跪伏姿势

怎么做——将双手和双腿撑开，跪伏于待产房的床上。

作用——促进胎儿方位由后向前回转，并可减轻背部及肛门的压力，减轻压迫于上腔静脉的重量，减少对胎儿的压迫。

阵痛越来越剧烈时

子宫颈口扩张3~7厘米时，还不可以用力哦。在进入产房之前，妈妈可以这样做——

待产放松姿势

阵痛越来越规律且强烈，这时候妈妈也许已经无法下床走动，那么，就以放松的心情、半坐卧的姿势，在待产室的床上好好做几个深呼吸吧！

冥想——预习生产pose

就要进入产房了，妈妈在身体可以忍受的情况下，可以努力尝试将双腿弯曲并撑开到最大幅度。身体放松，想象自己很快就能和肚子里的小宝宝见面了，眼睛要看着肚脐的位置，用嘴巴深深地吸气、吐气，放松……

分娩时

子宫颈口扩张至10厘米了，真正的生产时刻已经来临，这时候妈妈必须牢记正确用力的几个重点，才能使分娩更顺利。

正确用力的3大要点

一般来说，妈妈从待产房进入产房后，医生会要求妈妈躺在产床上。这时妈妈的双脚会被固定在产

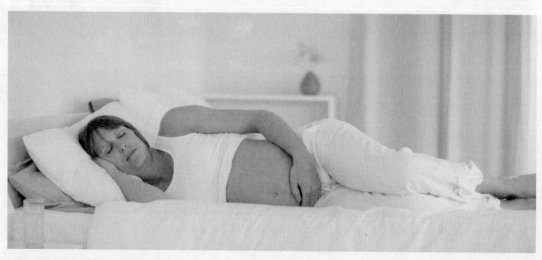

床两边，这个姿势比较不好用力。因此，初产妇一定要牢记正确用力的要点，才不会徒然地消耗了力气。

Point1双手可紧握住两侧握把，以助用力。

Point2眼睛看着肚脐。

Point3跟着医生或护士的指令（配合宫缩），当阵痛来临时，深呼吸，憋住气，将力量集中在腹部，像解大便一样用力。

关键时刻，会阴切还是不切

会阴撕裂知多少

如果胎儿的头部较大，在通过狭小的会阴时，会造成会阴撕裂。会阴撕裂的诱因一般是：会阴水肿弹性减弱、会阴过于狭小弹力较差、胎头娩出过快、耻骨弓过低、胎儿过大等等。这种撕裂有时会很深，一直裂到子宫的穹窿部，甚至子宫下段，给缝合带来很大的难度；还有的裂伤范围很大，会阴的下方是肛门，裂伤可能伤及会阴体、肛门括约肌甚至直肠，给母体造成极大的伤害；还有的会形成不规则的多处裂伤，难于缝合。因此为了避免生产过程中会阴的损伤，医生在接生时通常会采取"会阴侧切"的方法，使会阴形成整齐的伤口，便于术后缝合和产后的愈合，将分娩带给母亲的伤害降到最低。

需要注意的是，并不是每个产妇分娩时都需要侧切。胎儿中等大小，母亲会阴条件好，具有很好的弹性和延展性，没有炎症，就可以在分娩时由助产士指导缓慢完成生产而不需要侧切。在生产过程中，有经验的助产士和辅助人员会悉心指导和认真保护会阴，可以使会阴不发生撕裂或较少撕裂，基本保持会阴的完整性。当分娩过程结束后，助产士还会认真检查产妇的外阴、阴道、宫颈、阴道穹窿部，及时缝合细小的裂伤。

哪些情况下需要进行会阴侧切

生产过程中是否侧切会阴是要经过产前会诊的，也就是接生者与辅助人员共同诊断，来判断是否需要侧切，只有具备侧切适应症时才给予会阴侧切。

| 1 | 会阴有炎症。如果孕期中患有阴道炎且没有治愈，炎症会使会阴和阴道充血、水肿，组织脆性增加，缺乏弹性，这种情况需要侧切。 |
| 2 | 会阴体短，也就是自阴道口到肛门的距离过短。一旦发生裂伤，会累及肛门括约肌和直肠，为避免此类事情发生，需要做预防性的侧切，以避免严重的裂伤。 |

3	胎儿过大，较大的胎头通过阴道口有一定的困难，需要侧切。
4	当胎头已拨露，宫缩时胎心下降，发生胎儿宫内窘迫，为尽快让胎儿脱离缺氧的危险，需要侧切。
5	当胎头已达盆底，因为胎儿宫内窘迫或宫缩乏力，需要使用产钳或胎头吸引器助产，应给予侧切，以免裂伤。
6	当母亲有妊娠期高血压疾病、心脏病等妊娠期合并症时，为了避免母亲长时间用力，采取侧切缩短第二产程，减少对母儿的伤害。
7	当第二产程延长时，为尽快分娩出胎儿，以免胎儿在阴道内长时间受压，需要侧切。

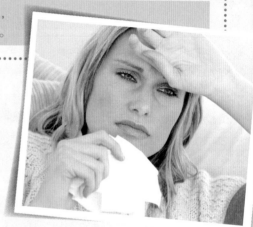

会阴侧切的最佳时间

会阴侧切的切开时间一般选择在两次宫缩之间，胎头在阴道口露出直径3~4厘米，医生在会阴阻滞麻醉下于会阴体在侧行45度切开，长4~5厘米。可以防止产后盆底松弛，避免产后膀胱膨出、直肠膨出和尿失禁。会阴侧切一般切开四层：阴道黏膜、肌肉（会阴浅横肌、部分提肛肌）、会阴皮下脂肪、会阴皮肤。

在胎儿分娩和胎盘娩出后，助产士经过仔细检查宫颈、阴道壁和会阴侧切伤口，给予逐层缝合，恢复原本的解剖关系，层层对合。有些助产士用埋藏缝线的方法缝合伤口，有些助产士用外缝丝线的方法缝合皮肤，缝合完的皮肤完好如初。

产后12小时，你应当知道的事

产后1小时：好好休息

新妈妈身体的变化

在分娩后短短的1小时里，新妈妈身体会发生哪些变化？

1	宝宝出生后，新妈妈的体重约减轻5千克，包括宝宝的重量和流出羊水的重量。
2	分娩后胎盘脱落，子宫里的伤口、软组织会流血。这些血是孕期储存的，对身体无害。
3	分娩后，子宫会迅速收缩成一个甜瓜大小，这是子宫壁上的收缩肌在起作用。
4	子宫上的韧带仍保持伸展状态，需要时间恢复。因此分娩后，身体会感觉虚弱无力。
5	分娩后心脏、肝脏、胃和肺逐渐回到原位。这些器官向下滑动会令新妈妈感觉不适。
6	新妈妈体内产生的"镇痛剂"内菲肽激素在分娩后仍帮助减轻孕妈妈的身体疼痛。
7	阵痛促进激素仍在循环，引起子宫产后收缩，类似阵痛。还帮新妈妈唤醒母性感觉。

等待胎盘脱落

分娩后如没有产后并发症，新妈妈就可以休息一下了。医生会给宝宝洗澡、称体重、量身高、穿衣服。胎盘脱落，助产士会仔细检查胎盘是否完整。如有残留会导致子宫出血。

初次母乳喂养

分娩后半小时左右，是母乳喂养的最佳时机。这时，若条件允许，医生会帮助新妈妈完成第一次哺乳。宝宝的吮吸还能刺激新妈妈子宫的收缩，减少子宫出血。

产后2小时：观察出血量

产后2小时被称为"第四产程"。因产后出血大多发生在这2小时内，这段时间里新妈妈仍需留在产房观察。如一切正常，2小时后会被送到休息室，真正结束分娩。

医生除协助孕妈妈首次哺乳，还要密切观察阴道流血量，并注意子宫收缩、宫底高度、膀胱充盈否等，并应测量血压、脉搏。

若发现子宫收缩乏力，应按摩子宫并肌注子宫收缩剂。有的孕妈妈阴道流血量虽不多，但宫腔内有积血，应挤压宫底排出积血，再给予子宫收缩剂。

若孕妈妈自觉肛门坠胀，多有阴道后壁血肿，应在检查后给予及时处理。

若产后2小时一切正常，将新妈妈与新生宝宝送回休息室，仍需勤巡视。

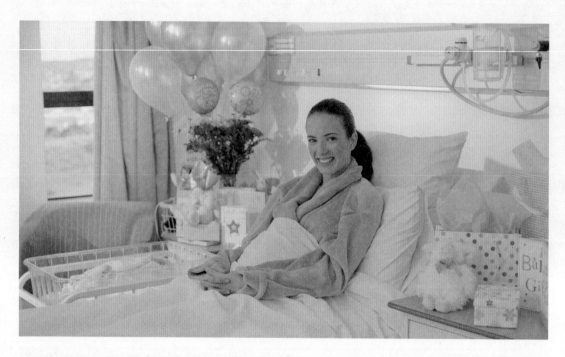

产后4小时：排便，以利子宫收缩

产后4小时即应让产妇排尿。若排尿困难，解除怕疼的顾虑，鼓励新妈妈坐起排尿。可以用热水熏洗外阴，用温开水冲洗尿道周围诱导排尿。

可把热水袋放在下腹部，按摩膀胱，刺激膀胱肌收缩。必要时可给予导尿或留置导尿管1～2日，并给予抗生素预防感染。

产后6～8小时：坐起来，走一走

很多新妈妈在分娩后的第一天是躺着度过的，这样并不好。其实，顺产新妈妈在产后6～8小时就可以坐起来了。要多坐少睡，别总躺在床上。卧床不仅不利于体力恢复，还会降低排尿敏感度，阻碍尿液排出，并可能导致血栓形成。

如分娩顺利，产后可根据体力恢复情况下床，适当活动。但要避免长时间站立、久蹲或过度劳累，以防子宫脱垂。

产后12小时：乳房按摩，开奶+降低乳房发病率

小宝宝出生了，新妈妈很开心。可是，乳汁太少了宝宝吃不饱，怎么办？让我们来教你！

产后12小时开始按摩乳房，不但能使初乳的分泌提前，乳量增多，还能降低乳房硬结、乳腺炎等发病率，对保持乳房的外形美观也有帮助。

物品 一条干毛巾，一条湿毛巾。

步骤

1. 用热的湿毛巾热敷乳房 3 ~ 5 分钟。

2. 新妈妈取仰卧位，把干毛巾放在妈妈乳房根部下方。

3. 拇指与其他手指分开，双手放于乳根处把乳房环绕托起，从乳根向乳头柔和按摩。

4.5 分钟后压膻中穴 1 ~ 2 分钟（两乳连线中点）。

5. 最后轻轻拍打和抖动乳房。

次数 每次重复次动作20分钟，坚持每天连续做3 ~ 5次。

分娩之伤：产后24小时紧急护理

缓解产后子宫痛，应该怎么做

产后子宫收缩痛，属于生理疼痛。妊娠期子宫高度扩张，产后恢复原来状态，这种较强的收缩会导致下腹疼痛。多数疼痛反应会在1周左右消失。产后子宫疼痛应当如何缓解呢？

呼吸	子宫疼痛不适时，可用腹式呼吸法，慢慢吸气呼气，放松情绪，缓解疼痛。
热敷	用热水袋轻置于腹部，用热力帮助消除疼痛，缓解焦虑。
按摩	可以用手轻柔按摩腹部，帮助子宫收缩，或请家人帮助按摩。
饮食	产后宫缩痛严重的新妈妈，可用山楂 100 克，水煎加糖食用。

按摩时以能感觉到可忍受的轻微疼痛效果最好。如果超过1周疼痛仍然明显且伴随恶露增加，则应去医院检查。

会阴&会阴侧切的疼痛与护理

由于分娩时胎宝宝压迫会阴，及医生在会阴部的操作，产后新妈妈会阴部常会发生充血和水肿，有的孕妈妈还有会阴侧切的伤口。

另外，产后阴道内不断有恶露排出，故若不注意加强会阴护理，会引发会阴部以至生殖系统的感染。

会阴侧切后易出现异常况

伤口血肿 缝合后1～2小时，刀口部位出现严重疼痛，且越来越重，出现肛门坠胀感。

伤口感染 分娩后2～3天，伤口局部有红、肿、热、痛等炎症表现，挤压时有脓性分泌物。

伤口拆线后裂开 有少数新妈妈在拆线后发生会阴伤口裂开，应及时去医院检查治疗。

产后会阴护理ABC

1. 保持外阴清洁，勤换会阴垫及内衣裤。大小便后勤用清水洗会阴。

2. 外阴伤口肿胀疼痛的话，用95%酒精纱布或50%硫酸镁湿敷外阴。

3. 侧切的新妈妈，每天用0.1%的苯扎溴铵（新洁尔灭）溶液擦洗外阴至少1次，直至拆线。

4. 有侧切伤口的新妈妈，应向会阴伤口的对侧保持卧位或坐位，以保持伤口清洁干燥。

5. 当会阴伤口明显疼痛或出现异常会泌物时，应警惕伤口是否有感染，必要时需请医生检查和治疗。

对大多数新妈妈来说，只要产后会阴护理得当，一般不会发生感染。侧切的新妈妈约在产后3～5天拆线，若用可吸收线，皮内缝合则不需拆线。

观察恶露

分娩后，随着子宫内膜、特别是胎盘附着处内膜的脱落和修复，含有血液、坏死脱膜组织等物经阴道排出，称为恶露。

恶露一览表

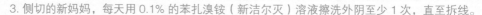

恶露名称	恶露状态	持续时间
血性恶露	鲜红，含大量血液，有小血块。有少量胎膜及坏死蜕膜组织。	持续3～4天，出血量逐渐减少，转为浆液恶露。
浆液恶露	淡红，含多量浆液，少量血液，有较多的坏死蜕膜组织、宫颈黏液、宫腔渗出液，还有细菌。	持续10天左右，逐渐减少，白细胞增多，变为白色恶露。
白色恶露	黏稠，较白。含大量白细胞、坏死蜕膜组织、表皮细胞及细菌。	持续3周左右，直至干净。

正常恶露有血腥味，无臭味，持续4～6周，总量约250～500毫升，个体差异较大。

产后便秘怎么办

很多新妈妈在产后几天会发生便秘，这使得她们颇不舒服，还会引起腹胀、食欲下降，这些都影响产褥期的身体恢复。其实新妈妈便秘是可以预防的。

1 注意饮食结构
每日进餐做到粗细粮搭配，荤素结合，多吃一些含纤维素多的新鲜蔬菜和水果。少吃辣椒、胡椒等刺激食物，千万不能喝酒。麻油和蜂蜜有润肠通便作用，产后可多食用。

2 产后适当活动
产后若长期卧床，使新陈代谢减慢易引起便秘。要适当活动，坚持做产后保健操，养成定时大便的好习惯。也可以在床上做缩肛运动，锻炼骨盆底部肌肌肉。具体方法是将肛门向上提，然后放松，每次10~20次，早晚各1次。

3 保持心情愉快
新妈妈要保持心情舒畅，避免不良精神刺激。因为不良情绪会使胃酸分泌下降，胃肠蠕动减慢。

4 帮助排便
大便可用开塞露、甘油栓，必要时用缓泻中药麻仁润肠丸等通便。如果以上方法均无效，可用温肥皂水少量灌肠。

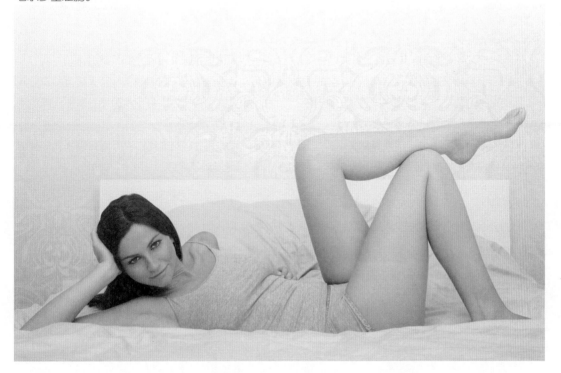

揭秘剖宫产全过程
CESAREAN SECTION

对于第一次生宝宝的孕妈妈来说，剖宫产也是一件神秘而陌生的事：手术过程是怎样的、麻醉的风险有多大、手术是横切还是竖切、术后会不会留疤，相信这些都是选择剖宫产的孕妈妈十分关心的问题，这一章节，将为大家一一解答。

手术流程一览：胸有成竹应对剖宫产

细看剖宫产手术流程

术前准备

在剖宫产之前，孕妈妈先要接受血液检查以及耻骨部分与腹部的备皮，接受静脉点滴注射。

进行皮肤准备及放置尿管。皮肤准备指的是剃除体毛，范围是乳房下沿着腋中腺至大腿上段及会阴部，目的是为避免毛发上的细菌掉落到已切开的伤口里。而放置尿管是为实施手术时不受膀胱涨满的影响，导尿管要放置大约24小时。

最后是进行麻醉。目前国内通常采用的是硬膜外麻醉。麻醉师会在腰椎第3~4节间轻轻插入一根硬膜外管。孕妈妈手术期间仍能够保持清醒状态，但此时下腹已经没有了痛感。

手术流程

施行麻醉→麻醉生效后，在孕妈妈耻骨上3厘米处的腹壁上切口，切开皮肤、皮下脂肪和筋膜→分开腹壁肌肉→进入子宫所在的腹腔→切开子宫→吸出羊水→取出胎儿→切断脐带。

一般情况下，产科医生只需要几分钟就能取出胎儿。而助产士在清洗胎儿前，会先给新妈妈看看新生宝宝的性别，让母子早接触。

与此同时，当胎盘娩出后，产科医生要检查子宫腔内是否有胎盘、胎膜残留，最后迅速缝合子宫切口，以避免流血。

整个手术过程约需要30~60分钟。

手术中可能出现的意外情况

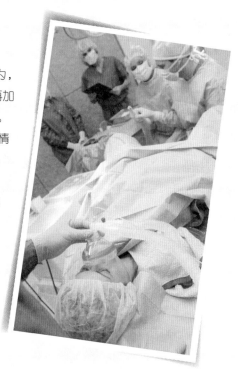

对于孕妈妈来说，剖宫产是一个伤害性较大的手术。因为，孕妈妈的身体为了孕育胎儿，本来就已经是在超负荷工作，再加上手术的刺激，发生合并症的几率会比顺产的孕妈妈要多很多。

剖宫产手术需要用麻醉药，偶尔会发生孕妈妈麻药过敏的情况，造成难以挽回的后果。

剖宫产的手术操作比阴道分娩复杂，且切开和缝合腹壁、子宫肌层的层次也较阴道分娩多。术后出现一些并发症的几率也会比阴道分娩多，其中较严重的有膀胱损伤、肠管损伤、子宫切口裂伤、产后大出血等。

此外，目前麻醉方法一般采用硬膜外麻醉，孕妈妈并非完全没有感觉。在神志仍然清醒的状态下接受手术，听着手术器械的冰冷碰撞声，心里紧张容易出现心血管异常。如果想毫无知觉地接受手术，就需要再加用一些镇静的药物。这些药物以及有些麻醉的药物，可能会对胎宝宝的呼吸产生抑制作用，造成新生宝宝缺氧。

还可能在手术中造成胎宝宝骨折及软组织损伤，切开子宫时，若宫壁过薄或手术者用力过猛，可能会划伤胎儿先露部位。

剖宫产疤痕最小化全方案

很多爱美的孕妈妈都有这种担心，剖宫产后腹部如果留下难看的疤痕，会影响自己的完美形象。现在我们就奉献给大家一个疤痕最小化方案，爱美的孕妈好好学习哦！

1	手术前全身要彻底清洗，预防性地应用抗生素。手术后勤换药，保持伤口和环境的清洁，避免造成感染、血肿，使创伤面延期愈合。
2	拆线前后要尽量避免剧烈活动，不让身体过度伸展或侧曲。
3	休息时，最好采取侧卧微屈体位休息，减少腹壁张力。
4	拆线后立即用硅胶弹力绷带或弹力网套等敷料加压包扎，这样做能有效预防疤痕产生。

麻醉：剖宫产话题之王

麻醉选择

麻醉是剖宫产手术中一个很关键的环节，可以用的麻醉方式很多，每一种都各有优缺点、适应证及禁忌症。选择麻醉方式时，要考虑的不仅是让孕妈妈不疼的问题，还要考虑到麻醉药剂量会否影响到宝宝的健康。

剖宫产手术麻醉法分类

剖宫产的麻醉方法一般可分成两种：

区域性麻醉 包括腰椎麻醉和硬膜外麻醉。

全身麻醉 只有在紧急情况下，才会采用全身麻醉。一般通常采用区域性麻醉方法。

常用麻醉方式：硬膜外麻醉

目前国内剖宫产手术经常采用的麻醉方式，为区域性麻醉里的硬膜外麻醉。麻醉师通常会在腰椎第3～4节之间，轻轻插入一根硬膜外管。药物经过管子缓慢释放，孕妈妈在依然保持着清醒的状态下进行手术，但痛觉消失。

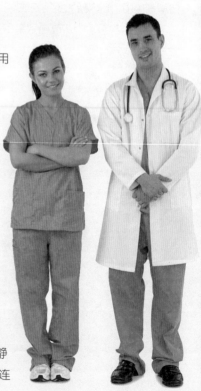

这种麻醉方式的好处很明显，而且术后可以保留麻醉管，并配以术后阵痛泵来镇痛，让药物缓慢释放。

可以在手术后保留24小时，有效地缓解了手术后孕妈妈的疼痛。

全身麻醉

全身麻醉通常在进行急诊剖宫产时才会使用。全身麻醉是通过静脉给药。在孕妈妈进入睡眠状态后，进行气管内插管，插入的导气管连接咽喉与肺部呼吸道。这样在孕妈妈失去意识后，麻醉师可以通过导气管控制其呼吸。

麻醉风险到底有多大

所有的手术和麻醉都存在着一定的风险，这是由手术的方式、病人的身体状况等多种因素决定的。剖宫产手术也不例外。但是幸运的是，真正的副作用很少，医生会采取各种措施预防和避免危险的发生。

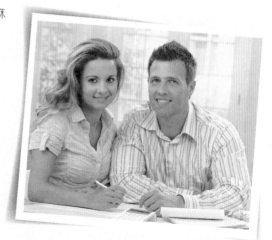

有的孕妈妈对麻醉不了解，认为麻醉对身体有不好的影响，害怕麻醉。这样看待麻醉是很片面的。

在解除病人疼痛、尤其是手术病人的疼痛和保证术中病人生命安全方面，麻醉是功不可没的。对一些身体健康但主要问题是疼痛的病人，解除他们的疼痛，意义同样是非常重大的，分娩镇痛就是典型的例子。

虽说麻醉并不是十全十美的，但它发生危险的可能性有多大呢？据美国麻醉医生协会统计，在剖宫产麻醉和分娩镇痛时，由硬膜外麻醉本身引起的产妇死亡率仅为1.7:1,000,000。

所以采用麻醉术进行剖宫产手术的孕妈妈们大可不用担心，在现在的医疗水平下，麻醉的风险其实是很小的。

切口的学问：切口位置影响大不同

手术中不同切开部位与不同特点

切开子宫壁的两种方法

纵切伤口 此为传统的剖宫产方式。伤口介于肚脐与耻骨联合之间的正中线，伤口长度大约15厘米。

横切伤口 伤口高度约在耻骨联合上方3～4厘米，伤口长度约10～15厘米。皮肤、皮下组织、筋膜都是横切，但是到了腹直肌则在中线处纵剖而进入腹腔内。

目前最常采用的剖宫产方法是第二种，因其最普遍且安全，第一种方法只在紧急时或较特殊情况下才会采用。

子宫下段横切伤口约10厘米，破水后再娩出胎儿，然后以二层缝合法缝合子宫肌肉层，第三层再将腹膜缝回。

伤口到底有多大？

手术时医生会根据胎儿的大小来决定刀口的长短，一般来说13厘米左右。现在基本上都会采用水平向横切口，如果新妈妈不属于斑痕体质，且手术后恢复良好，基本上看不大出来，比较美观一些。

术后第一天：痛苦并快乐着

术后6小时内：不能吃东西

1 休息姿势
剖宫产手术后的新妈妈回到病房后头要偏向一侧，去枕平卧。

2 辅助动作
有时护理人员会在新妈妈的腹部放置一个沙袋，这样做是为了减少腹部伤口渗血。

3 及时哺乳
如果宝宝饿了，护理人员会把他抱给新妈妈，新妈妈此时虽然伤口很疼痛，但仍要坚持将最珍贵的初乳喂给宝宝。其实宝宝的吸吮可以促进子宫收缩，减少子宫出血，使新妈妈的伤口尽快复原。

4 禁止饮食
手术后6小时内必须禁食。这是因为剖宫产手术，很容易使肠胃受到刺激，使肠道功能受到抑制。因此，术后会有腹胀感。

术后6小时后：可以活动活动

1 休息姿势
新妈妈在手术后平卧6小时以后，就可以枕枕头了，这时最好采用侧卧位以利伤口恢复。

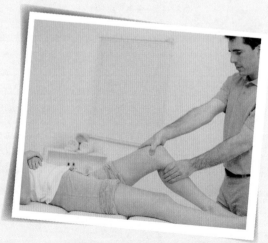

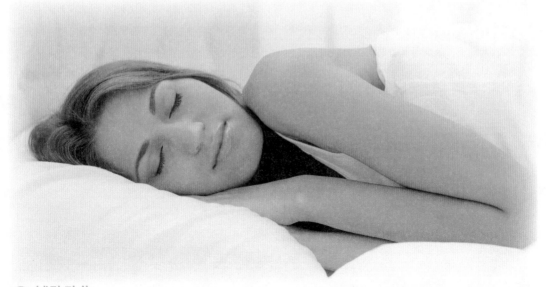

2 辅助动作

可以将被子或毯子垫在背后，使身体和床成20~30度角。可在身后垫上被子或毛毯，减轻身体移动时对切口的触动，会觉得舒服一些。

3 止痛办法

麻醉药药效过了以后，大多数新妈妈会感觉腹部伤口疼痛难忍，此时可以咨询医生，吃镇痛药或使用阵痛泵缓解痛苦。

4 可以饮食

剖宫产6小时后可以饮用一些排气类的汤，如萝卜汤等，以增强肠蠕动，促进排气，减少肚胀，同时也可以补充体内的水分。

5 保暖与卫生

手术后要特别需要注意保暖以及各种管道的畅通情况，勤换卫生巾，保证清洁。

6 尽早活动

12小时后，新妈妈可以改变体位，伸展一下身体。知觉恢复后，就应该尽早进行肢体活动，促进血液循环，使伤口愈合更加迅速。

术24小时内：应补液3000毫升

1 坚持补液

手术后24小时以内及前3天常输液，这是为了补足水分，纠正脱水状态，防止血液浓缩、血栓形成。

新妈妈在分娩期间消耗很多但进食很少，血液浓缩。加上孕期血液呈高凝状，所以很容易形成血栓，诱发肺栓塞，导致猝死。所输液体中有葡萄糖、抗生素等，可防止感染、发热，促进伤口愈合，绝对不可以因为怕痛、厌烦等理由拒绝或要求减量。若有不适症状及时反馈给医护人员。

2 尽量采用上肢静脉输液

由于所补液体中的葡萄糖和某些药物，会刺激静脉壁，诱发血栓形成。下肢静脉一旦损伤、发炎更容易促使血栓形成，所以产后补液基本都采用上肢。

提醒新妈妈注意，不能为了方便而要求在下肢输液。

拔除尿管后：4小时内尽量排尿

尿管拔除4小时排尿

在剖宫产手术前后，医生会在孕妈妈身上放置导尿管。导尿管一般在术后24～48小时，待膀胱肌肉恢复收缩排尿功能后拔掉。导尿管拔除4小时后，应及时排尿。否则尿液滞留过多，容易发生"产后尿潴留"。

尿潴留会引起尿路感染，影响子宫的恢复。所以，只要体力允许，新妈妈在导尿管拔除后尽早下床活动，并逐渐增加活动量，这样不仅可促进肠蠕动和子宫复旧，还可避免术后肠黏连及血栓性静脉炎形成。

尿潴留发生原因

习惯改变	手术后新妈妈不习惯平卧排尿，排尿姿势突然改变引起的不适应以至影响排尿。
精神因素	新妈妈不好意思暴露自己或不敢移动，对环境不适，很紧张，引起膀胱括约肌痉挛，导致排尿困难。
术后疼痛	新妈妈因手术切口疼痛，不敢移动而不主动排尿，膀胱过度充盈，排尿无力。
尿道感染	由于排尿时尿道口疼痛而不敢排尿。
术后饮水少	患者卧床期间自觉排尿不方便，故饮水少甚至不饮水。因饮水少，不敢排尿，使膀胱输入或输出的感觉减少，导致尿潴留。
膀胱无力	膀胱平滑肌收缩无力。
麻醉反应	腰麻后引起排尿反射性障碍。

防止尿潴留的措施

多喝水	新妈妈在手术后 2 ~ 4 小时内要多喝水，争取努力排尿。
诱发排尿	若在床上排尿实在不习惯，在护理人员的帮助下可以下地如厕。如果还是尿不出，可以打开水龙头放水，以流水声来诱发新妈妈的排尿感，或用冲洗水壶等来诱发排尿。
帮助排尿	新妈妈还可以压迫耻骨联合上方膀胱的区帮助排尿，若仍有困难时可请求医生帮助，如肌肉注射新斯的明，帮助膀胱括约肌收缩排尿。
重置尿管	如果各种努力都失败，只好继续放置导尿管，保留并长期开放。此时需要每日进行理疗，进行膀胱括约肌功能锻炼，会逐渐恢复的。

注：一旦手术后尿潴留发生，一定要注意是否存在泌尿系感染，必要时可用抗生素预防。

术后48小时内：争取早排气早排便

1 争取早排气

对于采用剖宫产手术的新妈妈来说，术后腹胀是常见的并发症之一，肛门排气直接关系到术后各方面恢复的关键。

排气是肠蠕动的标志，只有在肠蠕动恢复后新妈妈才可以进食。一般24小时以后出现排气，可便用开塞露帮助排气，若在48小时之后还没排气则很异常，需要求助医生检查。为了尽早恢复肠蠕动，新妈妈在24小时后可以在家人或护理人员帮助下，忍耐一下刀口的疼痛，站一会儿或慢走几步，每天坚持3 ~ 4次。实在不能站立，在床上也要坐一坐。

陪护者还可以在新妈妈卧床休息时为其轻轻按摩腹部。方法是自上腹部向下按摩，每2 ~ 3小时按摩一次，每次10 ~ 20分钟。这样做不但能促进肠蠕动恢复，还有利于子宫、阴道对淤血的排空。

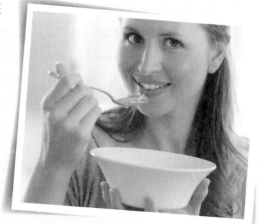

2 争取早排便

在剖宫产后手术中麻醉的应用，可致肠管功能暂时丧失，原肠管内容物停滞，水分被吸收，大便干燥，从而排便困难。手术后，新妈妈由于疼痛，腹部不敢用力，大便有时不能及时排泄，造成大便秘结导致便秘。所以手术后新妈妈应想办法尽快大便。

新妈妈排气后开始进食，这时要注意应进食流质类食物，然后可进食半流质食物，最后再进食固体食物。一般在排气后的第3~4天可吃固体食物。为防便秘饮食不可太精细，要多喝汤，多吃粗纤维的食物、新鲜的蔬菜水果等，最好每天能喝1杯蜂蜜水。

另外，体力允许的情况下一定要多活动，不能术后一直卧床不起，为排便造成巨大困难。若严重便秘，应求助医生，在医生的指导下用药来帮助解决便秘问题。常用的药物有开塞露和杜密克。

为何剖宫产后初乳少

新妈妈的初乳价值非常高，含营养十分丰富，是刚出生72小时内的新生宝宝最佳的天然食品，能确保新生宝宝的很多营养需求。

但是与阴道分娩的新妈妈相比，剖宫产的新妈妈早期乳汁分泌很少，这是为什么呢?

1.剖宫产的新生宝宝基本上不能在出生后30分钟内吸吮到新妈妈的乳头，从而延缓新妈妈建立生乳反射和泌乳反射。

2.新妈妈手术前后的饮食受到限制，本就身体虚弱，营养不足，不能及时补充到足够的营养。

3.新妈妈手术后伤口疼痛，还需要一直补液，影响到新妈妈的情绪和有效哺乳。而且因疼痛产生的肾上腺素也会抑制其乳汁分泌。

4.剖宫产手术分娩，缺乏阴道分娩时应激反应所引起5—羟色胺分泌增加的应激过程，从而使剖宫产新妈妈泌乳素及催产素分泌减少。

据事实分析，剖宫产新妈妈的产奶量比阴道分娩的新妈妈产的奶量少或根本无奶。这就导致很多剖宫产出生的新生宝宝，在出生后的3天内必须得靠人工喂养或混合喂养来获取营养。随着时间推移，3天后新妈妈母乳量渐增，宝宝才能从妈妈那里获取营养。

综上所述，对于采用剖宫产方式分娩的新妈妈，要加强早期母乳喂养指导，尽可能提高早期泌乳量，使新生宝宝能尽早吃上母乳。

护理守则坚持好，剖宫产术后早恢复

尽早活动，预防血栓静脉炎

在怀孕的末期或产后比较容易出现"下肢深部的血栓静脉炎"，而剖宫产的产妇更容易发生这种情况。容易引起此病变的危险因素包括肥胖、不能早日下床活动、年龄较大、多胎、经产妇。临床上病灶处会出现疼痛、压痛、水肿，且病人心跳及呼吸会加速。

为预防血栓静脉炎发生，剖宫产术后产妇双脚知觉恢复后，就应该进行肢体活动，24小时后应该练习翻身、坐起，并下床慢慢活动。当尿管拔除后应多走动，这样能增加胃肠蠕动，还可预防肠黏连及静脉血栓形成和其他部位的栓塞。下床活动前可用"束腹带"绑住腹部，这样走动时较不会因为震动而引起伤口疼痛。

及时解尿、排便，预防尿路感染、便秘

一般术后第二天点滴结束会拔除留置导尿管，拔除后3~4小时应排尿。卧床时小便可能解不出来，应下床去厕所，再解不出来，应告诉医护人员，医护人员可能会建议产妇听听水流声或用温水冲洗外阴，以期产生条件反射而排尿。如果还不能排尿，医护人员会进一步采取一些措施帮助产妇，直至能顺利排尿为止。如果不及时排尿，容易引起尿路感染。

剖宫产后，由于疼痛致使腹部不敢用力，大小便不能顺利排泄，易造成尿潴留和大便变硬。产前若有痔疮，情况可能会变得更为严重，故术后产妇应按平时的习惯及时大小便。如果大便有困难，要及时请教医护人员，请医生开一些帮助排便的药物。

清淡饮食，避免呕吐或腹胀

自然产的产妇产后观察出血量约2小时后即可进食；剖宫产的产妇则视手术过程及是否有并发症而定。由于麻醉药或术后止痛剂的使用，产妇肠蠕动不好，容易引起呕吐或轻微的腹胀，这些不适症状较易发生在头24小时内。

如果恶心再加上腹胀，无肠蠕动声音，而且没有排气的现象，就要注意到是否发生了肠梗阻。这种情况下一般禁食一天即可。

在进食之前可用少量温开水润喉，每次大约50毫升。若有腹胀或呕吐情形，则应多下床活动，或者用薄荷油涂抹肚脐周围，甚至用灌肠来增加排气的机会。第一餐以清淡简单为宜，如稀饭、清汤，并不宜吃得太饱，若无任何肠胃不适，则可在下一餐恢复正常的食量；如要喂母乳，可多食用鱼汤，并多喝开水。

术后尽量避免摄取容易产气的食物，尽量避免油腻和刺激性的食物，在此基础上可依个人喜好适量摄取。多摄取富含蛋白质、维生素和矿物质的食物（如鱼、肉类、鸡蛋）以帮助组织修复。另外，多摄取富含膳食纤维的食物（如蔬菜）以促进肠蠕动，预防便秘的发生。

密切观察恶露，避免晚期产后出血

无论自然产还是剖宫产后，都应注意观察恶露量。剖宫产时，子宫出血较多，术后应注意阴道出血

量，如发现阴道大量出血不止或卫生棉垫2小时内就很湿来不及更换，出血量超过月经量很多的现象，应及时通知医护人员。

一般来讲，恶露在产后10天内会从暗红色变为淡黄色，2~3周会停止，若超过4周还有暗红色的分泌物，一定要看医生。另外也要当心晚期产后出血的问题，若出院回家后恶露明显增多，比月经量多，应及时就医，最好直接回原生产医院诊治。

保持伤口清洁，预防伤口感染

一般而言，剖宫产的伤口不太会感染，不需要每天换药，产妇只要保持伤口干燥，不要沾到水，直至拆线即可。但如果产妇本身有下列伤口感染的危险因素，则需特别注意伤口的情况：

产程或破水时间过长；

手术时间过长，术中出血较多；

产妇本身的抵抗力差，如患糖尿病或营养不良。其他因素还包括腹水的存在、长期使用类固醇药物、贫血或以前接受过放射线治疗等；

紧急剖宫产；

剖宫产之前已有羊膜绒毛膜炎。

此外，在产后月经来的时候要注意伤口是否会疼痛，因为有时会发生伤口部位的子宫内膜异位症，其表现为经期时伤口持续胀痛，且可能会越来越严重，甚至后期可出现硬块。一旦出现此类症状，应及早去医院就诊。

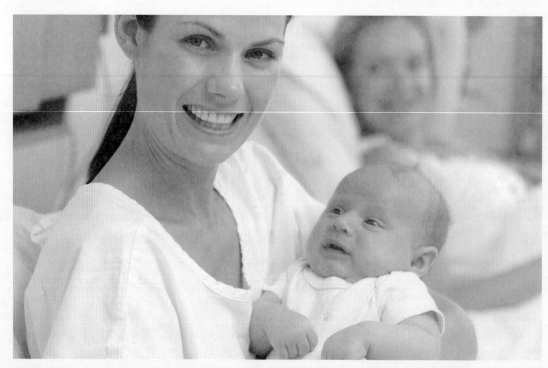

擦浴较安全，避免伤口碰水

自然产的产妇如果会阴部无伤口及切口，夏天在产后2～3天、冬天在5～7天即可淋浴。剖宫产的产妇原则上不要淋浴，若伤口碰到水，要立即消毒，同时盖上消毒纱布。理论上选择擦浴较安全，至少要等拆线后再洗淋浴。

适当按摩子宫，避免产后大出血

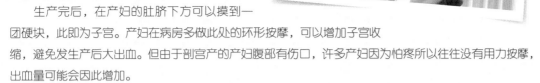

生产完后，在产妇的肚脐下方可以摸到一团硬块，此即为子宫。产妇在病房多做此处的环形按摩，可以增加子宫收缩，避免发生产后大出血。但由于剖宫产的产妇腹部有伤口，许多产妇因为怕疼所以往往没有用力按摩，出血量可能会因此增加。

另外，产后所用的点滴或口服药中，大多会加子宫收缩剂，产妇应如期将药物服完。一般而言，产后子宫收缩会有一点疼，但应在可忍受的范围内，倘若服用止痛药后仍疼痛不止，应告知医护人员。

若子宫有不正常压痛且合并有发烧等症状，可能是子宫内膜发炎。其实产后子宫细菌感染是剖宫产后最常见的合并症，产程或破水时间过长、手术时间过长、术前孕妇贫血或术中出血较多，都容易引起发炎，因此预防性抗生素治疗就成为减少术后发炎的方法。

由于目前抗生素药物发达，一些较严重的炎症如盆腔脓肿、败血性休克、败血性盆腔静脉血栓炎已较少见。

侧身喂奶，避免拉扯伤口

产妇一般在产后第1~4天就开始正常泌乳，提倡进行母乳喂养。但剖宫产的妈妈往往因为伤口疼痛而降低喂奶的意愿，其实只要在术后将宝宝放置于妈妈旁边，侧身喂奶即可，如此就可减少伤口因拉扯而产生的疼痛不适。

产后24小时安全度过后，准妈妈也正式晋级新手妈妈，不过一切似乎才刚刚开始。新妈妈要关注自己的身体恢复、健康调养和心理调整。这一章节，我们将和新手妈妈们一起面对这些问题，争取早日进阶成辣妈级育儿高手！

顺产妈妈产后调养宝典

生完孩子以后，产妇都需要住院一段时间，自然产妈妈时间短些，一般无侧切者需要住院24～48小时，做过侧切的则要3～5天后才能出院。此时，妈妈的身体还未完全复原，激素变化也大，导致情绪起落，而这时还要哺乳和照顾宝宝，实在不轻松。所以，家人要体谅和贴心一点，帮助新妈妈安然度过这个适应期。

小心产后抑郁症，警惕"产后三日闷"

很多新妈妈在刚分娩后，会出现情绪低落现象。烦闷、忧伤甚至哭泣。有统计显示，这种情况约占全部新妈妈的60％。这种郁闷症状大多发生于产后3天之内，即民间常说的"产后三日闷"。

这种现象持续到5～10天以后，上述症状会减轻或消失，所以很容易被大家所忽视。因个体差异、环境等因素，"产后三日闷"有可能诱发较严重的产后抑郁症，新妈妈如果缺乏正确的精神保健，有时可能会酿成严重后果。

引发产后抑郁症的因素

激素因素	新妈妈分娩后，体内雌激素和孕酮水平的急剧下降，与情志活动密切相关的儿茶酚胺分泌减少，这是引起精神障碍的重要病因之一。
性格因素	比较内向、敏感的新妈妈，比性格开朗的新妈妈更易发生产后抑郁情绪。
疾病因素	产后发热、尿潴留、神经衰弱等病症，如未及时治疗，都会增加抑郁。
家庭因素	如果平时婆媳、夫妻感情矛盾较多，产后常为小事发生争执，易引发抑郁。

产后抑郁症疏导

细致疏导	要对新妈妈进行耐心、细致的疏导和劝解工作。帮助其消除焦虑心理。
伴侣作用	丈夫应多体谅妻子生理和心理上的改变，多关心妻子的身体状况，分担哺乳宝宝的重任。
家庭氛围	营造一个和睦、温馨的家庭气氛，对预防产后抑郁非常重要。
尽早医治	如果发现新妈妈有较严重的抑郁症状，应尽早陪其到医院治疗。

攻克顺产后6种痛

会阴部刀口痛

少数新妈妈天生属于疤痕体质，会阴刀口愈合后还是隆起，并在按压时有疼痛感，可能是形成了疤痕疙瘩。怎么办呢？

对策

请医生检查，看刀口是否形成了疤痕疙瘩。若形成可外敷药膏，减轻疤痕疙瘩及不适。

如果疤痕特别严重，可做手术切掉疤痕，再用特殊材料重新缝合刀口。

手腕痛

孕妈妈分娩时，皮肤的毛孔和关节会打开，产后又气血两虚。此时一旦受凉，风寒就会滞留于关节肌肉中，引起"月子病"。

加上给宝宝换尿布、喂奶等，肌肉关节损伤加重，手指和腕部的肌腱和神经损伤，引起"伸腕肌腱炎"和"腕管综合征"，出现手指和手腕疼痛。

对策

产后注意保暖，避免接触凉水。

照料宝宝别太劳累，手腕和手指出现疼痛时一定要休息。

月子里别吃刺激性食物，少吃香蕉，别喝酒。

感到疼痛时应该就医，在医生指导下用药。

每天坚持做伸屈锻炼。但不要随意用力按摩疼痛处。

必要时采用超短波或红外线进行理疗。

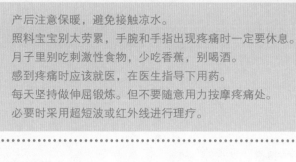

大腿根痛

如果新妈妈产后盆腔感染，大腿根部就可能出现疼痛，但只是按压时能感觉到，局部并不疼痛。另外，产后形成下肢静脉血栓也会引发大腿根疼痛。

对策

尽早就医，看看是否骨科疾病所致。找出原因，采取相应的治疗。

若是神经根被损伤，最好去看神经科医生。

如果是盆腔感染所致，应积极治疗原发感染。

如果是深静脉血栓引起，应进行抗凝和抗炎治疗。

四肢痛

怀孕使新妈妈内分泌发生变化，关节韧带松弛、弹性下降，骨密度降低。分娩造成气血两虚，受凉后易引起肌肉和关节炎症。产后哺乳，需钙量继续增加使腰和四肢的骨密度继续下降。产后休息不当、姿势不当，均会造成肌肉疲劳。上述原因都会导致四肢疼痛。

为避免产后四肢痛，孕期及哺乳期要坚持补钙。

产后要多休息，别过早站立，别老做家务。

每天坚持做保健操，注意身体保暖。

饮食方面注意每天摄入富钙食物，如牛奶、豆制品等。

疼痛明显时去医院检查，局部进行热敷或理疗。

足跟痛

新妈妈在产后气血两虚，容易受凉寒之气。尤其是足部，包括足后跟，一旦受凉，在以后的日子里就会出现疼痛。

注意足部保暖，穿袜子，并穿护脚趾、足后跟的鞋子。

对疼痛部位进行热敷或其他物理治疗。

耻骨部位痛

自然分娩后，耻骨联合分离是产科最常见的骨盆损伤。特别是初产孕妈妈，分娩时为让胎宝宝通过，损伤了耻骨和周围韧带，产生耻骨部位疼痛。

产后新妈妈下蹲或拿重物时，乃至排便都感到耻骨处疼痛，严重疼痛的在走路时甚至迈不开腿，有时还出现尿失禁、子宫下垂、子宫脱位等情况。

孕期控制体重，过胖会增加骨盆底负担，产后恢复困难。

产前与产后都要做骨盆底肌肉运动。

疼痛严重时必须卧床休息，并采用骨盆恢复带固定骨盆。

多吃虾、牡蛎等富含钙的食物，也可在医生指导下服用药物。

注意多休息，走路时一定放慢速度，步子别太大，避免加重耻骨损伤。

产后 6 ～ 8 周若有持续症状，应及早就医。

新妈妈补血，补出水嫩好气色

新妈妈由于分娩时失血过多，故大多数有贫血症状。相对于药补，食补对于孕妈妈的身体健康更加有利。因为美味的食物不仅不像药物一样会产生副作用，还会让新妈妈吃得津津有味，补血也变得不那么枯燥。以下几款补血食谱，能够帮助新妈妈迅速恢复元气，补出健康好气色。

1 红枣枸杞母鸡汤

做法 用老母鸡1只，洗净处理好，放入数枚红枣，适量枸杞，几块姜片，加少许盐，一起炖汤食用。

功效 滋补、提升元气、活血。

2 糖馓红枣

做法 干红枣50克洗净温水浸泡，花生米100克略煮，去皮备用，红糖50克。枣与花生皮同入锅内，加水适量，小火煮30分钟，捞出花生米皮，加红糖，待其溶化收汁即可食用。

功效 具有养血、理虚的效用。

剖宫产术后如何调养

剖宫产虽然顺利结束了，可妈妈的产后护理也是不容忽视的一大功课哦。妈妈的术后营养、术后恢复、护理要点……要了解的还有很多！

不宜过早催乳

分娩后亲人少不了会给新妈妈炖一些营养丰富的汤，如鲫鱼汤、猪蹄汤、排骨汤等等，觉得这样不但能补充营养，促进身体康复，还能让奶水分泌得更多。

但如果宝宝刚出生就让新妈妈喝大量的汤，奶水分泌太多而宝宝吸吮能力还较差，胃容量也小，过多的奶水会淤滞于乳腺导管中，导致新妈妈乳房胀痛。

最好在宝宝出生一周后新妈妈逐渐增加喝汤的量，适应宝宝食量增加的需要。但也不可以无限制地喝汤，以不引起乳房胀痛为原则。

少喝脂肪多的浓汤

这里所指的浓汤，是指脂肪含量很高的汤，如猪脚汤、肥鸡汤等。有很多人认为这样的汤营养丰富，最有补养效果。

却不知，新妈妈食用过多高脂肪食物，会使奶水中的脂肪含量增加，这种高脂肪奶水不易被宝宝吸收，还容易导致他们腹泻。另外，新妈妈摄取过多的高脂肪也容易发胖，让身材难以尽快恢复。

应该给新妈妈多喝一些富含蛋白质、维生素、钙、磷、铁等营养的清汤，如精肉汤、蔬菜汤、蛋花汤等。要注意，不能只喝汤不吃肉，汤和肉要一起吃，才能真正摄取营养。

10天后再喝红糖水

有很多人觉得，新妈妈在分娩后元气大伤，多补充一些红糖能帮身体恢复元气。

红糖固然具有益气养血、健脾暖胃、活血化瘀的功效，对新妈妈很有好处，补充碳水化合物和补血，促进恶露排出，有利于子宫复位。

但月子里不要喝太多红糖水。新妈妈产后喝红糖水的时间，以7～10天为宜。也不要过多的饮用红糖水，那样不仅会损坏新妈妈的牙齿，在夏天里还会导致出汗过多，使身体更加虚弱，甚至引起中暑。最重要的是，红糖水喝得过多会增加恶露中的血量，造成新妈妈继续失血，反而会引起贫血。

大量饮水

手术分娩后3～5天内，新妈妈的身体还是很虚弱。伤口仍然非常疼痛，新妈妈们会有便秘和肿胀的感觉，这是麻醉引起的，因此此时保证大量饮水是非常必要的。饮用的水最好不低于室内温度，这样能促进肠子的蠕动。

提前找好月嫂

剖宫产的新妈妈一般5～7天就可以出院了。在出院之前，年轻的新妈妈需要找好能够帮助她共同分担家务劳动、做饭和带宝宝的帮手。不然，回家后面对嗷嗷待哺的宝宝和一大堆扑面而来的琐事，没有育儿经验的新妈妈有可能会抓狂。

可以在孕期或入院待产前提前物色好带宝宝或做家务的人选，请专业的月嫂也是个不错的选择。请家中的亲人来帮助也能有效减轻新妈妈的负担。

刀口护理

手术后，妈妈的腹部伤口会疼痛，但这种疼痛是可以忍受的。如果疼痛难忍，就要请医生检查，是否腹壁有血肿等情况。

术后阴道会流血，流血量不应超过月经量，过量者应报告医生，及时查找原因，进行治疗，以免失血过多。

第1天 产妇在床上躺着，可由家人帮助按摩双下肢。

第2天 拔出导尿管后，可下床自行上厕所，约每3小时排尿1次。过胀的膀胱会影响子宫的正常收缩，还可能引起产后大出血。

第3天 可在室内扶墙练习踱步。如感觉头晕、难受，应立即上床休息，谨防摔伤。

第7天 腹部伤口通常在手术后7天拆线，拆线后，咳嗽时要用手按压伤口两侧，防止震开伤口。

手术后要特别注意卫生，除每日洗脸刷牙、饭前便后及哺乳前洗手外，还应保持伤口处的卫生。当然外阴部的卫生也不可忽视。

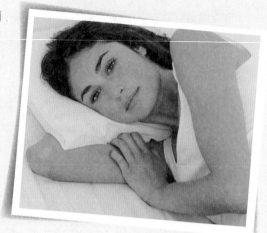

及时排便

剖宫产手术后，新妈妈由于疼痛致使腹部不敢用力，大小便有时不能及时排泄，这样很容易造成尿潴留和大便秘结。

新妈妈尤其要注意，确立良好的生活规律，养成定时大小便习惯，及时排泄。

小心脂肪液化

产妇在剖宫产术后数日（多于术后5~7日）部分手术伤口区域有淡黄色渗液，没有特殊的异味，手术伤口周围的组织颜色稍红，表面有囊性感，大多数产妇没有明显的自觉疼痛感，可有轻微的压痛，但并不明显。如果挤压手术伤口局部，会有较多的渗液（而非脓液）流出，渗液中可见漂浮的脂肪滴，由于脂肪液化是脂肪细胞无菌性变性坏死的过程，所以渗液做培养为无菌生长，这种情况为脂肪液化。

发生脂肪液化的5个原因

肥胖	手术伤口脂肪液化多见于肥胖病人，脂肪组织本身可能血运较差，又因手术创伤局部血管，使血运更加减少。脂肪细胞因血运不足而发生细胞坏死，进而发生液化，使手术伤口渗液，发生无菌性炎症。
手术中使用电刀	采用电刀手术时，可能会由于电刀所产生的高温造成皮下脂肪组织的浅表烧伤及部分脂肪细胞因热损伤发生变性。同时脂肪组织内毛细血管由于凝固作用而栓塞，使本身血运较差的肥厚脂肪组织血液供应进一步发生障碍，术后脂肪组织发生无菌性坏死。
手术操作不完善	手术时，医生在缝合脂肪层止血不够完善、缝合时留有死腔，或局部脂肪组织搓揉较多，也增加脂肪液化的风险。
合并有妊娠并发症	比如孕期合并有糖尿病、高血压、动脉硬化的孕妈妈，因其本身神经末梢循环差、组织抵抗力和愈合能力差，也是手术伤口脂肪液化的原因之一。
腹壁厚	临床发现产妇腹壁厚比较容易发生脂肪液化。

如何处理脂肪液化

如果产妇是部分手术伤口有脂肪液化时，一般只需剪去1～2根缝线，撑开少许手术伤口，内置生理盐水纱条引流，通过每日换药就可以使手术伤口愈合。特别值得注意的是，此种情况不要轻易敞开全部手术伤口，以免延长手术伤口愈合时间。等待手术伤口表面很清洁时，可用蝶形粘膏将皮肤表面拉拢对合。多数产妇在5～7日后手术伤口可完全愈合。

若产妇脂肪液化手术伤口较大，渗液较多时，应充分敞开手术伤口，以生理盐水纱布湿敷引流，等到长出新鲜肉芽组织后再行Ⅱ期缝合，以缩短愈合时间。对手术伤口液化范围大、渗出液多的产妇，还应该按医嘱合理使用抗生素预防手术伤口感染。也有人推荐换药时加用中药，以促进手术伤口的愈合。

另外，在换药的过程中一定要注意无菌操作，避免细菌的感染也很关键。

月子，要坐得科学而健康

十月怀胎结束了，接下来要面对的，是产妇独有的礼遇——坐月子。老一辈有很多坐月子禁忌，例如产妇不可洗刷、不可外出、不能受风、不能参与祭祀等，都是对产妇的隔离保护措施，为产妇提供一个不受干扰、可以完全卧床静养的环境。现在很多妈妈都是80后妈妈了，她们的观点和做法经常会跟老一辈有冲突，但是目的都是避免感染，让身体得到最大程度的休养，恢复体能与健康。让我们一起来看看80后妈妈的坐月子新解吧。

梳头是可以的

传统观点认为坐月子期间不能梳头，因为梳头会出现头痛、脱发甚至留下"头痛根"，迁延不愈，所以主张产后1个月内不梳头。

其实，梳头与坐月子病没有直接的关联，坐月子期间完全可以照常梳头。梳头不仅仅是美容的需要，它的作用还可分为2个方面：一方面梳头可以去掉头发中的灰尘、污垢，使头发保持清洁，起讲究卫生的作用；另一方面，通过梳齿能够刺激头皮血液循环，使人精神振奋、心情舒畅，促进局部皮肤血液循环，以满足头发生长所需的营养物质。另外，梳头还可防止脱发、早白、发丝断裂、分叉等，因此产后梳头只能有益而无害，不可能带来麻烦和后遗症。

要坚持洗头洗澡

老一辈普遍认为坐月子期间不能洗头洗澡，因为会落下月子病。但是现在的居家条件比以前改善了很多，一些旧时的禁忌也不再那么绝对。如果产妇1个月不洗头，不但不卫生，还可能造成头皮发炎，不洗澡使会阴部滋生细菌，更会造成会阴伤口感染。所以，产后更应注意个人卫生，不可坐一个邋遢的月子。

为防止洗头洗澡时受凉感冒，洗完头最好赶快在房间内擦干、吹干，不可吹凉风。冬天如果室内温度不高，可以使用电暖气或空调，但要避免在浴室内使用电器，以免发生意外。护理会阴部时，要注意定时更换棉垫、护垫，洗澡以淋浴为主，可以使用弱酸性的沐浴用品清洁外阴，但不可进行阴道内冲洗。平时尽量穿宽松的纯棉的内裤，避免阴部不适及感染。

产后的前几日，有些妈妈身体比较虚弱，有些则会因伤口大、撕裂伤严重或腹部有刀口。遇到这种情况，可先做擦浴，等待伤口愈合得差不多了再洗淋浴。

用烧开的水加入10毫升的药用酒精及10克的盐，混匀做成擦澡水，将毛巾蘸湿、扭干，轻轻擦拭产妇的肚子及流汗较多的地方。夏天可早、中、晚各擦一次，若天气比较凉，中午擦洗一次就好。

当产妇的体力恢复得差不多了，就可以开始淋浴了，淋浴时不要空腹，以防发生低血糖，用水也不要过热，以免全身皮肤的血管过度充血造成头部供血不足而头晕。此外，还应适当保持浴室中的空气流通。

洗澡水温宜保持在35℃~37℃左右，即使是夏天也不可用较凉的水冲澡，以免恶露排出不畅，引起腹痛及日后月经不调、身痛等。每次洗澡的时间不宜过长，一般5~10分钟即可。

卧室一定要通风，别直吹就行

老一辈非常重视坐月子时不能吹风，因为产后气血虚弱、筋骨松弛，风寒湿邪易趁虚而入，能够引起感冒、风湿、关节酸痛、腹泻等疾病。但是时代不同了，现在的条件与当时相比也已经有了天壤之别，无论什么气候都能安然度过。定时地通风换气也能保持室内空气新鲜，只要避免对流风直接吹在产妇身

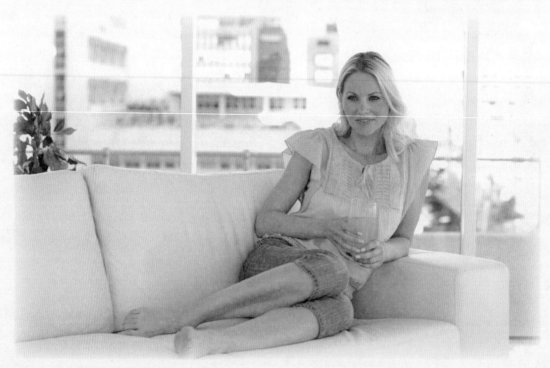

上，就不会出现因为受风受凉造成的产后疾病。而且月子期间来家里探视客人很多，空气流通不好，更应该及时通风换气，以预防呼吸道感染性疾病的发生，对新宝宝也是一种保护。

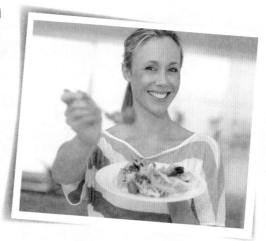

冬天坐月子时应注意室温，风不可太大、室内不可太闷，必要时可以空调来改善温度及湿度。夏季坐月子最难熬，但再热也不可直接吹冷气、洗冷水澡，电风扇、冷气、自然风都算是六邪中的"风邪"，容易使产妇患病。在家中可以把电扇对着反方向吹，让风打在墙壁上再反弹回来，从而使室内空气流通。

刷牙防止口腔感染

民间素有"生个孩子掉颗牙"的说法，认为坐月子期间刷牙漱口会动摇牙根，伤及牙肉，造成牙齿过早松动、脱落或牙齿流血等。

为什么会有这种禁忌呢？因为在怀孕期间，孕妇在内分泌激素的作用下，会出现牙龈充血、水肿、易出血的现象，特别是在刷牙时。加上过去科普知识不普及，孕妇对在孕期如何摄取钙营养了解得不够，结果导致身体缺钙，使很多人在生完孩子后牙齿确实变坏了，因此很多人就认为产妇不能刷牙。确实也有产妇因刷牙造成脸部肿胀的病例发生，不过并不是由于刷牙本身造成的，刷牙方法不当便是造成产后牙齿问题的最大原因。

现代医学认为，产妇在月子里一定要刷牙漱口，不然的话牙齿反而容易被损害。产妇在月子里每天要进食大量的糖类、高蛋白食物，这些食物大多细软，本来就失去了咀嚼过程中的自洁作用，容易为牙菌斑形成提供条件。如果不刷牙，就会使这些食物的残渣留在牙缝中，在细菌作用下发酵、产酸，导致牙齿脱钙，形成龋齿或牙周病，并引起口臭、口腔溃疡等。

因此，月子里一定要刷牙，只要体力允许，产后第2天就应该开始刷牙，最好不超过3天。但需要注意以下2点：

1. 产妇身体较虚弱，正处于调整中，对寒冷刺激较敏感。因此，切记要用温水刷牙，并在刷牙前最好先用温水将牙刷泡软，以防冷刺激对牙齿及齿龈刺激过度。

2. 可在产后3天内采用指漱，即把食指洗净或在食指上缠上纱布，把牙膏挤于手指上并充当刷头，在牙齿上来回、上下擦拭，再用手指按压齿龈数遍。这种方法可活血通络，坚固牙齿，避免牙齿松动。

蔬果防便秘又催奶，必须吃

不少老人认为蔬菜、水果水气大，太寒凉，产妇不能吃，甚至连水都要少喝。其实蔬菜和水果若摄入不足，易导致大便秘结，医学上称为产褥期便秘。而且，生产时由于出汗多，体内水分和矿物质流失都比较多，产妇最重要的就是补水。因此，除了麻油鸡、猪脚汤等传统月子餐外，鱼、肉、奶、蛋、豆以

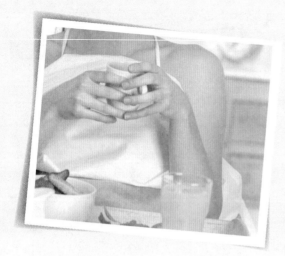

及新鲜水果、蔬菜都要适量摄取，不可一味只喝肉汤。另外，因为产妇身体较为疲累，胃口可能不会太好，因此餐点可采取少量多餐、清淡料理的方式，而且不需要过量，否则一个月补下来，产妇的体重恐怕会直线上升哦。

1 多补充水分

很多人认为月子期间不应该喝水，但是水分对于产妇来说非常重要，充足的水分也是母乳妈妈必需的。因此，每天适量地喝水或汤类是非常必要的。红糖水、水煮蛋、鸡汤、鱼汤、小米粥、银耳红枣粥等都是很好的汤水类补品，有益于产妇身体复原和哺乳。

2 多吃新鲜蔬果

可以改善产妇便秘的问题，水果可选择温热性，例如苹果、葡萄等，但是刚从冰箱拿出来的水果不能吃，要在室温下放一会儿；蔬菜可选择小白菜、西兰花、茼蒿、芹菜等绿叶蔬菜，也可以多喝蔬菜汤。

3 盐要少量，但不能无盐

盐中含有人体内必需的物质——钠，如果人体内缺钠，就会出现低血压、头昏眼花、恶心、呕吐、无食欲、乏力、容易疲劳等。所以，人体内应该保证一定的钠的平衡。夏天出汗本身就很多，尤其坐月子期间，体内会排出大量水分，容易造成低钠环境，所以产妇饮食适当加一些盐是没有问题的。成人每天需盐量为4.5~9克，产妇可以在此基础上稍加限制，每天在3~6克即可。

不要一点盐都不吃

过去很多人认为产妇在产后头几天不能吃盐，不然身体会浮肿。

其实让产妇吃无盐饭菜对身体很不利，这样只会使产妇食欲不佳，并感到身体无力，不利于康复。研究证实，饭菜里放一些盐对产妇是有益处的，但是盐分不可过高。产妇在分娩后头几天里身体要出很多汗，乳腺分泌也很旺盛，体内容易缺水、缺盐，反而又影响了乳汁分泌。

鸡蛋每天2~3个就够了

过去人们生活水平不高，觉得营养丰富、容易消化吸收的鸡蛋就是产妇最好的食物了，一直被列为坐月子的最佳滋补品。但鸡蛋并不是吃得越多就越好，如果吃得过多，身体不但吸收不了，还会影响肠道对其他食物的摄取。一般来说，每天给产妇吃2~3个鸡蛋就可以了，以免引起消化不良，加重肝肾负担，导致身体发福。另外，给身体补充高蛋白不应该只吃鸡蛋，应该均衡地摄取各类食物，鱼、瘦肉都是高蛋白食物，不但能加快身体恢复，还能促进乳汁分泌。

催奶肉汤虽好，别喝太早

很多产妇在产后，家人便会立即做各种的肉汤进补，牛奶鲫鱼汤、黄豆猪蹄汤、草鸡草菇汤等，其实这是不正确的做法。产妇刚生产完，身体仍处在极度虚弱的状态，同时肠胃的蠕动也较差，相对而言，对于食物的消化与营养吸收功能尚未恢复，此时若立即进补，容易延长恶露排出时间。

而且，更重要的是，小宝宝出生后几天内，胃口很小，各位新妈妈的母乳无论是营养还是量都足够。如果喝营养汤的话，产妇乳汁太多，容易乳房胀痛，严重的还能用引发乳腺炎。脂肪浓汤喝太多，宝宝吃了母乳也会引发腹泻等。

总之，产后1个月内饮食以清淡易于消化为主，食物品种应多样化，少食多餐，荤菜和素菜兼用，粗粮与细粮搭配，动物蛋白和植物蛋白混合着吃。只要产后饮食安排得当，就既能使产妇恢复健康，又能使婴儿健康成长。

凯特王妃不坐月子吗

英国凯特王妃在伦敦产下一位小公主后不到10小时就抱着家庭新成员出现在公众面前接受大家的欢呼，在这条新闻中，有人把目光聚焦在萌萌的小公主身上，有人感叹王妃凑了个"好"字很幸福，但也有人评论"王妃太猛"：当日伦敦气温只有10摄氏度，刚刚生产的王妃光着双腿、露着胳膊、踩着高跟鞋就这么出来了！凯特王妃亲身示范产妇无需坐月子，让很多人羡慕连连，老外都不用坐月子，一样都是人，为什么我们还要坐月子呀？其实，不坐月子≠不调理身体，产后调养还是很有必要的。

不坐月子≠不调理身体

很多人只看到了凯特王妃复出，却忽视了她也需要产后调养的。据英国媒体称，凯特王妃在产后将返回娘家住至少6周，也并没有我们想象的那般马上就投入工作或娱乐休闲中。所以，产后一段时间进行身体的调养是符合科学道理的。

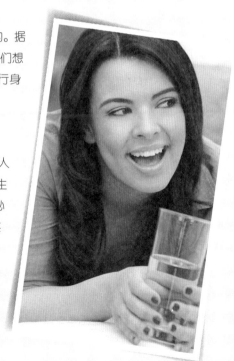

走极端的"坐月子"与"不坐月子"

由于对凯特王妃产后10小时复出这一条新闻的解读，导致国人对"坐月子"产生了两种极端的对立想法。一种想法认为：同样生活在地球上，都是女人，国外产妇生子后都不坐月子，我们也没必要这么娇气。另一种认为：坐月子是传统，就得按照老方法踏踏实实地过好42天的"月子"生活，少碰凉水，别吹凉风。

其实，这两种看法都是将事物极端化。医学认为产妇经历过十多个小时的生产过程，消耗了大量的体力和精力，需要在产后一段时间进行休养和保养。产妇在分娩后身体出现了一些变化，适当的休息辅以合理的饮食和锻炼，是有助于身体复原的。

10招床上运动，让你月子里也能瘦

生产后，妈妈们因为体力消耗使得身体处于极度虚弱的状态，这时候一定要好好地休息，避免过度劳累。但是，好好休息也并不等于完全躺着不动，在身体状况许可的条件下，产后妈妈可以适当地做些温和、简单的运动，这样不但有利于身体复原，还能帮助减重，让产后妈妈早日恢复孕前好身材。

产后动一动，好处多又多

建议妈妈们在坐月子期间就可以开始运动，一方面，这些运动都很温和，不会造成身体伤害，还有助于促进身体各部位的血液循环，让妈妈们尽快恢复体力；另一方面，考虑到产后6个月是黄金瘦身期，妈妈们需要好好把握这段时间，而从月子里就开始循序渐进且持之以恒地练习，可帮助肌肉及韧带恢复弹性，可以使产后妈妈们早日恢复窈窕身材。

Step 1

产后运动第一步——腹式呼吸运动

目的 收缩腹肌。

做法 平躺，嘴巴紧闭，用鼻子深呼吸，感觉腹部凸起后，再缓缓吐气并放松腹部。重复5~10次。自然产妈妈产后第一天就可以开始练习，剖宫产妈妈需待伤口不疼之后再开始练习。

Step 2

胸部运动

目的 使乳房恢复弹性，预防松弛及下垂。

做法 平躺，手平放于身体两侧。

1.将双手向上直举；2.双臂向左右伸展后平放于身体两侧；3.接着将双臂上举（同动作1）；4.再向后伸直平放；5.手臂回到前胸后（同动作1），再往左右展开，平放于身体两侧（同动作2）。重复5~10次。

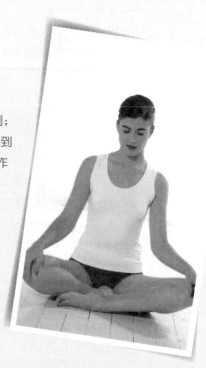

Step 3

腿部运动

目的 促进子宫及腹肌收缩，并使腿部恢复姣好曲线。

做法 保持自然呼吸，平躺，双手平放于身体两侧。

1.将右腿抬高至与身体垂直角度，脚尖伸直，膝盖不要弯曲。

2.将右腿慢慢放下。重复5~10次后换腿做。

Step 4

臀部运动

目的 促进臀部和大腿肌肉的收缩。

做法 平躺，保持自然呼吸，双手平放于身体两侧。将左腿屈起，大腿靠近腹部，然后伸直左腿，放下。重复5~10次后换边做。

Step 5

阴道肌肉收缩运动

目的 促进阴道肌肉收缩，预防子宫、膀胱及阴道下垂。

做法 平躺，双手平放于身体两侧。

1.双膝弯曲，尽量使小腿与地面垂直；2.两脚打开与肩同宽，利用肩部和足部的力量将臀部抬高呈一斜角；3.将两膝并拢夹紧数到3后，再将腿打开，臀部放下。重复5~10次。

Step 6

膝胸卧式

目的 帮助子宫恢复正常位置。

做法 1.身体取跪伏姿势；2.头侧向一边，双臂屈起贴于胸部两侧的床面，双膝分开与肩同宽，胸部和肩部尽量接近床面，保持此姿势2~5分钟。

Step 7

举脚腹肌运动

目的 训练腹部。

做法 平躺，双手平放于身体两侧，双腿抬高，膝盖呈直角弯曲，保持此动作10秒再放下。

Step 8

紧实大腿运动

目的 修饰臀部和大腿的曲线。

做法 1.身体侧躺，用单手支撑头部；2.将上方的腿伸直并抬高，上下运动10次后换边做。

Step 9

臀部运动

目的 帮助腰、臀伸展。

做法 1.初阶版：平躺，双手平放于身体两侧，两膝盖弯起，然后单腿伸直抬高。2.进阶版：平躺，双手平放于身体两侧，两膝盖弯起，单腿伸直抬高，同时将臀部抬高。3.高阶版：平躺，双臂抱于胸前，两膝盖弯起，单腿伸直抬高，同时臀部抬高。选择以上任一动作练习，重复10次后换另一只脚做。

Step 10

肌力训练运动

目的 强化肩、腰、臀的肌肉耐受力。

做法 1.双腿取跪姿，脸往前看，双手支撑于地板上；2.右腿向后抬高，同时左手向前伸直，重复数次后再换边做（左脚右手）。初学者可只抬高一脚或只伸直一手练习。

剖宫产后多久可以锻炼

剖宫产新妈妈产后可以立即开始骨盆底部肌肉的锻炼。但在产后检查合格且伤口完全愈合之前，要打消进一步锻炼的想法。

一定要避免做仰卧起坐等锻炼，那样会拉伤腹部肌肉，可能导致伤口开裂。至少3个月内应避免任何激烈的运动；而且6周内绝对不能手提重物。

当剖宫产伤口愈合后，新妈妈可开始锻炼，但要注意自身的感觉。不要为了忙于恢复身材不管不顾，如果锻炼引起了不舒服或者觉得支撑不住，就应该停下来。

剖宫产新妈妈容易陷入的4个瘦身误区

1 不能运动？那就节食吧！

很多剖宫产后的新妈妈，急于恢复身材，但是伤口疼痛又不允许运动，就采用极度节食的方法来减肥。不但身体变得非常虚弱，且出现了贫血症状，乳汁分泌也越来越少。

其实新妈妈完全不用着急，待伤口完全愈合后再运动也不迟。因为产后6个月之前都是减肥的黄金期。这时候的新妈妈只要注意饮食，避免高脂高热的食品，清淡饮食就可以了。

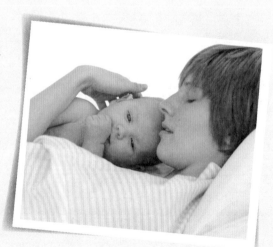

2 不能节食？吃减肥药总可以吧！

减肥药是通过让人体少吸收营养，增加排泄量达到瘦身的目的。新妈妈在哺乳期若吃减肥药，会通过乳汁代谢给宝宝。宝宝肝功能解毒性差，会导致其肝功能异常。

就算不是新妈妈，我们也不提倡女性吃减肥药瘦身。其实只要新妈妈生活方式健康合理，清淡饮食，适度运动，很快就可以恢复正常身材的。没必要急于求成。

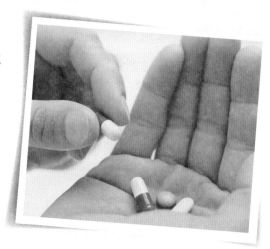

3 贫血还要坚持减肥！

剖宫产新妈妈本来在手术过程中就失血较多，易造成产后贫血。如果此时还着急瘦身，本来就没有解决的身体贫血问题，更容易加重贫血状况。

再次提醒新妈妈，产后不宜立刻减肥。有贫血情况的新妈妈，更要多多补充含铁丰富的食物，多吃菠菜、红肉类、动物肝脏等。

4 母乳喂养一定能减肥？

喂奶确实是一个大量消耗身体能量的过程，能起到一定的"减脂"作用。孕妈妈孕期体内积存了大量热量，若不哺乳很难散发。但是，若毫无节制地大吃特吃，不但不能减肥反而会增肥。

在哺乳期间，由于宝宝需要的营养量很大，新妈妈本来吃的就很多，如果再进食多于身体需求的高脂高热食品，会给身体堆积更多的脂肪。要控制好每天的摄入量，不要少吃但也不可无限量多吃。

产后激情去哪儿了

自从有了宝宝，你和另一半之间就多了这么一个小小的"第三者"。一天24小时，你的时间几乎都被小家伙占去了，好不容易他睡着了，你也累得只想倒头大睡。即使老公眼神再热烈，你也只能说抱歉了。有了孩子后，那些美好的SEX生活，真的回不来了吗？别忧伤，亲，找到最适合你们的爱爱节奏吧，只要有心，爱爱无处不在。

等月经来了再避孕？错！

讲到SEX，就不能不提避孕。可能有的妈妈会觉得奇怪，我还在哺乳期，也没有来月经，还用得着避孕吗？答案是肯定的。首先，产后月经复潮和排卵的步调并不是一致的，所以根据月经时间来判断是否排卵是一种不靠谱的做法。同理，单纯依靠哺乳期避孕，也是有极大风险的。一般来说，在月经尚未恢复之前，很多新妈妈就可能已经排卵了。这时只要哺乳期妈妈恢复了性生活，就应该采取必要的避孕措施。

哺乳期绝对安全？错！

还有很多妈妈认为，产后哺乳期其实就相当于避孕"安全期"，这种观念也是不正确的。

从理论上来说，产后哺乳会抑制排卵，使月经暂时停止，有一定的避孕作用。但是必须满足以下这些条件：昼夜都纯母乳喂养（没有给孩子添加任何其他的食物）；没有来月经；孩子不超过6个月。如果全部满足了以上条件，单纯依靠母乳避孕，效果确实可达95％以上，但也不是百分之百。所以，性生活还是应该采取避孕措施。

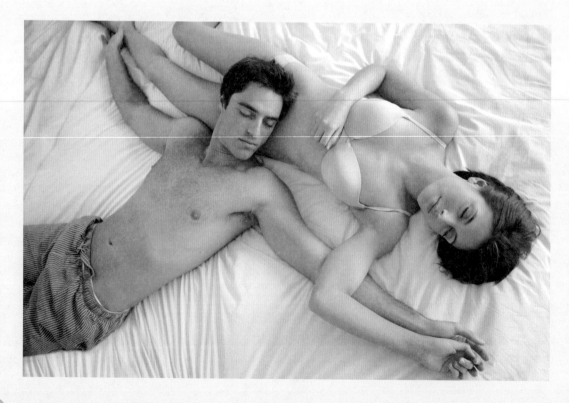

哺乳期能吃复方避孕药？错！

关于产后服用避孕药，首先要考虑会不会对哺乳产生影响，所以含有雌激素的避孕药就不建议使用了。

1 复方避孕药

国内市场上常见的避孕药多为复方避孕药，通常包含两类成分：孕激素和雌激素，如优思明、妈富隆等。哺乳期应尽量避免服用含雌激素的避孕药，长期服用会一直泌乳，导致妈妈产奶量减少，从而影响宝宝的口粮。复方短效口服避孕药可以在断乳后开始服用。

如果是第1次吃，建议在来月经第1～5天开始吃药，每天1片连续服完一盒（21天），停药7天，开始下一周期。此后依此规律，服药21日，停药7日，28日为一周期。停药7日中一般有月经，即使无月经也无需等待，第8日开始下一盒药。

2 单一成分的孕激素避孕药

在国外，有专门为哺乳期妈妈研制的避孕药，叫"mini—pill"，含的是低剂量（0.03毫克）单一成分的孕激素左炔诺孕酮。这种避孕药不影响哺乳，但遗憾的是目前国内没有销售，所以不推荐国内的哺乳期妈妈服用任何牌子的口服避孕药，而应该选择其他避孕方式比如避孕套等。

3 紧急避孕药

大家都熟悉的紧急避孕药，市场上最常见的就是毓婷。它是左炔诺孕酮，72小时之内（当然越早服用避孕效果越好）可以作为紧急避孕的方法。这种药物是大剂量孕激素，理论上对母乳没有特别大影响，但是由于短时间内服用的孕激素剂量过大，有可能对宝宝造成不良影响。所以世界卫生组织对使用左炔诺孕酮进行紧急避孕方法对母乳妈妈有以下提醒：如果2片一起吃的话，在使用了该药之后需要暂停母乳喂养8小时，但是不要超过24小时。如果是分2次吃的话，每次吃完3～4小时后才可以哺乳。但是紧急避孕药绝对不能作为常规的避孕方法。

Tips 如果进行了没有保护措施的性生活，还有一种紧急避孕的方法，可以在5天内去医院进行放置紧急避孕的宫内节育环，风险是节育环有脱落的可能。不带有激素的宫内节育环不影响母乳喂养，而且放置合适的话，以后也可以继续使用。

孕产疾病索引
MATERNAL DISEASES

怀孕之后，总会遇到这样那样的问题。在这个极度敏感的时期，为了肚子里的宝宝，我们做什么都小心翼翼，更不用说吃药做检查了。那么，遇到各种疾病时，孕妈妈该怎么办呢？

宫外孕

不少备孕的女性都听说过宫外孕，更知道它的危害，整日忧心忡忡，就怕自己会是宫外孕。下面，就给大家讲讲这个问题。

什么是宫外孕

首先，我们来认识一下宫外孕。正常怀孕时，受精卵着床于子宫体腔内，如果受精卵在子宫体腔以外的部位着床则称为"异位妊娠"，为了便于病人理解，我们习惯称为"宫外孕"。但两者之间的含义稍有不同，宫外孕是指所有发生在子宫以外的妊娠，而异位妊娠是指孕卵位于正常着床部位以外的妊娠，还包括宫颈妊娠、子宫肌壁间妊娠、宫角妊娠等，因此异位妊娠的范围更广。宫外孕是妇科常见的急腹症，发病率约1%，并有逐年增加的趋势。宫外孕病情严重的话会危及病人生命，所以一直被认为是具有高度危险的妊娠早期的并发症。

为什么会发生宫外孕

1 输卵管炎症是宫外孕的主要原因

宫外孕最常见的部位是输卵管，占所有病例的95%。输卵管是卵子受精的场所，卵子和精子在此结合形成受精卵，而受精卵不会自己进到宫腔着床，而是靠输卵管向宫腔方向蠕动以及输卵管黏膜层的纤毛向宫腔方向摆动将受精卵运送到宫腔里。如果输卵管发生炎症势必会影响到其运送受精卵的功能，输卵管的炎症分为输卵管黏膜炎和输卵管周围炎，两者都是宫外孕的常见病因。输卵管黏膜炎可使输卵管管腔变窄，导致受精卵不能顺利通过而着床在输卵管形成宫外孕（输卵管妊娠）或炎症严重导致管腔完全堵塞造成不孕。输卵管周围炎症可使输卵管与周围组织形成黏连，从而限制输卵管的蠕动，同样导致受精卵不能顺利到达宫腔而着床在输卵管形成宫外孕。

2 其他因素

除了输卵管炎症可以导致宫外孕外，受精卵游走、宫内节育器放置、输卵管发育不良或功能异常、输卵管周围肿瘤压迫等都可能导致宫外孕。此外，内分泌异常、精神紧张也会导致输卵管蠕动功能异常而导致受精卵不能顺利到达宫腔，而着床在输卵管，形成输卵管妊娠。

哪些因素会导致输卵管炎症

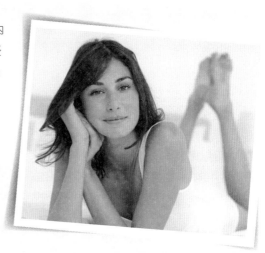

当自然防御功能遭到破坏或机体免疫力低下，内源性菌群发生变化或外源性致病菌侵入，均可导致炎症发生。生殖系统炎症包括外阴及阴道炎症、宫颈炎症、盆腔炎性疾病，盆腔炎性疾病中又包括子宫内膜炎、输卵管炎、输卵管卵巢脓肿、盆腔腹膜炎，最常见的是输卵管炎。输卵管炎病情可轻可重，重者可危及生命，轻者可无症状，如果治疗不及时、不正确则可由于盆腔黏连、输卵管阻塞导致宫外孕，甚至不孕。长期慢性腹痛，严重影响女性健康，增加家庭经济负担。那么，又有哪些因素容易导致盆腔炎呢？

年龄	美国资料表明 15 ~ 25 岁为炎症的高发年龄，可能与频繁性生活有关。
性活动	盆腔炎多发生在性活跃期女性，尤其是初次性交年龄小、多个性伴侣、性交过频以及性伴侣有性病者。
下生殖道感染	阴道炎、宫颈炎，炎症上行蔓延。
宫腔内手术作操后感染	人工流产、输卵管的检查（通液、造影等）、宫腔镜检查等造成生殖道黏膜损伤，导致下生殖道内的病原体上行感染。
性卫生不良	经期性交，使用不干净的卫生用品，低收入人群个人卫生差以及没有指征的阴道冲洗，都可能引起盆腔炎症。
邻近器官炎症直接蔓延	如阑尾炎时炎症可蔓延到盆腔，造成输卵管炎。

如何提早预防宫外孕

那么宫外孕能提早预防吗？如果能充分认识到盆腔炎的高发因素，注意经期卫生，杜绝经期性交，保持规律而适度的性生活，尽量避免年龄过小即有性生活、频繁更换性伴侣、同时有多个性伴侣，减少、最好是杜绝人工流产。做到了这些就会大大降低盆腔炎的发生，就可以预防因输卵管炎症导致的宫外孕的发生。

同时，有些夫妻想要孩子了，但又担心自己会得宫外孕，想了解孕前是否需要检查输卵管。输卵管的检查并不是常规的孕前检查项目，只有原发、继发不孕的病人想了解输卵管的情况才会做通液、造影或阴道注水腹腔镜，如果检查结果表明输卵管通畅，大夫也无法预测会不会发生宫外孕，因为输卵管的蠕动功能和纤毛的摆动功能是无法得知的。而且输卵管的检查也是造成输卵管炎症的高发因素，所以们不建议孕前检查输卵管。

如何早期发现宫外孕

既然如此，那么如何早期发现宫外孕呢？

1 明确宫外孕的症状
宫外孕的典型症状就是停经、阴道出血、下腹痛，如果输卵管妊娠破裂或流产导致腹腔内的出血过多，会有头晕、晕厥等失血性休克的表现。

2 月经推迟，一定到医院检查
因为生活中确实有宫外孕病人未及时就医，当出现头晕、晕厥等症状时才意识到去医院，可往往在去医院的途中病情恶化，等到了医院却失去了抢救机会，一个年轻的生命就这样遗憾地结束了！所以，当月经规律的女性，如果月经未如期到来，一定要到医院检查，做尿妊娠试验或抽血查 β–HCG 及孕酮。异位妊娠时，血 β–HCG 值、孕酮值通常低于正常宫内妊娠，动态观察这两个值的变化，再结合 B 超就不难诊断出宫外孕。特别是月经过期两三天即开始阴道出血，经量可能略少于月经，有些女性认为是月经来潮而未到医院就诊，直到出现了腹痛、头晕等症状时才去医院就诊，这样也许就错过了最佳的治疗机会。所以，一旦出现月经异常、腹痛或阴道不规则出血等问题要及时就诊，诊断期间可能会发现宫外孕。

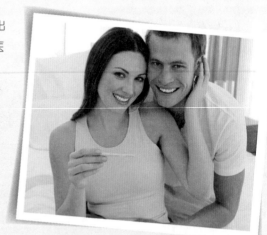

3 停经50天左右做B超检查
另外，计划之内的怀孕，如果没有阴道出血、腹痛等症状也要在停经50天左右时到医院检查，一定要接受医生建议，做B超检查，明确是宫内妊娠还是宫外孕。

葡萄胎

怀孕早期，孕妈妈会出现恶心，反酸，晨起呕吐或干呕，比较轻的也会出现挑食，对某些气味过于敏感等症状，这是众所周知的"早孕反应"，这可能与早孕期绒毛膜促性腺激素（HCG）升高有关。如果绒毛膜促性腺激比怀孕同天数的数值高出很多，要警惕葡萄胎。

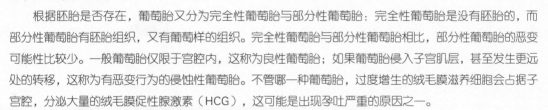

认识葡萄胎

正常女性在怀孕的早期，子宫里有两种东西在生长，一是胚胎，再有就是绒毛膜滋养细胞，它担负着从母体吸取营养供给胎儿的重任。如果怀孕以后绒毛滋养细胞大量的增生并水肿形成大小不一的小水泡，如葡萄状，医学上称为葡萄胎。

根据胚胎是否存在，葡萄胎又分为完全性葡萄胎与部分性葡萄胎：完全性葡萄胎是没有胚胎的，而部分性葡萄胎有胚胎组织，又有葡萄样的组织。完全性葡萄胎与部分性葡萄胎相比，部分性葡萄胎的恶变可能性比较少。一般葡萄胎仅限于宫腔内，这称为良性葡萄胎；如果葡萄胎侵入子宫肌层，甚至发生更远处的转移，这称为有恶变行为的侵蚀性葡萄胎。不管哪一种葡萄胎，过度增生的绒毛膜滋养细胞会占据子宫腔，分泌大量的绒毛膜促性腺激素（HCG），这可能是出现孕吐严重的原因之一。

葡萄胎的主要表现

1. 妊娠反应比较严重，且持续时间比较长；

2. 子宫特别大；

3. 停经后阴道流血，一般多出现在怀孕2～3个月；

4. 多伴有卵巢囊肿。有些还会出现腹痛、高血压、蛋白尿、甲亢等症状。因为以前医疗技术没有现在发达，一般是怀孕后出现上述症状才发现，而现在一般是怀孕初期做B超检查发现。

葡萄胎的高危人群

据有关资料显示，在我国大约1238次妊娠中1次为葡萄胎，发生率为0.81%左右，比欧美国家发病率略高。只要是在生育期的女性，就有可能发病葡萄胎。据报道，我国发病年龄最小者16岁，最大者56岁，40～45岁女性发生率较高。曾经有葡萄胎的患者，再次怀孕还有患葡萄胎的可能，再次发生的概率为0.5%～12.5%。

发生葡萄胎怎么办

1 清宫+送病理+化疗

如果确诊是葡萄胎，应及时做清宫手术，刮出物要进一步做病理检查。需要注意的是，葡萄胎形成后会有数不清的水泡状水肿，这些东西在手术过程中很难一次性清除干净，而一旦过清理这些内容物时间过长，又会增加术中的出血量，对患者来说同样是一种生命威胁。因此，多数妇科医生都主张第一次先将绝大部分内容物吸干净，过一周待子宫收缩使子宫腔小一些、子宫壁紧硬一些后，再进行一次刮宫更好些。如果不进行第二次清宫，宫腔内残留的水泡会继续生长，影响子宫收缩，有大出血的危险。此外，残留的组织还有进一步恶变为癌症的可能。

需要特别注意的是，尽管葡萄胎清宫手术并不困难，在子宫收缩剂的帮助下，用吸引器就能轻易地将这些葡萄状的组织吸除干净，一般不需要开刀手术。但是，葡萄胎虽然是良性的，但是它可能会转移到肺部或身体其他部位，有一些甚至会转变成恶性的绒毛膜癌。据国外报告，约有20%的病人会发生肺部转移。因此，经过初次治疗之后，必须做一系列的追踪检查，以便及早发现是否转移或有恶性变化，否则治疗不算是完全的。

至于化疗是否需要做呢，主要看两个方面，一是病理报告若有恶变或恶变倾向的，需要做；二是居处偏远随访不方便的，最好做。

2 定期复查很重要

为防止恶变，患者术后两年内要定期进行复查，医院也应定期对患者进行回访，目的在于早期发现恶变。子宫吸除术治疗之后，必须每星期做一次激素（主要是HCG）的定量检查，如果正常或没有变化，最初的半年内，应每月到医院复查一次，6个月后可改为每两个月检查一次，再经过半年仍然没有变化的话，才能够放心。一旦发现有不规则的阴道出血、咯血、头痛或其他不适，应立即到医院进行全面检查。

葡萄胎患者何时可以再怀孕

有许多曾经发生过葡萄胎的患者，最为担心的是复发与恶变的问题。其实葡萄胎发生恶变的几率并不高，只要及时、有效、系统治疗，绝大部分都可以治愈。该病与其他疾病一样，一定要注意早诊断、早治疗，这样不仅可以缩短病程、减少恶变，还会给以后正常生育带来方便。

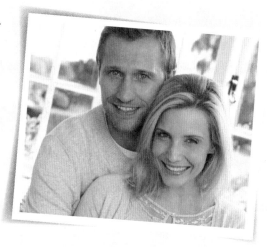

必须注意的是，系统治疗之后，应该注意到医院定期进行相关检查，防止出现意外。从大多数的病历来看，葡萄胎治愈之后是可以正常怀孕并足月分娩的，不必担心丧失生育能力。

至于治愈后何时怀孕，应该根据具体情况确定。在以往，原则上是避孕2年之后怀孕，但如果年龄偏大或急于怀孕者，只要身体状况许可，没有复发的迹象，间隔的时间也可以缩短至半年到1年。不过，如果间隔的时间比较短，怀孕之后要注意检查胚胎发育情况，一旦有异常就可以早期发现并采取相应措施。

另外，再次怀孕的时间，还必须根据患者葡萄胎的性质。如果葡萄胎属于恶性的，经过比较长时间的化疗和较长时间的观察，再次怀孕间隔的时间也相对延长。观察的主要方法是超声波检查与血清绒毛膜促性腺激素测定。确定没有复发迹象的时候，才可以再次怀孕。只要是恶性葡萄胎，需要一定的耐心，不宜短时间内怀孕。

如何避免再次发生葡萄胎

由于葡萄胎是一种因妊娠引起的疾病，只要减少妊娠次数就可免患葡萄胎。因此，在过夫妻生活时，患者至少应在2年内采取有效的避孕措施，且不宜使用宫内节育器和避孕药，只能使用避孕套和阴道隔膜避孕，以避免引起出血或滋养细胞生长。对于40岁以上的妇女来说，应尽可能不再妊娠，因为高龄妊娠不仅葡萄胎的发生率高，而且容易发生恶性病变。当然，有的恶性葡萄胎化疗效果不好，不能用药物控制病情，为了保全患者的健康，往往需要切除子宫，这样就会失去未来的生育能力。不过这样的情况比较少，只有在子宫病灶巨大或已经弥漫，才会考虑切除子宫。

妊娠剧吐

很遗憾，尽管大约75%的孕妈妈会恶心，50%的会孕吐，但孕吐机制仍没有定论。人们曾发现害喜和人种有关，爱斯基摩和非洲土著，或一些以玉米为主食的部族就比较少，但科学在这里并不是建议怎么吃东西，因为吃玉米这个特点只是一种描述，和孕吐未必有关系，和"光脚的部族"没啥区别。

孕吐的根源不好找

激素很可能是害喜的根源，但究竟哪几种也不很清楚。HCG(人绒毛膜促性腺激素）一直是重点怀疑对象；还有孕酮，会放松肠胃肌肉，让胃酸过多，让肠胃蠕动变慢，但有些科学家试图测量孕酮和害喜程度之间的关联，结果是没有关联。有人怀疑是肝功能改变作祟，或是导致胃溃疡的幽门螺杆菌，最夸张的是上世纪六七十年代的心理学家，弗洛伊德那派的吧，说恶心呕吐源自潜意识里对胎儿的厌恶……你跟他们说"不可能"也没有用，因为你不知道自己的潜意识！

除了激素，孕妈妈对气味更敏感，可能是比较确凿的造成孕吐的因素，因为先天嗅觉失灵的女性就没有孕吐。据统计，76％的孕妈妈发现孕早期味觉和嗅觉有变化，但改变可不一定是朝着什么方向，除了大多数确实更敏感，还有差不多17％的人出现了味觉异常，比如觉得苦味更苦，或者咸的不咸，14％甚至会"幻闻"，也就是闻到根本不存在的气味，比如烂食物甚至排泄物的味道……前几年美国著名食品连锁店Tesco做过一个秀，叫孕妇来品酒，他们的理由就是孕妇味觉敏感。（当然他们不想连累宝宝，只让孕妇用红酒漱漱口吐出去。不要喝酒啊！）想法不错也吸引眼球，但也确实只是作秀，保不准有孕妇觉得这酒闻上去好臭吧。

有人推测孕吐的演化意义是保障了孕妇不吃对胎儿有害的食物，一些科学家针对这个假说做了实验，发现孕妇果然能通过鼻子判断出一些"有害食物"的气味！别高兴得太早，他们接下来又找了没怀孕的女性和男性，叫他们来pk孕妇，结果孕妇根本没比其他人牛，我们只好先冷笑一声：演化意义的推断，还是相当难证明的。

可能缓解的办法

少吃多餐	随时有零食，尤其睡前不要空腹，因为胃酸会刺激空空的胃，让它更敏感。
吃凉的	热食物通常气味也比较大，对嗅觉敏感的孕妈妈是个挑战。还有冰淇淋，如果吐得不行，也就别想什么热量高了，能吃就行。
变花样吃	孕期嗅觉和孕前不同，所以可能之前喜欢的味道现在就不喜欢了，现在喜欢的过一阵又不喜欢了。但有些食物是不少孕妈妈都讨厌的，比如煮豆子、鸡蛋、鱼、爱。
喝水	避免脱水，吐得严重可能需要补充孕期维生素，不严重的孕吐一般不至于营养不良，只要后面体重正常增长就好。
常换衣服	衣服上容易沾染做饭味、火锅味、烟味、香水味，香水味在这时可能很不招人喜欢哦。
远离不喜欢的味道	比如地铁上吃包子、鸡蛋卷的人，以及香水味或干脆是人味儿很怪的人。

饭后别急着刷牙	这个动作会刺激呕吐反射。但平时要注意口腔清洁,勤刷牙漱口,保证嘴里没有异味。
慢起床	或起来之前先吃点饼干等不容易恶心的东西填填肚子。
生姜	最早是海军试验出来缓解船员呕吐的,但目前对生姜效果的研究还存在争议,有时候比晕车药还管用,有时效果全无。还有研究说生姜只抑制呕吐但不解决恶心,因为作用更集中在消化系统而非中央神经系统。孕妈妈可以试一试,嚼点姜丝,或者含个姜片,德国推荐一天不要吃超过4克干生姜。
维生素 B6	有时医生也会开,这也是一种效果、原理两不明的东西,有的研究说生姜和维生素 B6 效果一样好,有的说是因人而异。但维生素 B6 有推荐服用的上限 200 毫克,所以最好先咨询医生。当然也可以多吃维生素 B6 丰富的食物,比如香蕉、坚果、绿豆、胡萝卜、西兰花、土豆、瘦肉和鱼。
问医生	要是吐得极严重,体重减轻过多,还有药物和其他治疗方法,去问医生吧。

先兆流产

越来越多的女性因为不孕失去做母亲的权利,也有越来越多的女性曾经历流产的痛苦。正因为如此,很多女性一旦怀孕就如坐针毡,恐惧、担心随着妊娠天数的增多也与日俱增。几乎每个女性怀孕后出现流血现象就会问医生:"为什么会这样?什么原因引起的?"或者"保得住吗?"没有人会问:"需要保吗?"

事实上,"需要保胎吗"才是医生和病人最需要关心的问题。而不是每个出血的病人都是服用保胎丸或打保胎针,然后听天由命,保住了,医生水平高,保不住病人运气不好。医生经常会问:"如果保胎是这么简单还要医生干什么?"

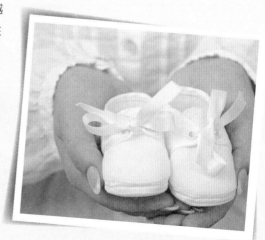

别盲目保胎

流产分早期流产和晚期流产，怀孕头3个月的流产是早期流产，50%与染色体异常有关，其余还有很多因素，如孕妇接触有毒物质，母亲有糖尿病、红斑狼疮、高血压、肝炎等合并症，激素水平异常只占其中很小的一部分。晚期流产在怀孕3～7个月之间发生，多数与母亲有生殖器官畸形有关，少部分由染色体异常导致胎死宫内而流产。早期流产比晚期流产常见得多。

由此可见，单纯的孕激素保胎适用于激素水平不足导致的先兆流产，否则是不值得推荐的。因为，不明原因的先兆流产盲目保胎，最后留下一个有问题的孩子，带给一个家庭的问题远远不止流产带来的痛苦那么简单。

孕早期出现流血怎么办

正常的做法是，出现流血后，应该在检查激素水平（排除激素水平不足）的同时超声详细检查生殖器官，而且要用最好的机器检查。因为，一个普通的黑白机器或中低档的彩超机器只能看到妊娠囊和有没有胚胎和心跳，而不能详细观察妊娠囊内的情况。

妊娠囊内还有羊膜囊，羊膜囊内才有卵黄囊和胚胎（3个囊1个胚胎）。妊娠出血后，如果羊膜囊没有异常，卵黄囊大小和形态都正常，胚胎才有希望继续生存，这种情况保胎才可能有意义。卵黄囊是在胎盘没形成之前（胎盘要在3个月左右形成）保护胚胎的第一道屏障，很多对胚胎有害的物质都会经过卵黄囊的过滤，这些物质先损害卵黄囊，卵黄囊功能受损后，进而损害胚胎导致流产。如果卵黄囊的形态和大

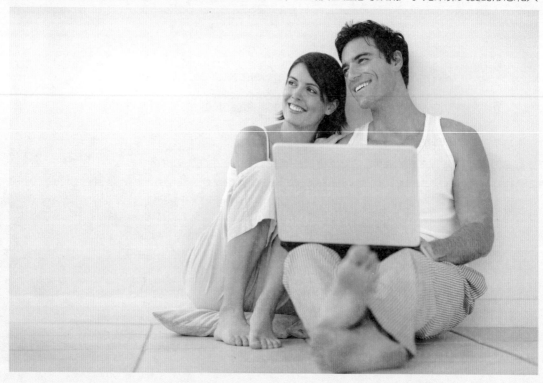

小异常，尽管做超声时胚胎有心跳，尽管医生给足够的保胎药都是无济于事，最后胚胎还是会死掉，因为它不是由于孕激素不足引起的。有时尽管胚胎生存下来，最后的结局也还是不好的。过大的卵黄囊经常与随后发生的胎儿畸形有关。

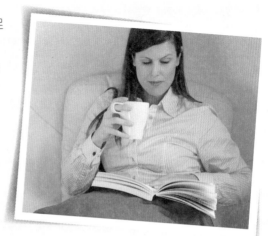

羊膜出血的治疗

好的超声机器还可以看到羊膜囊后出血的情况包括出血的量和范围，大面积的羊膜后出血加上绝对卧床休息会导致宫腔内积血越来越多，最后导致流产。所以，出血后应该仔细观察子宫内妊娠物的情况，同时不应绝对卧床，适当的活动有助于宫腔内的积血排出，反而起到保胎的作用。

染色体异常不需要保胎

染色体异常的胚胎或质量有问题的精子或卵子受精后的空卵（有妊娠囊没有胚胎）用好的超声机器检查可以早些被发现。妊娠时的3个囊是有适当的比例的，3个囊的比例失调就预示着流产，无论用多少保胎药都于事无补或后患无穷。染色体异常的胚胎通过保胎留下来经常会出现畸形等其他异常。

子宫畸形也会出血

子宫畸形妊娠也经常会有早期出血，而且出血会伴随很长一段时间，这种情况要看情况决定是否保胎。首先诊断子宫畸形最重要，何种类型的畸形、严重程度等等，各种因素综合考虑才能决定是否保胎。曾经有一个孕妈妈从怀孕35天开始早期保胎一直保到5个月，绝对卧床休息，最后在5个月时子宫破裂险些丧命，因为是残角子宫妊娠。

晚期流产要查明原因

晚期先兆流产同样应该积极查找原因，而不是一出现出血立即使用保胎药物。如果是宫颈问题，如宫颈息肉，要给予切除，宫颈机能不全要给予缝合，宫颈严重糜烂的要治疗，还要检查是否有前置胎盘、胎儿畸形。有时染色体异常的孩子会发出微弱的信号告诉人们他的问题，如羊水过多或过少、发育过小、四肢过短、单脐动脉等等，同时伴有阴道流血。这些问题服用保胎药等于给自己买负担，应该明确诊断胎儿的染色体后再保胎。

怀孕出血不可怕，可怕的是不查原因的盲目保胎。相信大自然的力量，在我们生存的环境日益恶劣、衣食住行的污染日益严重的前提下，大自然优胜劣汰的力量是不可忽视的。每增加一个不孕病例，每增加一个流产的病人都是大自然在提醒我们——保护环境是造福我们自己。

孕期腹泻

炎热的夏天，孕妈妈有时会管不住自己的嘴，乱吃、大吃一通进而出现腹泻。也许很多人会问：孕期饮食需要注意什么呢？怀孕出现拉肚子怎么办？有没有什么药物或食物能治疗呢？让我们一一来了解一下吧。

腹泻带来的危害

腹泻是指水样便或者排便次数增加。在孕期腹泻会使肠蠕动加快，甚至出现肠痉挛，平滑肌收缩可能会诱导宫缩而导致流产，也有可能因为身体电解质平衡的失调而导致严重程度不同的后果发生。

孕期腹泻是需要十分重视的问题。因为腹泻不仅导致孕妈妈脱水、电解质紊乱，还会影响孕妈妈对营养物质的吸收，影响胎儿的生长发育。更为严重的是，妊娠期频繁、剧烈的腹泻可能会引发子宫收缩，导致流产或早产。

孕期腹泻的原因

由于孕妈妈体内激素水平的变化，胃排空时间延长，小肠蠕动减弱，极易受到外界因素的影响而腹泻。但是孕妈妈出现拉肚子的情况，可能会引起子宫收缩，进而引起先兆流产或早产，尤其是怀孕初期的孕妈妈们，尤其要注意。腹部着凉一般是拉肚子的一个常见的原因，除此以外，还有以下常见的原因：

感染	感染是导致孕妇拉肚子的常见原因。多为细菌或病毒通过消化道感染。导致孕妇感染的最常见的病原体有：沙门氏菌感染、志贺氏痢疾杆菌感染、弯曲杆菌与病毒等。食物中毒或其他部位的病毒感染也可引起孕妇腹泻。
饮食	食用粗糙、变质食物，不良饮食习惯和食用海鲜等食物可引起腹泻。尤其是如果孕妈妈一直存在胃肠方面的问题，怀孕后一定要特别注意饮食。
合并其他慢性疾病	如孕期合并甲状腺疾病、结核或结肠炎等，也会出现孕期腹泻的情况。
饮食	奶粉也可引起腹泻：有些孕妇既不是食物中毒又不是肠道感染，但仍然出现腹泻的情况，这有可能和喝了孕妇奶粉，乳糖不耐受引有关。出现腹泻后应该立即暂停牛奶摄入，可以补充双歧杆菌（或含双歧杆菌的酸奶）或益生菌、合生元等调节肠道菌族。

孕期腹泻该怎么办

不同腹泻要区别对待。孕期腹泻要引起足够重视，但不要过度紧张。孕妈妈如果第一天发生了腹泻，第二天没有停止的迹象，症状持续时间超过48小时，开始出现严重脱水，或伴有高烧，应该尽快去医院就诊。到医院首先进行大便细菌学培养和药物敏感试验，同时进行肠道原虫与寄生虫检查，排除感染。

1 非感染因素的腹泻

如果是生活因素引起的腹泻，如着凉、情绪紧张等，首先考虑是功能性的拉肚子，只要是无感染的迹象，就应当先从生活调养入手，适当补液，补足因拉肚子造成的水分丢失、电解质及热量，消除因拉肚子产生的不利因素。通过口服加少量盐和糖的"米汤"，补足因腹泻丢失的水分和电解质。严重时需要禁食、补液。服用思密达或活性炭片，保护胃黏膜；也可以服用乳酸菌素片或乳酶生片，调整肠道内菌群。

2 感染因素腹泻

如果化验提示有感染因素存在，必要时服用红霉素或头孢类抗生素。以上药物对母婴相对安全。但即便安全，也应尽量少用或不用，并及时补液。患腹泻的孕妈妈一般在24~96小时后恢复正常排便。

如有合并先兆流产或先兆早产迹象则应给以予保胎治疗。

孕期饮食注意事项

1	避免油腻及不易消化的食物，清淡饮食，吃饭要定时、定量、定质。
2	饮食搭配要合理，不能只吃高蛋白饮食，而忽视谷物的摄入。
3	吃完热食物，不要马上就吃凉的食物，冷热食物至少要间隔1小时。
4	补充铁剂时，一定要在饭后服用，且最好以食补为主，以免影响食欲或出现腹泻。
5	孕期出现腹泻症状时要多喝水，多吃小米饭，不要吃辛辣刺激的食物和生冷油腻的食物。
6	补充因腹泻丢失的水分和电解质，多饮水。可以冲服口服补液盐，也可以自己配糖盐水，即在水中加入少许的盐和糖，服用时以可以尝出咸味和甜味为宜，但不要过浓。

Tips 孕早期、孕中期如果经常有腹痛和便意，但又没有腹泻，要特别留意是不是先兆流产的迹象。孕妈妈往往会以为是肠道痉挛引起的，没有引起重视，实际上，这种腹痛和便意可能是子宫收缩刺激到直肠引起的，并不是真的拉肚子。

孕期腹泻不吃药的小偏方

1. 用炒过的米做炒米泡饭，止泻效果还不错。

2. 大蒜放到微波炉里面烤到大蒜熟透，剥了皮吃。

3. 喝苹果煮的水也可能会对你比较有效。

4. 将鲜姜片加红糖熬水喝，效果也还可以。

孕期腹泻的药物治疗

1 肠黏膜保护剂

蒙脱石散。因其有多层结构，吸收面大，又不被母体所吸收，比较安全。它不但可吸水，而且还可吸附一些致病菌，有止泻和抗菌的双重作用。

2 黄连素

这个是孕妇的安全用药，但剂量不易过大。

总之，孕妈妈如果腹泻了，不要畏惧去医院，如果可以，带上排泄物一起到医院进行检查。在医生的指导下进行治疗，必要时服用药物，以及通过口服补液或者静脉补液维持身体内水和电解质平衡。孕妈妈你一定要记住，必要时药物治疗带来的影响，比起持续腹泻要小得多。因此，你要和医生充分交流，权衡利弊，做出最恰当的选择。

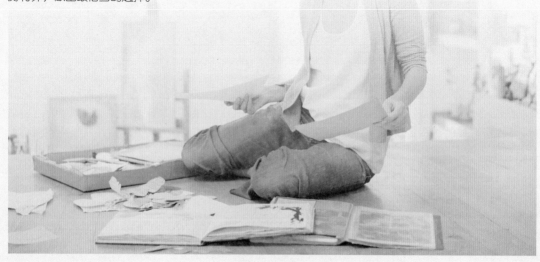

孕期便秘

孕期便秘是很多孕妈妈在孕中晚期常遇见的问题，给孕妈妈带来无数的烦恼。要解决孕期便秘的问题，首先要了解孕期便秘的发病原理，再结合自己的平日饮食习惯、孕期运动量加以综合分析，对症下药，才能有效缓解孕期便秘的困扰。

为什么孕期容易便秘

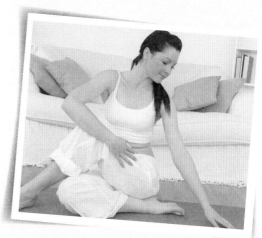

1 孕激素大增
女性怀孕后，孕妈妈在内分泌激素变化的影响下，胎盘会分泌大量的孕激素，从而使胃酸分泌减少、胃肠道的肌肉张力下降及肌肉的蠕动能力减弱，使吃进去的食物在胃肠道停留的时间加长，致使食物残渣中的水分又被肠壁细胞重新吸收，所以怀孕后便便容易变得又干又硬，不能像孕前那样正常排出体外。

2 腹壁肌肉收缩功能降低
妊娠期由于内分泌改变，孕酮增多，使胃和肠的张力降低，蠕动减慢，粪便在体内停留的时间过长而严重脱水，使中枢神经不易造成排便的反射刺激，便便干结又直接导致排便困难。此外，妊娠期间腹壁肌肉的收缩功能降低也容易导致便秘。

3 活动量减少
怀孕后，由于很多运动不能和孕前一样进行，孕妈妈的活动量减少使得肠道肌肉不容易推动粪便向外排出，再加上孕期增大的子宫对直肠的压迫，从而使便便很难排出。

4 紧张焦虑
有的孕妈妈到了孕晚期总是担心用力排便会导致胎宝宝受压迫缺氧，而不敢用力排便。不敢用力排便使得便便不易排出，从而越担心越不敢排便，这样形成一种恶性循环。紧张焦虑的情绪也是孕期便秘形成的一个原因。

便秘对孕妈妈和胎宝宝的影响

1 胃肠道不适
孕晚期如果孕妈妈的便秘很严重，出现好几天没有大便，甚至1～2周都未能排便，此时孕妈妈可能会出现腹痛、腹胀等胃肠道的不适，还有的孕妈妈会出现厌食等情况。

2 睡眠不好、心情不好
中医认为，胃不和则卧不安，由于胃肠道不适、便便一直在肠道里不能排出，久而久之会影响孕妈妈的睡眠，影响孕妈妈的心情，进而对胎宝宝的发育也会产生一定的影响。

3 产程延长
如果在分娩时便秘没有处理好，堆积在肠管中的便便可以妨碍宝宝的胎头下降，引起产程延长甚至难产，所以在一般情况下，自然分娩的产妇在分娩前医生可能会使用润肠通便的药物，这样也可以加快胎儿产程的进展。

4 出现痔疮
孕妈妈是痔疮的高发人群，有统计资料显示发生率高达76%。这是由于妊娠时子宫逐渐增大，致使盆腔压力增加，阻碍了肛肠静脉回流而形成痔核。其重要原因之一就是妊娠期间容易发生便秘，间接引起痔疮发作。

缓解便秘的9个对策

1 心情轻松，预防便秘加重
孕妈妈孕期便秘除了孕期激素分泌的原因外，常常会因为活动不足、担心用力排便影响胎儿、饮食习惯不良、精神压力、体质差异等因素引起便秘。所以孕妈妈可以先找找自己出现便秘的原因，然后尝试着纠正这些习惯，在平时可以适当活动下，调理自己的饮食习惯，缓解自己的精神压力等来预防便秘。

2 饮食得当
孕妈妈要想保持大便通畅，平日的饮食中应粗细搭配，不挑食。平日生活中少饮浓茶、咖啡、酒类等刺激类饮品，少吃或不吃辛辣油炸等不易消化的食物，以减少对肛管的刺激；建议孕妈妈选择膳食纤维含量较多的食物，如苹果、芹菜、香蕉、红薯等，以利大便通畅。日常生活中，多食用新鲜的蔬果，既可补充所需的维生素含量，又能为身体摄入适量的水分，同时蔬果当中的膳食粗纤维还有利于促进肠胃的蠕动，有利于便便的排出。

3 补充水分
孕妈妈还会因为平日工作或生活繁忙，忽略了身体对水分的需求，因不及时喝水、或喝水量不足导致水分缺乏引起便秘。日常生活中，孕妈妈应随时为身体补充所需的水分。一般情况下，孕妈妈一天的饮水量在2~3升，并且为了避免肚子受凉或出现腹泻的情况，孕妈妈应该饮用温水。建议孕妈妈在平时的饮食中，可以多食用流质食物，或汤水较多的食物，比如稀饭、拉面、面条等食物，既能补充身体所需热能，又能补充水分，一举双得。

4 食用乳酸菌

乳酸菌含有抗菌物质和大量活性乳酸，具有帮助消化的作用，所以孕妈妈可以适量食用些乳酸菌来改善便秘。选择乳酸菌应注意挑选质量合格的产品。食用乳酸菌时可以搭配孕妈妈喜欢的水果一同食用，比如搭配猕猴桃可以补充维生素C，搭配香蕉可以补充钠、钾等微量元素，还有利于促进便便的排出。

5 养成每天定时排便的好习惯

孕妈妈从孕早期就建议养成每天定时排便的良好习惯，可以是早上起床后，也可以是每天睡觉前，建立规律的排便习惯，整个孕期排便会轻松许多。另外每次排便时间不宜过长，不宜超过10分钟。要提醒孕妈妈，不要在排便时看书、玩手机、玩平板电脑等，以免注意力分散，导致排便时间延长，致使肛周静脉长时间处于紧张状态，影响血液回流。

6 保持肛门清洁

由于便秘严重可能会诱发痔疮，所以在孕妈妈便后要用软纸擦拭，排便后最好能用温水清洗舒缓肛周静脉，促进血液回流。平日洗澡时，也可以采取坐浴，坐浴时间不宜太长，10~15分钟为宜，以促进肛门局部血液循环。

7 适当运动

孕期，孕妈妈身体沉重，不爱运动，也会导致便秘情况加剧。适当的运动对孕妈妈的身体健康和胎儿的健康发育都有益处。建议孕妈妈坚持慢走、散步等基本的运动，并保持一定的运动量，以身体不感到疲惫为宜。适当的运动也会促进肠道蠕动，有利于便便排出。

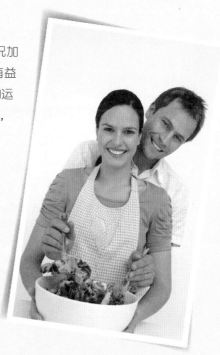

8 养成有规律的生活习惯

孕妈妈要养成有规律的生活习惯，早睡早起，避免熬夜。平日生活中，也要保持心情愉快、缓解精神压力，这些都能够缓解便秘和痔疮情况的发生。

9 药物治疗需谨慎

如果孕妈妈经过以上方式调理都没有缓解便秘，为了缓解便秘带给孕妈妈的不适，要去医院请医生诊治。孕妈妈千万不要随便滥用药物，比如泻药、开塞露等外用药物，以防止药物过于猛烈引起流产或早产。孕期用药都应该在医师的指导下进行，防止对孕妈妈身体和胎儿产生影响。

痔　疮

许多孕妈妈在怀孕期间可能出现一些小问题，比如患痔疮。因为孕前没有这种疾病，所以有些担心，尤其是痔疮引起疼痛时不知该如何是好。下面就来看一下孕期痔疮的有关知识。

什么是痔疮

痔疮是肛门直肠底部和肛门黏膜的静脉丛发生曲张而形成的一个或多个柔软的静脉团。女性在妊娠期，由于盆腔静脉受压迫，妨碍血液循环所以常会发生痔疮或原有痔疮加重。直肠黏膜和肛门皮肤在相接的地方，连接成一条交错不齐如锯齿状的线，称为齿状线。以此为界，其上方为内痔，下方为外痔，齿状线上方和下方都有的为混合痔。便血和肛门疼痛肿胀为上述三种痔疮的共同特点。

孕妈妈为什么易患痔疮

1 解剖结构原因

人在站立或坐位时，肛门直肠位于下部，在重力和脏器的压迫下，静脉向上回流不畅，容易瘀积。另外，此处局部血管弹性纤维少，直肠静脉短，又没有静脉瓣，所以血管容易屈曲扩大、血流淤滞形成痔。

2 妊娠因素

孕妈妈是痔疮的高发人群，有统计资料显示发生率高达76%。这是为什么呢？一是由于妊娠时子宫逐渐增大，致使盆腔压力增加，阻碍了肛肠静脉回流而形成痔核。另一重要原因是妊娠期间容易发生便秘，间接引起痔疮发作。妊娠期由于内分泌改变，孕酮增多，使胃和肠的张力降低，蠕动减慢，粪便在体内停留的时间过长而严重脱水，使中枢神经不易造成排便的反射刺激，粪便干结又直接导致排便困难。此外，妊娠期间腹壁肌肉的收缩功能降低也容易导致便秘。

另外，孕前有痔疮的孕妈妈，孕期病情也常常会加重。

3 肛门部感染

痔静脉丛处急慢性感染发炎，静脉壁弹性组织逐渐纤维化而变脆，弹性不足，而致扩大曲张，易生成痔。

4 **饮食因素**

过量饮酒和吃辛辣食物，都可刺激肛门和直肠，使痔静脉丛充血，影响静脉血液回流，导致静脉壁抵抗力下降形成痔疮。另外，粗纤维摄入过少、饮水不足，也易导致便秘，进一步引发痔疮。

5 **职业原因**

久站或久坐的孕妈妈也容易生痔疮。久站受重力作用，直肠部血液回流不畅，易充血成痔。久坐而运动不足，肠蠕动减少，粪便下行迟缓压迫静脉，血液回流受阻，引起痔静脉内压力升高，形成痔疮。

痔疮对孕妈妈会有哪些影响

痔疮严重者会引起疼痛、出血、感染等，对孕妈妈行走活动、排便都有影响，增加精神负担和身体负担。尤其是分娩时，产程中需要加腹压用力屏气，常导致痔疮水肿、脱出或嵌顿，疼痛难忍，给孕妈妈带来极大的痛苦。有些孕妈妈甚至因为恐惧而放弃自然分娩，强烈要求剖宫产。另外，痔疮反复出血，还可能造成贫血、感染等危害，严重影响孕产妇的身心健康。

患痔疮后该怎样治疗

痔疮在孕期一般采取保守治疗，不考虑手术治疗。孕妈妈们都明白孕期用药要慎重，许多治疗痔疮的药含有一些对胎儿有害的成分，比如痔疮膏里常含有麝香成分，有导致流产、早产的可能，所以孕妈妈应根据孕周的不同，在医生指导下用药。一般来说，早孕期胎儿器官未分化好，有导致畸形的可能，一般不建议用药，晚孕期根据病情可以选用一些相对安全的药，缓解痔疮的疼痛。我们建议更多的是物理治疗，比如温水坐浴、局部按摩等都可以缓解痔疮的疼痛。

孕妈妈患痔疮能否手术

孕妈妈患痔后，一般不主张立刻动手术治疗，因为随着孕周增大、分娩的发生，痔疮还会加重，手术效果不好，而且手术刺激有可能造成流产或早产。另外，随着产后腹压的降低，静脉回流障碍的解除，体内孕激素含量的降低，痔核一般会在4个月内缩小或萎缩。此时若症状消失，可免手术之苦。若仍有痔核，再进行手术治疗。只有在孕期症状进一步加重，形成嵌顿，患者痛苦难以忍受时才考虑手术治疗。妊娠前3个月及后3个月强烈的子宫收缩可引起流产或早产，所以此期间是禁止手术的。妊娠中期痔疮急性发作，保守治疗无效时，可考虑手术治疗，因为此期相对安全。

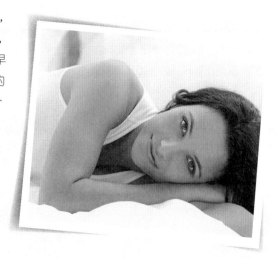

痔疮重在预防

　　孕妈妈患有痔疮与长期便秘有很大的关系，运动不足、担心用力排便影响胎儿、饮食习惯不良、精神压力、睡眠质量问题、体质差异等因素都会引起孕妈妈痔疮的发作或加重。孕期预防痔疮的主要办法是防治便秘，最好的改善方式是从日常生活着手，对于已经形成痔疮的孕妈妈，一定要在医生的指导下用药。

1 每天定时排便

　　孕妈妈要养成每天定时排便的良好习惯，每次排便时间不宜过长。不要在排便时看书，以免注意力分散延长排便时间，致使肛周静脉长时间处于紧张状态，影响血液回流。孕妈妈也可遵医嘱服作用温和的通便药，切莫擅自用泻药，以免引起流产或早产。

2 保持肛门清洁

　　孕妈妈便后要用软纸擦拭，排便后最好能用温水清洗或坐浴，坐浴时间不宜太长，10～15分钟为宜，以促进肛门局部血液循环。

3 饮食得当

　　孕妈妈要想保持大便通畅，饮食应粗细搭配，少饮浓茶、咖啡、酒类及少吃辛辣油炸食物，以减少对肛管的刺激；要选膳食纤维多的食物，如韭菜、芹菜及香蕉、红薯等，以利大便通畅。平时还要多饮水。

4 做"提肛操"

　　做提肛操时，孕妈妈要思想集中，并拢大腿，吸气时收缩肛门括约肌，呼气时放松肛门，每日3次，每次重复30遍。提肛操可增强骨盆底部的肌肉力量，有利于排便，也可预防痔疮的发生。另外，孕妈妈不要一直保持同样姿势，如久站久坐。

5 适当按摩

　　适当的按摩也可预防痔疮的发生。孕妈妈可按摩的部位有两处，一处是肛门，一处是腹部。大便后用热毛巾按压肛门，并按顺时针和逆时针方向各按摩15次，能改善局部血液循环，有利于减轻痔疮。腹部宜顺时针按摩，每日1～2次以促进胃肠道蠕动。

6 养成有规律的生活习惯

　　孕妈妈要养成有规律的生活习惯，避免熬夜。心情愉快、精神压力得到缓解等，也都是减轻便秘和痔疮的好方法。

妊娠期高血压

　　妊娠高血压疾病是妊娠期特有的疾病，简称妊高征，一般发生在妊娠20周以后，临床表现为高血压、蛋白尿、水肿，严重时出现抽搐、昏迷，甚至母婴死亡。现在，将妊娠高血压疾病和妊娠前即存在的高血压疾病统称为"子痫前期-子痫"，以便与国际接轨。子痫前期-子痫是造成孕产妇死亡和围生儿死亡的主要原因之一，在我国发病率为9.4%。

哪些孕妈妈容易患病

　　此时，你一定会想妊娠高血压疾病是怎样引起的呢？哪些孕妈妈容易患病呢？妊娠高血压疾病的发病原因至今尚未完全明确，但是有很多高危因素，有下列情况的孕妈妈需要提高警惕：

　　1. 精神高度紧张使中枢神经系统功能紊乱　　精神高度紧张的孕妈妈易患妊高征。

　　2. 寒冷季节或气温变化过大　　由于此原因，有资料显示我国北方地区的发病率较南方高。

　　3. 低龄或高龄初产妇　　年龄大于 35 岁且第一次怀孕的女性，就属于高龄初产妇了。据各种权威机构统计，高龄初产妇的各种并发症均高于一般孕妈妈，妊娠高血压疾病也不例外；年龄过小的孕妈妈也属于高危人群，需要提 j260

高警惕。

　　4. 营养不良　　营养不良易致孕妈妈患妊娠高血压疾病，不过随着生活水平的提高，现在各地的发病率都明显降低了。

　　5. 体型矮胖，体重指数 >0.24　　体型矮胖的孕妈妈易患妊娠高血压疾病。

　　6. 子宫张力过高　　如羊水过多、双胎妊娠、巨大儿和葡萄胎等也是高危因素。

　　7. 有慢性高血压、慢性肾炎、糖尿病史　　如果孕妈妈怀孕前就有慢性高血压、慢性肾炎、糖尿病等慢性病，也易与妊娠高血压疾病不期而遇，病情也可能更为复杂。

　　8. 家族有高血压病史，孕妇母亲或姐妹有子痫前期－子痫病史　　如果孕妈妈的母亲或姐妹患过妊娠高血压疾病，那么孕妈妈发病的可能性　　　　就较大了。

妊娠高血压疾病有什么危害

　　重度子痫前期-子痫，尤其是早发性子痫前期严重威胁孕妇和胎儿的安危，有较高的孕产妇和围生儿得病率。

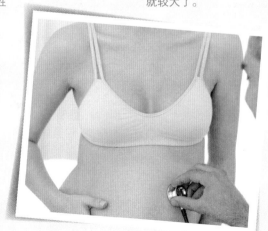

1 对母亲的危害

重度子痫前期及子痫可发生心力衰竭、肺水肿、脑出血、胎盘早剥、凝血功能障碍、急性肾衰竭、HELLP综合征（溶血、肝酶升高、血小板

221

减少)、产后出血及产后血液循环衰竭等并发症，严重者可致死亡。

2 对胎儿的危害
胎盘供血不足、功能减退，可导致胎儿生长受限、胎儿窘迫、死胎或新生儿死亡。

出现哪些情况会是妊娠高血压疾病

1 水肿
水肿是妊高征孕妈妈最先出现的症状，最初表现体重异常增加，每周超过0.5千克，无明显水肿。若孕妈妈体重突然增加≥0.9千克/周或≥2.7千克/月是子痫前期的信号。但水肿缺乏特异性，如果孕妈妈只有水肿，而没有高血压，就不必紧张。

Tips　　　　　　　　　**水肿的分度**

水肿由踝部开始，水肿（+）是指踝部及小·腿有凹陷性水肿，休息后不消退；（++）指水肿延及大腿；（+++）指水肿延及外阴和腹部；（++++）指全身水肿或伴腹腔积液。

孕妈妈在生活中要做好体重管理，最好每天测量体重并做好记录，并每周对比一次。正常孕妈妈一周体重增长小·于500克，如果你的体重一周增长1500克，肯定是有原因的，要及时就医检查。

---

2 高血压
水肿之后孕妈妈会出现高血压，因此在妊娠期监测血压很重要。高血压诊断标准为血压≥140/90mmHg，高血压严重时可引起头痛、头晕、眼花甚至抽搐、突然间意识丧失等。

每次产检时，孕妈妈都要测量血压，以便及时了解血压状况。有条件的话，也可买一个血压计放在家里，定时测量，尤其是妊娠高血压疾病的高危人群更要做好血压记录。如果你原来的血压不高，现在突然升高，孕妈妈就要提高警惕，及时向医生咨询。

3 蛋白尿
24h尿蛋白≥0.3g或至少间隔6h的两次随机尿液检查尿蛋白定性1+（蛋白尿浓度为0.3g/L），称为蛋白尿。随着病情加重，蛋白尿增加。妊高征必须是先有高血压，然后出现蛋白尿，蛋白尿一定是在高血压的基础上产生的。当舒张压（低压）大于100mmHg时，一般就出现蛋白尿了，这时蛋白尿可能是（+），舒张压大于110mmHg时，蛋白尿就是（++++）。另外，蛋白尿可引起低蛋白血症，低蛋白血症会进一步使水肿加重。

4 子痫
妊高征时，孕妈妈有时会出现一些自觉症状，如持续性头痛、视觉异常、恶心、呕吐、上腹部疼痛等症状，这预示有可能发生子痫。子痫的典型表现为：突然眼球固定，瞳孔散大，头转向一侧，继而口角及面部肌肉颤抖，几秒钟后牙关紧闭，双手紧握，上肢屈曲，全身肌肉及四肢肌肉强直和抽动。抽搐时呼吸暂停，神志不清，面色青紫。大约1分钟后抽搐逐渐减弱并停止，全身肌肉松弛，随后深长吸气，并出现鼾声，呼吸恢复而逐渐苏醒。若抽搐时间长或反复发生者，多陷入深昏迷。出现这种情况时，一定要及时抢救。

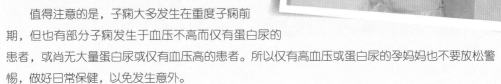

值得注意的是，子痫大多发生在重度子痫前期，但也有部分子痫发生于血压不高而仅有蛋白尿的患者，或尚无大量蛋白尿或仅有血压高的患者。所以仅有高血压或蛋白尿的孕妈妈也不要放松警惕，做好日常保健，以免发生意外。

妊娠高血压疾病的处理

妊娠高血压疾病是妊娠期特有的疾病，是随着妊娠的发展而逐渐加重的。对妊高征处理的目的是以对母亲和胎儿影响最小的方式终止妊娠，根据发病时间、孕妈妈的病情及胎儿的状况采取不同的处理方法。

1 症状较轻

对于症状较轻的孕妈妈可在门诊治疗，回家后好好休息，保证足够的睡眠，而且要左侧卧位。多吃高蛋白、高热量的食物，控制盐的摄入。如果孕妈妈不能保证足够的睡眠，可在医生的指导下服用镇静催眠药。

另外，孕妈妈要每天监测胎动和血压，每周2次产检，监测体重、血压、尿蛋白、水肿及胎儿宫内情况。若病情加重，要及时住院治疗。

Tips　　　　　　　　**妊高征可治愈吗？**

妊高征一经确诊，便会随着妊娠的发展而发展，虽然也进行药物治疗，但是妊高征也在发展，只有妊娠终止了病才会痊愈，如果妊娠不中止，这个病将继续存在。大部分患者在32周发病，治疗到怀孕34周控制不住血压时选择终止妊娠。

---

2 症状较重

对于较严重的患者要住院治疗，预防子痫和防治各种并发症，治疗原则为解痉、镇静、降压、合理扩容，必要时利尿，适时终止妊娠。

妊高征不影响下次怀孕

很多患妊高征的孕妈妈都会想，如果这次妊娠失败下次还能怀孕吗？其实既往有妊高征病史，这次不一定就是妊高征，即使上次妊高征非常严重，剖宫产取出孩子也未成活，下一次妊娠也未必妊高征，这一点孕妈妈大可放心。但是，如果孕妈妈上次妊高征后遗留下高血压，这次患妊高征的可能性就比较大。因此，有过妊高征病史的孕妈妈都应该严格做好孕期管理，也可以应用抗血小板凝集药物（如拜阿司匹林）预防妊高征的发生。

5大方法有效预防

看到这里，孕妈妈们也不要担心，只要采取有效的预防方法，就能远离妊娠高血压疾病。

1 主动了解相关知识

孕妈妈们在孕早期甚至是孕前就应主动了解关于妊娠高血压疾病的知识，提高警惕性。

2 重视产前检查

孕妈妈们一定要重视产前检查，并坚持定期检查，以便发现异常及时得到指导和治疗。妊娠早期应测量1次血压，作为孕期的基础血压，以后定期检查，尤其是在妊娠36周以后，应每周观察血压及体重的变化、有无蛋白尿及头晕等自觉症状。大多数孕妈妈往往是症状出现后才去检查，其实发病前的预防更重要。

3 合理调整饮食

近年来，有专家指出钙、镁、锌、维生素C、维生素E的缺乏与妊娠高血压疾病的发生与发展有关。因此，合理的饮食对于预防妊娠高血压疾病也有一定的作用，所以孕妈妈们要注意调整自己的饮食。

增加蛋白质的摄入 鱼类、大豆中都含有丰富的蛋白质，可改善孕期血压，孕妈妈平时可多摄入。但肾功能异常的孕妈妈要适当控制，避免增加肾脏负担。

保证钙的摄入量 高危孕妈妈，自孕20周起每日补钙2克可降低妊娠高血压疾病的发病率，还要保证每天喝牛奶、吃豆制品和海产品，并在孕晚期根据医生指导补充钙剂。

保证适量的铁、锌的摄入 孕妈妈在孕期还要保证铁、锌的摄入量，对预防妊娠高血压疾病也有一定的作用。

控制脂肪的摄入 每天要控制脂肪的摄入，少吃动物脂肪，注意动物脂肪与植物脂肪比值应保持1或小于1。这样，不仅能为宝宝提供生长发育所需的必需脂肪酸，还可增加前列腺素的合成，有助于消除多余脂肪。

控制盐的摄入 孕妈妈的食盐摄入量要适度，每天不宜超过4克，酱油不宜超过10毫升。不宜吃咸食，如腌肉、腌菜、腌蛋、腌鱼、火腿、榨菜、酱菜等，更不宜吃用碱或苏打制作的食物。

多吃蔬菜和水果 保证每天摄入500克以上的蔬菜和水果，但要注意种类的搭配。

4 保证充分的休息
孕妈妈最好有一个独立的房间，保证每天的睡眠时间8~10小时，安静、清洁的环境有助于提高睡眠质量。另外，孕妈妈在睡眠和休息时最好左侧卧位，这样有利于增加胎盘绒毛的血液供应，对宝宝有利。

5 保持心情愉快
孕妈妈不要紧张，注意放松心情，这对于预防妊娠高血压疾病也有很大作用。

孕期合并卵巢囊肿

很多孕妈妈得知怀孕后，医生会安排做一次彩超检查，可检查结果常提示有卵巢囊肿，这让孕妈妈有很多顾虑，怎么第一次做产检就有问题呢？这卵巢囊肿是怎么回事？对胎宝宝有没有影响呢？有些孕妈妈也很纠结到底要不要治疗。事实上，孕早期发现卵巢囊肿不要太紧张，一般都会顺利度过整个妊娠期，分娩一个健康可爱的宝宝。但孕妈妈要定期检查，出现异常情况如腹痛、腹胀等及时到医院就诊处理。

卵巢囊肿来自哪里

很多孕妈妈产检时发现卵巢囊肿，都会以为是怀孕后长的卵巢囊肿。其实，大多数情况下，卵巢囊肿早已存在，只不过在怀孕后检查时才被发现。卵巢囊肿常见的有以下5种发病因素：

1.遗传因素 曾有研究表明，约有25%的卵巢囊肿患者是遗传来的，比如妈妈有卵巢囊肿病史，女儿患有卵巢囊肿的概率也会相对高些。

2.内分泌因素 女性若有内分泌功能紊乱，可能会导致卵巢疾病的发生，比如女性体内雌激素过高容易发生卵巢囊肿。尤其是近年来辅

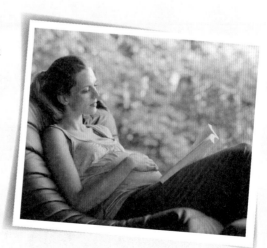

助生育技术的应用，女性用促排卵药导致卵巢囊肿。

3.生活习惯及社会因素 女性不良的生活习惯包括熬夜、抽烟、喝酒、暴饮暴食以及不良的饮食结构等，可导致卵巢囊肿的形成。另外，现代生活节奏过快，心理压力过大，滥用减肥、丰乳以及抗衰老等激素类药物以及补养品，也可形成卵巢囊肿。

4.环境因素 空气、水质以及食物的污染等都可促发卵巢囊肿，如蔬菜生长过程中使用的生长激素，如家畜家禽等的配方饲料中的激素成分，再如新装修房间中的空气污染较重导致女性月经不调、不孕症以及内分泌紊乱等，进而引起卵巢囊肿的发生。

5.功能性囊肿 通常情况下，生育年龄的女性最容易发生的卵巢囊肿是卵巢的功能性囊肿，它是由于卵巢本身或药物刺激造成的过度生理性反应所致。患有卵巢囊肿的女性一般没有任何感觉或不适，多因其他原因就医检查时意外发现。卵巢功能性囊肿直径大多小于5厘米，能够自然消失，一般不需要治疗。

孕前有卵巢囊肿如何备孕

尽管卵巢功能性的囊肿比较常见，并且不用治疗也可以自行消失，但是在孕前检查中女性如果发现卵巢囊肿，观察一段时间后没有自行消失反而有变大的趋势，最好还是应当做一些肿瘤标记物的检查，比如CA125、CA199、CEA等，目的是区分肿瘤的性质，良性的还是恶性的，以便尽早治疗。

那么，孕前就发现卵巢囊肿，是先治疗还是先怀孕呢？这要根据女性卵巢囊肿的具体情况决定。如果囊肿是良性的并且体积很小，也可以先怀孕；如果囊肿是恶性的则应先进行治疗，根据预后情况再决定是否妊娠。

Tips 女性在准备怀孕前最好要进行孕前检查，包括妇科检查和妇科超声，查清盆腔脏器有无异常，检查过程中若发现卵巢囊肿，囊肿直径已经超过5厘米，可先进行手术，手术后再怀孕。

第一次产检发现卵巢囊肿怎么办

孕早期发现卵巢囊肿后，孕妈妈不要过度惊慌，应进行详细的超声检查，这对于了解卵巢囊肿的部位、大小、病理性质以及决定处理方式均具有重要的意义。

孕12周前要定期复查

孕妈妈在第一次产检中如果发现卵巢囊肿后，不要太焦虑，只要定期观察囊肿的大小有无变化就可以。一般情况下，孕妈妈需要观察到孕12周。因为怀孕之后也可以合并黄体囊肿，而黄体囊肿会随着妊娠周数的增大自行缩小甚至消失，所以孕12周前的卵巢囊肿医生一般不会做任何处理。

Tips 有些孕妈妈觉得孕周小，囊肿也比较小，早点做手术对胎宝宝影响小。其实，孕12周前不宜行卵巢囊肿手术，因为孕12周之前胎盘还没有形成，不能产生足够的孕激素来维持胚胎发育，只能靠妊娠黄体产生的孕激素来维持，手术会破坏妊娠黄体对于胚胎生存的促进作用，造成流产。

孕12周后可择机手术治疗

孕12周以后可根据囊肿的大小、性质、孕妈妈及其家属的意见来决定是否进行手术治疗。对于直径大于8厘米的囊肿，可采取手术治疗，术后要注意休息和保胎治疗。卵巢囊肿切除术大多采用腹腔镜手术，对于孕妈妈来说，手术创伤小，而且恢复快，对胎儿的影响也小。但如果孕妈妈在孕期出现良性囊肿合并出血、蒂扭转、破裂或怀疑为恶性，不论在妊娠的任何时期都应积极进行手术治疗，以免延误病情。

Tips 手术时间通常选择在孕16～20周，因为孕16周以后随着胎盘的形成，胎盘自身的内分泌功能足以替代卵巢黄体的功能，从而避免对妊娠造成不良影响。若在此时间段之后手术，手术困难度增加，随着囊肿体积的增大，还有可能发生囊肿蒂扭转、囊肿破裂等并发症，处理起来相当被动，对母儿的生命也造成很大的威胁。

合并卵巢囊肿，孕期4注意

1 规范孕期检查

早孕期的规范检查非常重要，尤其是妇科检查和超声检查，对于尽早发现卵巢囊肿有很大的帮助。早孕期发现卵巢囊肿后，孕妈妈们应当积极进行各种检查，明确囊肿的部位、大小及性质等。这个时期胎儿还不稳定，不适宜行卵巢囊肿手术，建议先进行观察，避免不必要的流产。

2 生理性囊肿不用治疗

若为生理性囊肿，随着孕周的继续，囊肿也会消失；大多数情况下的囊肿为良性囊肿，可随妊娠进展而自然存在，如果囊肿缩小或不再增大，不需进行处理。

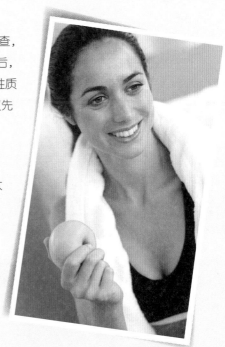

3 不进行剧烈活动

发现卵巢囊肿后建议孕妈妈不要进行剧烈活动，以免囊肿发生出血、蒂扭转、坏死或破裂，一旦出现腹痛，特别是一侧腹痛明显加剧，应立刻去医院治疗。

4 适时选择手术治疗

若随着孕周继续，囊肿不断增大或超声检查提示存在恶性肿瘤征象的孕妈妈，应及时进行治疗并且择期进行手术。研究表明，妊娠期合并卵巢囊肿如果早期诊断，采取适当的保健预防和治疗措施，可以顺利妊娠到足月分娩。

卵巢囊肿如何预防

1 定期检查，及早发现

由于患有卵巢囊肿的女性在平时一般没有明显的临床症状，所以不易被发现。但在育龄期女性朋友一定要重视妇科检查，若发现卵巢囊肿最好半年检查一次。每年至少做一次妇科检查，及早发现卵巢囊肿，预防卵巢囊肿的病变。

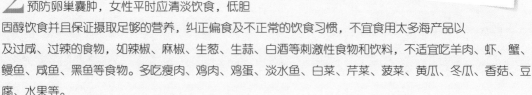

2 清淡饮食，均衡营养

预防卵巢囊肿，女性平时应清淡饮食，低胆固醇饮食并且保证摄取足够的营养，纠正偏食及不正常的饮食习惯，不宜食用太多海产品以及过咸、过辣的食物，如辣椒、麻椒、生葱、生蒜、白酒等刺激性食物和饮料，不适宜吃羊肉、虾、蟹、鳗鱼、咸鱼、黑鱼等食物。多吃瘦肉、鸡肉、鸡蛋、淡水鱼、白菜、芹菜、菠菜、黄瓜、冬瓜、香菇、豆腐、水果等。

3 不要滥用激素

有些爱美女性，平时喜欢服用滋补品，并且用药物减肥，平时还做美容、丰乳等等，殊不知这些用品可能都富含激素的药物。激素类药物长期使用很容易使女性内分泌失调，进而影响卵巢功能出现卵巢囊肿。

4 体育锻炼，增强体质

女性要多进行一些运动，尤其是上班族，长期坐在电脑前很容易坐出毛病来。多运动，多出汗，可将体内酸性物质随汗液排出体外，避免形成酸性体质，增强机体的免疫力。

5 养成良好的生活习惯

女性在月经期要注意保暖，避免受寒，忌食生冷等刺激性食物；在工作和生活中保持良好的心态，积极乐观，劳逸结合，不宜过度疲劳。调查表明，生活不规律的人容易得卵巢囊肿，比如经常熬夜、长期吸烟喝酒，都会加重体质酸化，导致卵巢囊肿。养成良好的生活习惯，保持弱碱体质，降低患卵巢囊肿的几率。

孕期腹痛

怀孕中晚期，不少孕妈妈会遭遇腹痛。有些腹痛是生理性的，无需治疗，有的则是病理性的，需要引起警惕，及时处理。孕妈妈，你会鉴别哪些是正常现象哪些是危险情况吗？下面来教大家鉴别。

生理性腹痛

1 子宫一侧或双侧的疼痛
在怀孕4个月左右时，子宫开始明显增大，很多孕妈妈都会感觉有些腹痛。这种疼痛，部位多位于下腹部子宫一侧或双侧，呈牵涉痛、钝痛或隐痛，走较远的路或者变换体位时，疼痛会变得明显一些。孕妈妈不用担心，多卧床休息就可缓解。

2 肋骨钝痛
孕晚期时，随着胎儿不断长大，孕妈妈的腹部以及全身负担也逐渐增加，再加之接近临产，出现腹痛的次数会比孕中期明显增加。随着宝宝长大，孕妈妈的子宫也在逐渐增大。增大的子宫不断刺激肋骨下缘，可引起孕妈妈肋骨钝痛。一般来讲这属于生理性的，不需要特殊治疗，左侧卧位有利于疼痛缓解。

3 假性宫缩痛
在孕晚期，孕妈妈夜间休息时，有时会因假宫缩而出现下腹阵痛，通常持续仅数秒钟，间歇时间长达数小时，不伴下坠感，白天症状即可缓解。这些都是正常现象，孕妈妈不用担心。

病理性腹痛

但是，孕期尤其是中晚期有些腹痛是异常的，会给母亲和胎儿都带来危险，而且怀孕晚期又是妊娠比较关键的时候，需要孕妈妈注意。那么，在怀孕中晚期，哪些腹痛属于不正常的现象呢？

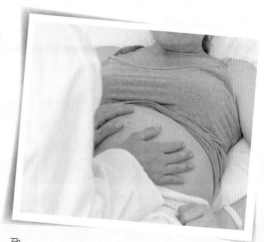

1 早产引起的腹痛
如果还没有足月，孕妈妈出现下腹绷紧的感觉，然后出现腹痛并且是阵发性的且逐渐增强逐渐频繁，子宫一会儿硬一会儿软，可有少量阴道出血（即"见红"），这时孕妈妈一定要警惕，要怀疑是不是由子宫收缩所引起，这种宫缩有可能发生早产。孕妈妈应尽快就医，以找出早产的原因，越早发现就能越早安胎。大多都可以顺利安胎，但若是延误就诊时机，等到子宫颈口已开了3厘米以上，想安胎就很难了。

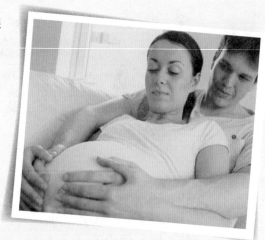

2 胎盘早剥引起的腹痛

有妊娠高血压综合征、慢性高血压病、慢性肾脏疾病、糖尿病、羊水过多、胎膜早破或者腹部突然受到撞击或挤压的孕妈妈要注意，你们可能发生胎盘早剥。

胎盘早剥多发生在孕晚期，下腹部出现突然发生的持续性撕裂样疼痛是典型症状，可以有腰酸或腰背痛，多伴有阴道流血。胎盘早剥对孕妈妈和胎儿都有很大危害，可造成胎儿急性缺氧甚至可引起胎儿宫内缺血缺氧而死亡，新生儿窒息率、早产率升高，新生儿可遗留神经系统后遗症。母亲可能引起凝血功能障碍而发生产后出血、贫血、休克、急性肾衰等。可见这种情况有多凶险。

胎盘早剥严重危及母儿生命，因此对妊娠期高血压疾病、慢性高血压、肾脏疾病孕妈妈应加强妊娠期的监护。在孕晚期，应鼓励孕妈妈做适量的活动，避免长时间仰卧，避免腹部外伤。患有高血压的孕妈妈突然出现持续性腹痛或腹部受到外伤时，应及时到医院就诊观察，以防出现意外。

3 子宫破裂引起的腹痛

子宫破裂是指在妊娠晚期或分娩期子宫体部或子宫下段裂开，是直接危及母儿生命的严重情况。有剖宫产术、子宫肌瘤剥除术等病史的孕妈妈，请你们注意了，你们是发生子宫破裂的高危人群。尤其是在前次手术后有感染、伤口愈合不好或剖宫产后很短时间再次怀孕的孕妈妈，发生子宫破裂的危险性更大。

另外，子宫发育异常或有多次宫腔操作的病史，由于局部子宫肌层很薄，也可能在怀孕晚期发生子宫破裂。如果孕妈妈突然发作的下腹剧烈疼痛，阴道出血，一定要想到子宫破裂的可能。孕妈妈可出现烦躁不安、休克及失血症状，胎动也可能随之消失。有发生子宫破裂高危因素的孕妈妈要注意，如果孕晚期突然出现严重腹痛，应立刻到医院就诊，切不可拖延时间。

4 子宫肌瘤红色变性引起的腹痛

有子宫肌瘤的孕妈妈请注意，由于妊娠期子宫肌瘤迅速生长，可能发生血管破裂引起肌瘤红色变性。这种腹痛常是突发的阵发性下腹疼痛，可能有恶心、呕吐，疼痛点比较固定。有子宫肌瘤的孕妈妈如果有上述症状要及时到医院就诊，通过保守治疗通常能缓解。但由于可致早产，孕妈妈要给予充分的重视。

5 其他少见的孕期腹痛

比较少见的孕期腹痛还有卵巢囊肿扭转、严重的子宫扭转所引起的。怀孕时，常见的卵巢囊肿有黄体囊肿、畸胎瘤或其他囊肿。多数是良性肿瘤，只有很少的孕妈妈合并恶性肿瘤。这些囊肿可以在孕期发生蒂扭转，导致孕妈妈会出现间歇性的一侧的下腹痛，同时伴有恶心、呕吐和虚脱的感觉。这是一种紧急情况，需要马上住院治疗。女性怀孕时，子宫若有子宫肌瘤、先天畸形，或一侧卵巢有肿瘤而引起子宫严重扭转，就有可能引起急性腹痛。严重时有可能引起孕妈妈休克或胎宝宝缺氧窘迫；轻度子宫扭转所引起的腹痛，可用卧床休息、改变孕妈妈姿势来加以改善。

与怀孕无直接关系的腹痛

此外，还有很多与怀孕无直接关系的腹痛，如阑尾炎、肠梗阻、胆石症和胆囊炎等导致的腹痛。由于怀孕时子宫增大，增加了以上疾病诊断的难度。

1 急性阑尾炎

在孕早、中、晚期均可能发生。典型的症状是转移性右下腹痛伴恶心、呕吐等消化道症状，疼痛常为持续性钝痛或胀痛。孕晚期因为子宫的增大，阑尾的位置在子宫右后方，此时阑尾炎的疼痛与肾结石或卵巢肿瘤蒂扭转引起的腹痛不容易区别。如果孕妈妈有慢性阑尾炎病史，发生腹痛时一定要告诉医生。

2 肠梗阻

如果孕妈妈孕前做过腹部手术，手术后发生的肠黏连往往是孕期引发肠梗阻的原因。孕期发生肠梗阻常常缺乏典型症状，所以一旦感到腹痛并伴有呕吐、腹泻，应及早去医院检查。

3 胆石症和胆囊炎

由于受到怀孕生理变化的影响，如果孕前有胆石症的孕妈妈孕期容易发生胆囊发炎。表现为上腹疼痛、恶心、呕吐、发烧，且疼痛会因饮食引起或加剧。有这些病史的孕妈妈怀孕时应少吃脂肪含量多的食品，孕期出现腹痛要将病史告诉医生以便诊治。

4 妊娠合并肾结石或输尿管结石

这些结石主要表现为与活动有关的血尿和疼痛，结石越小症状越严重。

总之，对怀孕中晚期的腹痛，孕妈妈要有充分的认识。不要因为孕前有基础性疾病而过分担心焦虑，怕孕期发生病变；也不要轻视这些腹痛，因为有些腹痛会给母亲和胎儿带来严重后果。只要有这方面的初步知识，按时产检，听从医生的指导，多数孕妈妈都会平安度过整个孕期的。

羊水过多或过少

大家都知道水对于健康怀孕是非常重要的。它可以通过血液把营养带给胎儿，水还可以防止泌尿道感染，改善便秘，并有助于防止痔疮。胎儿在子宫内的生活环境里也充满了"水"——羊水。此"水"与彼"水"是一回事吗？喝水多会引起羊水多吗？

什么是羊水

所谓羊水，是指怀孕时子宫羊膜腔内的液体。在整个怀孕过程中，它是维持胎儿生命所不可缺少的重要成分。

作为胎儿赖以生存的内环境，羊水是如何形成的呢？一般情况下，在早孕时，羊水来源是母体血清的透析物质，这时水分也能透过胎儿皮肤，因此羊水也能来自胎儿血浆。当孕龄增加时羊水量也增加，孕4个月起胎儿尿液也混入羊水中。另一方面，胎儿胃肠道可以吞咽较多的羊水，从而取得羊水量的平衡。另外，呼吸道分泌物也能进入羊水。

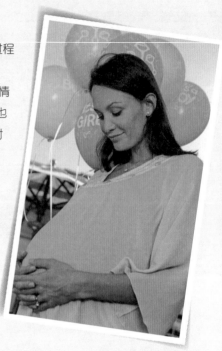

羊水量是不断变化的

在孕4个月时羊水量约为200毫升，到孕34～35周时约为980毫升。随后羊水也会稍微减少，到孕40周时约为800毫升，到孕42周之后羊水会进行性减少。在临床上医生常常依据羊水量的多少来了解胎儿在宫内是否健康。

羊水过少

当羊水量小于300毫升时称为羊水过少。临床上目前用B超测羊水指数AFI，羊水指数AFI≤8.0厘米作为诊断羊水过少的临界值，AFI≤5.0厘米作为诊断羊水过少的绝对值，AFI在8.0～18厘米之间为羊水量正常。

羊水过少常见原因

许多先天畸形，特别是泌尿系统畸形与羊水过少有关，如先天性肾缺如、肾发育不良、多囊肾和尿道狭窄或闭锁等。上述畸形导致尿液生成减少或不能生成，所生成的尿液不能排出或排出减少，无尿或少尿，导致羊水生成下降，羊水吸收正常，最后出现羊水过少。

羊水过少也是胎儿宫内发育迟缓的特征之一，慢性缺氧引起胎儿血液循环重分配，主要供应脑和心脏，而肾血流量下降，胎尿生成减少而致羊水过少。

羊水少需要剖宫产吗

羊水过少是胎儿缺氧的早期表现。羊水过少致羊水的缓冲作用减弱，使宫缩不协调，宫颈扩张延缓，胎先露下降缓慢，使产程延长。

羊水过少会明显增加阴道助产率及剖宫产率。对于羊水过少的孕妈妈，如果估计短时间内不能阴道分娩或伴有高危因素，排除胎儿畸形后，应选择剖宫产结束分娩。但这并不是说羊水过少是剖宫产的绝对指征。如胎儿监护好，宫颈条件好，无头盆不称者可选择阴道试产。应先人工破膜，了解羊水性状，羊水

Ⅱ度污染以上产程中必须严密监护，一旦出现胎心异常或进展不好则改行剖宫产终止妊娠。

羊水过少如何补

1 增加羊水量治疗

孕妈妈应多饮水，也可静脉输入液体，每天2000毫升，以此提高母体血容量，也使胎儿血容量增多，胎尿增多，从而保持适当的羊水量。另外，经腹或经阴道向羊膜腔内输液治疗也可增加羊水量，但是技术要求高，孕妈妈也难以接受。

2 积极治疗慢性病及妊娠合并症

如妊高征、慢性高血压、胎儿宫内发育迟缓等，经对症状处理后，仍不改善的孕妈妈则应终止妊娠。足月妊娠确诊羊水过少的孕妈妈，应及时终止妊娠。生产时要吸氧，密切观察胎心变化，出现胎儿窘迫则及时终止分娩。也可根据需要及时选择剖宫产。

羊水过少注意4方面

1 加强产检

孕妈妈要在医生的指导下加强产检，尽量每周测宫高、腹围及B超检查了解羊水变化，及时发现问题。如果是第一次发现羊水过少，孕妈妈回家后要左侧卧位，多喝水，1周后复查。如果羊水指数上升，则应住院观察治疗。

2 自我监护

胎动反映胎儿在宫内的情况，胎动减少或频繁是胎儿宫内缺氧的表现。孕妈妈要在早、中、晚相对固定的时间数胎动1小时，将3次数值相加乘4。正常明显胎动1小时不少于3～5次，12小时明显胎动次数为30～40次以上。但由于胎儿个体差异大，有的胎儿12小时可动100次左右，只要胎动有规律，有节奏，变化不大，即证明胎儿发育是正常的。孕妈妈还要准确记录胎动的次数，如有异常变化一定要及时就医。

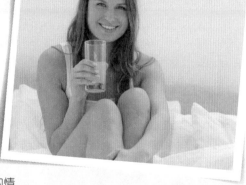

3 保持情绪稳定

发现羊水过少后，孕妈妈们都有紧张、焦虑、恐惧的情绪，担心胎儿有问题。建议孕妈妈多了解一些关于羊水过少的知识，建立战胜疾病的信心，而且要相信医生，积极配合医生的治疗，保持情绪稳定，安心度过孕期。

4 合理饮食
孕妈妈要注意饮食合理，多吃富含蛋白质、维生素、叶酸、钙质且易消化的食物。

羊水过多

妊娠期间羊水量超过2000毫升，称为羊水过多，发生率为0.5%～1%。专家们不是总能弄清楚羊水过多的原因，约有1/3羊水过多的原因不明，称为特发性羊水过多。2/3羊水过多可能与胎儿畸形、妊娠合并症、并发症有关。

羊水过多常见原因

胎儿畸形	胎儿畸形约占 1/4，以中枢神经系统和消化系统畸形最常见。
多胎妊娠	如果怀的是双胞胎或多胞胎，也有可能会出现羊水过多。在双胎输血综合征病例中，特别容易出现羊水过多的情况，其中一个胎儿的羊水太少，而另一个又羊水过多。
孕妇疾病	孕妇如果患有妊娠期糖尿病，而且没有很好地控制病情，可能会出现羊水过多。患有糖尿病的孕妇中，约有 10% 被诊断出羊水过多，通常是在孕晚期。另外孕期合并高血压、急性病毒性肝炎或重度贫血等也可引起羊水过多。

羊水过多如何治疗

羊水过多的治疗主要取决于胎儿有无畸形、孕周及孕妇自觉症状程度。如果羊水过多合并胎儿畸形，其处理原则是及时终止妊娠。羊水过多合并正常胎儿，应根据羊水过多的程度与胎龄决定处理方法。

1 羊水穿刺
症状严重，孕妇无法忍受，并且胎龄不足37周，应穿刺放羊水，用15～18号腰椎穿刺针行羊膜腔穿刺，以每小时500毫升的速度放出羊水，一次放羊水量不超过1500毫升，以孕妇症状缓解为度。

Tips 放出过多羊水可引起早产。放羊水时应在B型超声监测下进行，防止损伤胎盘及胎儿。羊水穿刺过程中，要严格消毒防止感染，酌情用镇静保胎药以防早产。3～4周后可再次放羊水以减低宫腔内压力。

2 前列腺素抑制剂——消炎痛治疗
消炎痛有抑制利尿的作用，用消炎痛期望抑制胎儿排尿治疗羊水过多。

3 人工破膜，终止妊娠
妊娠已近37周，在确定胎儿已成熟的情况下，行人工破膜，终止妊娠。

4 严密观察羊水量变化
症状较轻可以继续妊娠，孕妇要注意休息，低盐饮食，酌情用镇静药，严密观察羊水量的变化。在分娩过程中，需要密切监控。由于羊水过多，破水时发生脐带脱垂(指脐带从宫颈口脱落出来)或胎盘早剥的风险也会更高。这两种情况都需要马上进行剖宫产。

孕期低血压

听过来人说，怀孕后血压升高后果比较严重，可为什么怀孕后血压会降低呢？随着孕周的不同，血压降低医生的处理方法又有哪些不同呢？血压降低对孕妈妈和胎宝宝有什么影响吗？又该如何应对呢？我们一起来了解下吧。

怀孕了，血压会降低吗

1 怀孕后，有些孕妈妈若发生贫血或其他疾病，容易引起血压的降低。所以怀孕后，血压降低的孕妈妈大都见于孕前身体就很消瘦或体质比较差的女性。

2 怀孕后，虽然心输出量和血容量明显增加，心肌收缩力增强，但由于外周血管阻力的下降，其平均血压，尤其舒张压较未妊娠时却有所下降。特别是在孕早期和孕中期血压更容易降低。

3 怀孕后仰卧引起的低血压称为"仰卧位低血压综合征"，主要是因为仰卧位时增大的子宫（包括胎儿、羊水、胎盘）容易压迫孕妇下腔静脉，从而影响血液回流到心脏，使血压下降。

Tips 仰卧位低血压综合征多发生在怀孕32～36周，临产前或分娩时也可发生。多数人仰卧1～10分钟后出现症状，6～7分钟开始出现的最多。主要表现头晕、恶心、胸闷，产妇出冷汗、打哈欠，检查发现血压降低、脉搏加快、面色苍白等。胎儿会因孕妈妈血压降低而出现缺氧，早期表现为胎动增加，胎心率加快，后期胎动减慢，胎心率降低。仰卧位低血压综合征的发生率比较高，为2%～3%，实际的数值可能比这个高。

孕期血压降低对母儿的影响

1 孕期出现的生理性的低血压对孕妈妈和胎儿影响不大。但是如果是贫血或者其他疾病引起的低血压，就应该及时治疗了。比如若孕妈妈是因为贫血引起的低血压，首先要查明出现贫血的原因，是铁质摄入不足，还是叶酸等维生素的缺乏引起的贫血，然后再在医生的指导下合理补充营养，增加含铁丰富的食物或者增加叶酸的摄入等。

2 孕中晚期，孕妈妈若出现仰卧位低血压综合征，不仅对孕妈妈本身不利，可发生体位性休克、难产，而且对胎儿也有危害，可造成胎儿缺血缺氧甚至死胎、死产、生后重度窒息等。因此，仰卧位低血压综合征对于母、儿都是一个不容忽视的问题。

这样应对低血压

孕妈妈如果出现低血压，大都提示您需要加强营养了，吃货孕妈妈们可以用下面3方法帮你轻松应对哦。

1 加强营养

孕前就有低血压的女性，若营养不足就会使血压更低，怀孕后血压也会有降低。孕期应该加强营养，可使血压升高并接近正常值，伴随的不适症状也可减缓或消失。孕妈妈平时可以多吃生姜、桂圆、红枣、核桃、山药、百合、蜂蜜等滋补的食物，有助于改善低血压。

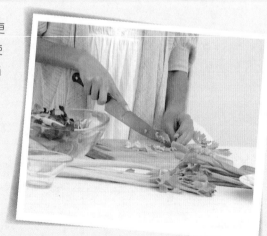

2 少吃降压食物

孕妈妈尽量不要常吃芹菜、冬瓜、绿豆、山楂、苦瓜、洋葱、萝卜、海带等降压利尿的食物。

3 增加饮食营养

可多食温补脾肾的食物，特别是易消化的蛋白食物，如鸡、蛋、鱼、牛奶等，要少食多餐。

警惕仰卧位低血压综合征

人们对于孕妈妈高血压已十分重视，但对仰卧位低血压综合征却不很注意。对于仰卧位低血压综合征，目前比较一致地认为，发生原因是子宫在仰卧位容易压迫孕妈妈下腔静脉，因而阻碍血流回心脏，使血压降低。

主要表现

孕妈妈主要表现为头晕、恶心、胸闷、出冷汗、打哈欠，检查血压降低，脉率加快，面色苍白等。

有哪些危害

妈妈发生仰卧位低血压综合征，不仅对其本身不利，而且对胎儿也有危害。孕中期正是胎儿快速发育时期，胎儿因孕母血压低，胎盘供血减少，影响营养和氧的供给，不仅会影响胎儿体重增加，而且可产生宫内慢性缺氧，成为"高危儿"，生后易发生窒息、缺氧性脑病、低出生体重儿、低血糖、低血钙、低血镁，还易发生坏死性肠炎、脑出血等。因此说，仰卧低血压综合征对于母儿都是一个不容忽视的问题。

预防是关键

为预防孕妈妈发生仰卧低位血压综合征，可从妊娠28周（孕7个月）开始，对孕妈妈进行此项监测。监测方法如下：

1. 孕妈妈要特别留心一下，看看自己在仰卧一定时间以后有无头晕、恶心、胸闷、出冷汗、打哈欠，检查血压降低，脉率加快，面色苍白等情况出现。

2. 孕妈妈仰卧10分钟左右测定其血压，看血压是否降低。这样就可能及时发现。

防治的办法很简单，就是改变卧姿，多采取左侧卧位，改变仰卧的习惯，起码不要长时间仰卧。

Tips　　　　　　　为什么左侧卧位好？

因为孕妈妈增大的子宫大部分是向右旋，左侧卧位可减轻对下腔静脉的压迫，从而达到防治的目的。但也有少数子宫偏左，如果取左侧卧位，反倒压迫下腔静脉而发生低血压综合征，这种情况应采取右侧卧位。总之，要变换卧位，但要具体分析，不能千篇一律。

孕期合并鼻炎

孕期雌激素水平较高，雌激素使鼻黏膜的小血管扩张、组织水肿、腺体分泌旺盛，临床表现为鼻塞、打喷嚏、流涕等症状，严重者常用口呼吸，以至口干舌燥，影响睡眠。一旦分娩，致病因素消除后，这些鼻炎症状也随之消失。这种鼻炎，医学上称之为妊娠期鼻炎。据有关资料统计表明，约有20%的孕妈发生妊娠期鼻炎，尤以怀孕后3个月更为明显。

慢性鼻炎的患者，常常是时好时坏，是否反复发作与机体自身的免疫状态密切相关。孕妈抵抗力相对较弱，所以也比较容易患鼻炎。

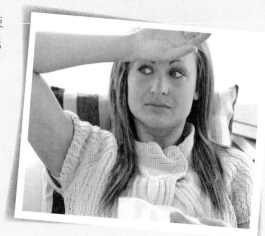

孕期患鼻炎的危害

1 **引起孕妈血氧浓度降低**

慢性鼻炎经常鼻塞，严重者出现呼吸不畅，而正常情况下通畅的呼吸是保证正常血氧浓度的必备条件，所以严重的鼻炎鼻塞可能引发孕妈血氧浓度降低，从而影响身体各器官组织的功能与代谢，出现头痛、头晕、失眠、记忆力下降、胸痛、胸闷、精神萎靡等情况，部分病人甚至会并发哮喘等严重并发症。母体血氧浓度低会导致胎儿缺氧，影响胎儿的生长发育及健康。

2 **鼻炎可以引起打鼾**

由鼻炎引起的鼻塞、呼吸不畅也可导致打鼾，从而使母体血氧浓度降低，危及母儿健康。

3 **鼻炎还可能引起临近器官的感染**

鼻腔的炎症向邻近的周围组织器官直接蔓延，引起鼻部、颌骨、眼部的炎症，还可能会由于鼻涕后流或吞入胃中，引起咽喉、肺与下呼吸道、中耳、消化系统、颅内的感染以及神经系统的症状。

孕期鼻炎的治疗

当长时间出现流涕、鼻塞等鼻炎症状时应及时去医院耳鼻喉科就诊，由专业医生做出诊断及治疗。其实，鼻炎的治疗方法很多，不同类型鼻炎的治疗方法不同。下面，给大家介绍几种常用的治疗方法：

1 **口服药物**

主要是针对原发病因治疗。过敏性鼻炎需要抗过敏治疗，给予抗组胺类药物；慢性鼻炎鼻腔分泌物多、黏稠呈脓性鼻涕时，可用一些抗生素，选择对胎儿影响小的青霉素、头孢、大环类脂类抗生素，还可以用一些中成药来治疗。

2 **局部鼻喷剂治疗**

鼻喷剂治疗既能减轻局部水肿及充血，改善症状，而且药物进入全身血液中浓度极低，副作用较小，对胎儿影响小，相对安全，对孕妈也是不错的选择。鼻喷剂有血管收缩类的，主要用来缓解鼻炎的鼻塞症状，改善通气；糖皮质激素类的主要是抗过敏、消炎，减轻鼻黏膜充血、水肿，有助于减轻打喷嚏、流清鼻涕的症状。不过，鼻喷剂一般建议短期使用。

3 急性鼻炎无需用药

急性鼻炎通常是感冒治愈鼻炎就好了，无需用药。

治疗鼻炎具体选择什么方法，用什么药，应权衡药物治疗带来的利大还是弊大，在医生指导下使用。既要考虑改善孕妈的鼻炎症状，又要顾及药物对胎儿的不良影响，尤其是妊娠早期，妊娠前3个月是胎儿器官分化时期，是有毒、有害物易影响胎儿，造成畸形的时期，要格外谨慎，不应盲目在药店自购药品使用。

10招预防孕期鼻炎

其实，对于任何疾病，最好的治疗办法就是做好预防不生病，应该怎样预防鼻炎的发生呢？

1. 既往有鼻炎的女性，在计划怀孕前应在耳鼻喉科做详细的专科检查，根据具体病情决定是否需要做治疗，比如长期慢性鼻炎的患者可能还存在鼻中隔弯曲、鼻息肉或鼻甲肥大等异常，孕前可以考虑先行手术治疗。

2. 孕期一定要注意生活规律，适当运动，保证休息睡眠，增强免疫力。

3. 注意保持室内空气清新，开窗通风，天气晴朗的日子多在户外活动，呼吸新鲜空气。

4. 日常饮食要清淡，不要吃辛辣的食物。

5. 过敏体质的人对鱼虾类食物要慎食。

6. 少开空调，室内温度不宜太高或太低。

7. 注意避免着凉感冒及冷空气的刺激。

8. 有鼻炎的孕妈可以用手按摩鼻的两侧，有助于促进鼻部血液循环，改善鼻塞症状。

9. 还可以用生理盐水洗鼻，有预防及治疗作用。

10. 对于过敏性鼻炎，应避开过敏原。常见的吸入性过敏原有尘螨、花粉、真菌、动物皮毛、羽毛、棉花絮等。因此被褥要经常清洗、晾晒。对花粉过敏的应减少外出，尽量避免吸入花粉。

总之，鼻炎不是什么大病，但对孕妈和胎儿都有不良影响，还是应该重视，及时去耳鼻喉专科就诊，做出正确的诊断及治疗。孕期用药应考虑对胎儿的影响，所以一定要根据病情权衡用药的利弊，并且选择对胎儿影响小的药物及用药途径，保证孕妈及胎儿的安全。

妊娠期合并心脏病

有的孕妈妈到了孕晚期常有心慌慌的感觉，到底正常不正常呢？哪些是正常表现，而哪些需要就医治疗？患有妊娠期心脏病的孕妈妈如何选择分娩方式？又该如何度过产褥期呢？

心悸是什么

我们通常说的心慌，医学上称之为心悸，指心脏出现了明显的收缩强度或频率的变化，而导致人们主观感觉上对心脏跳动的不适感觉。健康成年人，在进行了剧烈的运动、受到严重惊吓、大量饮酒、服用某些药物或是情绪特别激动的情况下，出现心悸是正常的生理现象。

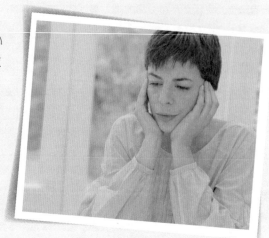

但是，也有的是因为某种疾患引发的心跳过速或过缓、心脏早搏等都可引发心悸，如当患有高血压、风湿性心脏病、甲亢、先天性心脏病、高热、贫血、嗜铬细胞瘤或心脏神经官能症等疾病时都会引发心慌的发生。正常应激状态下心慌暂不处理，对于病理性心慌则需要引起患者及医务人员的高度重视。

孕期心慌一般都是正常反应，无需治疗

一般而言，孕妇在怀孕期间，身体会发生一系列的变化，特别是到了妊娠晚期，多数孕妇都会感觉或轻或重的心慌，或稍微活动之后，就会感觉心慌气短，气喘吁吁。

孕妇到了妊娠晚期，其心脏的工作量要比怀孕之前变大了许多，心律一般每分钟增加10次以上，因此有的孕妇反应会比较敏感，出现心慌的表现。另外，到了妊娠晚期，孕妇的子宫明显增大，腹中的胎儿发育也逐渐加快，为了确保新陈代谢的正常进行，为了给腹中胎儿提供足够的养分，孕妇往往需要通过加快呼吸来获得更充足的氧气，从而导致心律加速。一般来说，这都是正常的妊娠反应，无需紧张。

孕期也要警惕妊娠期心脏病

孕期并非所有的心慌都是生理性的，尤其是对于稍微运动就会出现心慌症状，且休息之后心慌的症状没有减轻的孕妇，要及时到医院查明发病的原因，谨防合并妊娠期心脏病。

什么是妊娠期心脏病？

妊娠期心脏病，可分成两大类。第一类为原先存在的心脏病，以风湿性及先天性心脏病居多，高血压性心脏病、二尖瓣脱垂和肥厚型心脏病少见。第二类是因妊娠诱发的心脏病，如妊高征心脏病、围生期心脏病。

妊娠期心脏病的临床表现

孕前若患有心脏病，妊娠后可进一步加重。常表现为：无其他原因可解释的倦怠，轻微活动后即感胸闷、气急，睡眠中气短憋醒或头部须垫高，肝区胀痛，下肢水肿。

早期体征 休息时心率>120次/分，呼吸>24次/分，颈静脉搏动增强，尿量减少及体重增加。也可表现为突然气急，不能平卧，咳嗽，咯泡沫样痰或血，两肺散在哮鸣音或湿罗音等急性肺水肿的表现。

出现妊娠期心脏病应该怎么办

如果出现妊娠期心脏病，孕妇就必须加强孕期监护，减轻心脏负担，以保证胎儿和母体的健康。

1	孕妇可通过限制体力活动，增加休息时间来减轻心脏负担。
2	保持精神舒畅，避免情绪激动。
3	要高蛋白、少脂肪、多维生素饮食。
4	治疗基础疾病。
5	按时孕检。心功能Ⅰ级、Ⅱ级的孕妇应增加产前检查次数，20周以前至少每2周由心内科、产科医师检查一次，以后每周一次，必要时进行家庭随访。除观察产科情况外，主要了解心脏代偿功能及各种症状。定期做心电图、超声心动图检查，以利于对病情做出全面估计。
6	及早入院待产。若发现异常、有心力衰竭先兆的孕妇，立即住院治疗。孕妇最好在离预产期前2周入院待产，既能充分休息，也便于检查观察。凡心功能Ⅲ级或有心力衰竭者应住院治疗，并留院等待分娩。
7	必要时终止妊娠。原来患有心脏病的妇女能否耐受妊娠，取决于多方面的因素，如心脏病的种类、病变程度、心功能状况、有无并发症等。在评估心脏病孕妇耐受妊娠能力时，医生既要慎重思考妊娠可能会加重心脏负担而危及生命，也要避免过多顾虑，根据孕妇的实际病情做出适当的处理。

Tips **心脏病的心功能分级**

Ⅰ级：进行一般体力活动不受限制，运动后也不产生心慌、气短等不适；

Ⅱ级：进行一般体力活动轻度受限制，运动后感觉心慌、气短、胸闷、乏力，休息后症状消失；

Ⅲ级：体力活动严重受限制，轻微活动就感觉到心悸、气促、胸闷，休息后可好转。或既往有心衰，不论现在心功能情况如何（除非已经手术解决心衰的病因）均属于Ⅲ级；

Ⅳ级：不能进行任何体力活动，休息后仍有心慌、气短等不适。

妊娠期心脏病的孕妇是自然分娩还是剖宫产

患有妊娠期心脏病的孕妇该如何选择分娩方式呢？是顺产还是剖宫产，主要取决于心功能状态及产科情况。

1 自然分娩

心功能 I ~ II 级的孕妇，除非有产科并发症，原则上经阴道分娩。心脏病孕妇的平均产程和正常孕妇相比，无明显差别，但必须由专人负责密切监护。临产后要选用抗生素预防感染，使产妇取半卧位，并给吸氧。如宫缩较强，阵痛难忍，医生可予以哌替定（杜冷丁）50 ~ 100毫克肌肉注射；也可采用持续硬膜外麻醉，既可减轻疼痛，又有利于第二产程的处理。

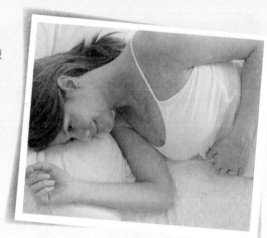

2 剖宫产

优点 剖宫产可在较短时间内结束分娩，从而避免长时间子宫收缩所引起的血流动力学变化，减轻疲劳和疼痛等引起的心脏负荷。此外，在持续硬膜外麻醉下进行手术过程中，孕妇血压、平均动脉压及心率的变化均比经阴道分娩变化小。

缺点 手术会增加感染和出血的机会，手术本身也是一种负担。

因此，当存在产科原因时（如胎位异常、胎儿较大等情况），可适当放宽剖宫产指征，但仅在心功能 III ~ IV 级、活动性风湿热、肺动脉高压或肺淤血、主动脉缩窄等情况下，行选择性剖宫产。术前、术中和术后心脏监护，术后抗感染等均是保证手术安全不可缺少的重要措施。

妊娠期心脏病的产妇如何度过产褥期

由于加强孕期及产时监护，患者多能顺利过关。但是，若放松产褥期监护，则很有可能功亏一篑。据统计，75％心脏病孕产妇死亡发生于产褥早期。

1	继续用抗生素防止感染，以杜绝亚急性细菌性心内膜炎的发生。
2	曾有心力衰竭的产妇，应继续服用强心药物。
3	注意体温、脉搏、呼吸及血压变化，子宫缩复与出血的情况。

4 产后卧床休息 24～72 小时，重症心脏病产妇应取半卧位以减少回心血量，并吸氧。如无心力衰竭表现，鼓励早期起床活动。有心力衰竭者，则卧床休息期间应多活动下肢，以防血栓性静脉炎。

5 心功能 Ⅲ 级以上的产妇，产后不授乳。哺乳增加机体代谢与液体的量需要，可使病情加重。

6 产后至少住院观察 2 周，等到心功能好转后才可以出院。出院后产妇仍需充分休息，限制活动量，并且要严格避孕。

妊娠期心脏病的发生率虽然不太高，但死亡率较高，占我国孕产妇死因的第2位。近年来，随着先天性心脏病手术成功率的提高，使妊娠合并心脏病的类型发生了变化，由以往风湿性心脏病为主变为先天性心脏病为主，而且妊娠合并先天性心脏病有增长的趋势。要降低妊娠合并心脏病的死亡率，重视孕前及孕期保健尤为重要。

孕期贫血

到了怀孕中期，不少孕妈妈感觉早上嗜睡，白天精神不好，头还晕晕的，眼睛热热的，有时也感觉像感冒。她们听说贫血会是这种症状，怕自己也是贫血。那孕妈妈们怎样才能知道自己有没有贫血？贫血是怎么引起的呢？有没有好的治疗方法呢？

什么是贫血

贫血是指人体外周血红细胞的容量减少的一种常见病，表现为头晕、心慌、乏力、食欲不振等症状。检查时，一般以血红蛋白(Hb)浓度来判断是有否贫血，如Hb小于100g/L就判定孕妈妈患有贫血。随着人们生活水平的提高及保健意识的增强，孕妈妈们都比较注重营养的摄取，有的甚至在孕前就开始补充，因此贫血的患病率比以前低了许多。

贫血有哪几种

缺铁性贫血是孕期最常见的贫血，容易发生在孕中晚期。铁是血红蛋白的重要原料，对人体的正常生理过程起着重要作用，如果铁缺乏就会引起缺铁性贫血。此外，还有生理性贫血和巨细胞性贫血，是由于怀孕后生理改变和叶酸缺乏引起的。

如何知道自己是否患贫血

如何知道自己有没有患贫血是孕妈妈们比较关心的。首先贫血一般发生在孕中晚期，所以孕早期的妈妈们不必过于紧张。其次，孕妈妈们很少有自觉症状，一般都是来医院做检查时发现的。每次产前检查时，医生都会让孕妈妈查血常规，血常规中有一项是血红蛋白(Hb)，如果Hb小于100g/L就判定孕妈妈患有贫血。

那么，贫血就没有一点征兆吗？不是说贫血会头晕吗？孕妈妈们遇到什么情况需要提高警惕呢？实际上贫血的发生分为三个阶段。在一二阶段时孕妈妈不会有什么感觉，一般在检查血常规时会发现异常。到了第三阶段，孕妈妈们会出现头晕、心慌、乏力、食欲不振等症状，就会到医院检查，不过这时贫血已经较严重了。所以，孕妈妈们一定要按时进行产检，以便及时发现异常。此外，孕前月经量较多、体质比较弱、身材较瘦的孕妈妈更应注意。

孕妈妈贫血对宝宝有危害吗

患贫血后，妈妈们最关心的就是贫血会不会对宝宝产生影响。一般情况下，贫血不会对宝宝造成伤害，因为宝宝对铁有"优先摄取"的能力。也就是说，宝宝会优先摄取母体内的铁，即使母体内铁不足，也会被胎儿优先摄取，保证宝宝对铁的需求。但是，如果长时间如此，母体得不到充足的铁，势必影响自身的健康，进一步影响胎儿的生长发育。尤其是严重的贫血还可能引起早产、低体重儿等，所以孕妈妈们要提高警惕。

3种补铁方法改善贫血状况

认清楚了贫血，下面让我们来了解怎样补充铁才能改善贫血状况。

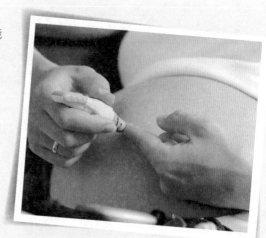

1 多吃含铁丰富的食物

贫血较轻的孕妈妈多吃一些含铁丰富的食物就可以改善贫血状况。含铁丰富的动物性食品是红肉，如牛肉、羊肉、动物肝脏和动物血。植物性食物中含铁较高的有蘑菇、黑木耳、芝麻、豆类、菠菜、苋菜、红枣等。同时，也提醒孕妈妈，动物性铁的吸收比植物性铁的吸收好，孕妈妈要注意合理搭配。

2 食物摄取要多样

孕妈妈平时选择食物要多样化，不要偏食。食物中的维生素A、维生素C能有效促进铁的吸收，因此孕妈妈们还要多吃含维生素A、维生素C丰富的新鲜水果和蔬菜，如菠菜、西兰花、胡萝卜、柑橘、柚子、猕猴桃等。

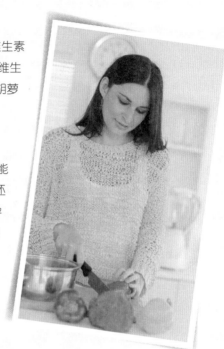

3 服用铁剂

对于较严重的贫血，孕妈妈单单从饮食中摄取铁，就不能满足身体的需要，要在医生的指导下摄入适当的铁剂，有的还需住院输血治疗。铁剂一般有比较大的胃肠道刺激性，很多孕妈妈服用后，胃部会不适，有的还会呕吐。孕妈妈要根据自己的情况请医生指导服用，有些胶囊状铁剂，刺激性小，服用也方便。也有一些中药制剂，不仅能够有效地补铁，而且还能刺激骨髓造血的功能。

那铁剂要服用多长时间？是不是血常规检查没问题了就可以停药了？对于铁剂，一般会建议孕妈妈吃到分娩，产后也继续服用，因为贫血的纠正是一个渐进的过程，越到后期机体的需铁量越高，分娩时也会丢失一部分铁，宝宝出生后所需的铁也从母体获得，妈妈供应的还是两个人的铁。

此外，还有一些学者主张孕妈妈可以预防性地补充铁剂。对于这一点，建议孕妈妈按时产检，发现贫血后再补也为时不晚，因为铁剂补多了也不好，会引起一些不良反应。

乳腺纤维腺瘤

乳腺纤维腺瘤是最常见的乳腺肿瘤，发病率非常高，约占乳腺良性肿瘤的3/4。它是一种乳腺良性肿瘤，该病可发生于青春期后任何时期，以18～25岁为常见，偶可见于绝经期女性。纤维腺瘤为乳腺纤维上皮性肿瘤，主要由乳腺纤维组织以及增生的腺管成分共同构成。虽然有一些意见认为乳腺纤维腺瘤可被视为是正常乳腺小叶增生的结果而非真正意义上的肿瘤，但目前主流意见仍将其归为良性肿瘤范畴。

乳腺纤维腺瘤的特点

乳腺纤维腺瘤病人多无明显的自觉症状，常常是自己偶然发现或乳腺疾病普查时发现。乳腺纤维腺瘤肿块的特点是生长缓慢，但是有的在妊娠期间可能会突然长大。

乳腺纤维腺瘤的病因至今尚未完全明确，目前主要认为纤维腺瘤的发生与雌激素对乳腺组织的持续刺激以及乳腺组织对雌激素的高反应性相关。也可能与患者基因突变、某些药物影响及病毒感染等有关。

另外，纤维腺瘤的发生与体内激素水平波动、乳腺内激素受体表达及对于性激素的敏感性、乳腺组织中某些特定基因的表达及药物服用存在一定联系。

一般情况下，乳腺纤维腺瘤最好进行手术切除，药物治疗几乎没有效果。其中，单发性乳腺纤维腺瘤易切除，且肿瘤越小，对乳房的损伤就愈小。对于多发性乳腺纤维腺瘤、用手不能触及，或只能在B超下才能显示的小纤维腺瘤是很难切除干净的。患有本病的女性朋友最好每隔半年就要找有经验的专科医生定期复查，检查时间最好安排在月经刚干净时。

怀孕对乳腺纤维腺瘤的影响

妊娠期乳腺发育受妊娠有关的多种激素的调控。乳腺组织在高性激素水平作用下细胞增生，血液循环较非孕时期加快，肿瘤血供相应丰富，生长速度可能加快，此时的乳腺肿瘤生长迅速，同时也就增加了肿瘤恶变的可能性。

乳腺纤维腺瘤对怀孕的影响，并不是因为本疾病会阻碍受孕或是妊娠分娩，而是妊娠时因为雌激素作用，往往会令疾病快速发展，让孕妇深陷瘤体体积增大的险境。临床资料显示，瘤体体积往往会在妊娠时快速增长，甚至有时直径达到10厘米。目前认为手术仍是治疗纤维腺瘤的唯一手段。尽管目前冷冻消融等治疗方法已经被应用于临床，但手术治疗纤维腺瘤仍是理想的治疗方案。

乳腺纤维腺瘤对胎儿有哪些影响

随着体内体内孕激素和雌激素的增加，很多孕妈妈乳房都会出现某些现象，如胀痛、触痛或触到结节组织等，有些孕妈妈甚至在怀孕后才发现有乳腺纤维腺瘤有增大的趋势。"谈瘤色变"让整个孕期变得紧张和担忧：乳腺纤维腺瘤究竟影不影响胎儿发育？一般来说，此类腺瘤对胎儿影响不大，但孕期纤维腺瘤长得较快，根据孕妈妈的个人情况医生可能会通过手术治疗，手术后可能会因疼痛、精神紧张等因素导致流产。

孕期的处理方法

很多孕妈在妊娠期间发现乳腺纤维腺瘤突然长大，甚是担忧。孕期乳腺纤维腺瘤到底要做手术吗？这要分情况对待。要根据肿块大小、位置及肿块的变化考虑做如下几种处理：

1	如果纤维腺瘤体积较小，约为1厘米或者更小，而且生长缓慢，暂时可以考虑不手术，但建议在每次产检时找有经验的专科医生做复查。如无意外，可等哺乳期过后再进行手术。
2	如果孕妈妈的乳腺纤维腺瘤在孕期突然快速生长，应考虑恶变，必须尽快手术切除。

孕期手术时机的选择

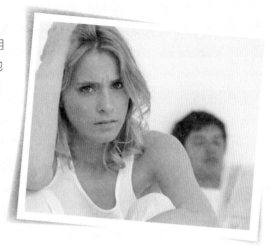

由于妊娠期体内的激素水平的明显变化不仅作用于乳腺，使乳腺得以充分发育，同时也不同程度地加速了乳腺纤维腺瘤的生长，甚至增加了乳腺纤维腺瘤恶变可能性。对于妊娠期间合并纤维腺瘤且生长较快需手术者，为了保证孕妈及胎儿的安全，建议尽量等到妊娠中期再做手术。因为虽然乳腺纤维腺瘤本身不影响胎儿发育，但肿瘤切除手术时的疼痛，可诱发子宫收缩，导致流产。

需要强调的是，孕妈妈应否进行手术、如何选择手术时机、方式，均应与乳腺专科医生详细沟通后再共同决定。这需要结合孕妈妈的年龄、乳腺发育情况、病理检查结果及个人特殊要求制定个体化的诊疗方案。若行单乳切除，还需考虑患者的心理因素及后续手术如乳房再造等治疗的实施。

手术方式可选择肿块切除、乳腺区段切除等。目前可供选择的术式除了采用乳晕切口或以乳头为中心做放射状切口的常规手术外，还有超声引导微创手术等。随着无创和微创治疗纤维腺瘤的研究不断深入，乳腺微创旋切系统也运用于临床，并且证实效果良好。

乳腺肿瘤本身并不会引起流产，但是做肿瘤切除手术时的疼痛刺激可能引起子宫收缩而导致流产。因此，在保证孕妈妈及胎儿安全的前提下，妊娠早期的乳腺纤维腺瘤可以等到妊娠中期再手术，妊娠晚期的乳腺纤维腺瘤可以等到临产后再手术。但同时也要考虑孕妈妈的个体情况。乳腺纤维腺瘤虽是良性肿瘤，但病程长达20～30年的也有恶变的可能。患上此病时间不长的年轻女性一般不会在短期内恶变，如果腺瘤不增大，可等哺乳后再切除。

手术后是否影响哺乳

大多数乳腺纤维腺瘤的女性担心手术后会影响哺乳。有没有影响要看腺瘤是否堵塞了乳管。位于乳头下方且直径2厘米以上的乳腺纤维腺瘤应尽早切除，因为处于这个位置的腺瘤本身就会影响乳汁分泌。只要对乳房进行手术，就可能损伤乳管而影响乳汁的分泌，造成乳汁分泌不畅，乳汁淤积还可能导致乳腺炎。不过，肿块越小，手术对乳腺组织造成的损伤就越小。无论手术与否，除非已发生乳腺炎，产后均建议产妇母乳喂养。

对已经有过妊娠经历的孕妈妈来说，可结合以往妊娠时的情况来判断是否可以先妊娠后治疗。其判断的标准在于妊娠后肿瘤大小的变化，如肿块逐渐增大，应尽早进行手术切除；相反，肿块稳定则可考虑先妊娠，哺乳后再进行手术切除。

总之，乳腺纤维腺瘤是育龄女性中常见的良性肿瘤，乳腺纤维腺瘤一旦形成不会自行消失，但是恶化的几率很低，也不影响怀孕，育龄期女性不必太过担心。乳腺纤维腺瘤虽然病情发展缓慢，但在妊娠期和哺乳期可迅速增大，为此通常建议女性朋友在妊娠前就进行手术切除，避免因病情发展过快而面临更大的风险。如果妊娠时肿块迅速增大，并出现压迫、梗死等症状，需注意鉴别肿块的性质及来源，并警惕于此时发生肉瘤变等恶性变可能。原则是一旦发现乳房有任何异常就要到乳腺外科进行检查确诊，排查恶性肿瘤。目前手术仍是治愈纤维腺瘤的唯一方法，该病预后良好。

妊娠期齿龈瘤

在产科门诊，经常听到孕妈妈咨询类似的问题：刷牙时牙龈经常出血，有时出血还比较严重，奇怪的是，在牙龈处还长出一个红色肿块，不知道这种情况会影响胎儿宝吗？孕妈妈非常紧张，在口腔科就诊后诊断为牙龈瘤。孕妈妈一听这个名字感觉是得了肿瘤，难道孕期真得肿瘤了吗？对胎儿有什么影响吗？妊娠期牙龈瘤又该怎么办呢？接下来，我们一起了解这方面的知识吧。

什么是牙龈瘤

牙龈瘤并非真正的肿瘤，是牙龈上牙龈乳头处局部生长的炎性反应性瘤样增生物。牙龈瘤以女性多见，中青年发病较多，特别是在孕期更高发。

牙龈瘤多发生于唇颊侧牙龈乳头，以双侧尖牙区最常见，一般为单个牙发生。肿块较局限，大小不一，通常呈圆形、椭圆形，有时分为叶状，有的有蒂如息肉状，有的无蒂基底宽广，常在刷牙、咀嚼食物时出血，严重的还可发生感染、溃疡。牙龈瘤一般不伴有疼痛感。

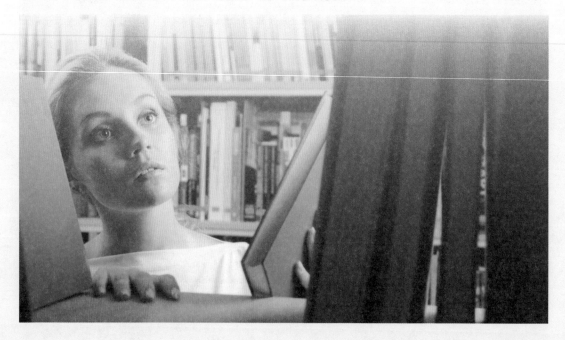

牙龈瘤发病的原因

1 慢性炎症。牙龈瘤一般是由牙齿的残根、牙石、不良修复体等局部因素刺激引起，与机械刺激和慢性炎症刺激有关。

2 孕妈妈是牙龈瘤的高发人群。这是由于妊娠期体内雌性激素升高，使牙龈的微小血管丛扩张、循环滞留、血管通透性增加，从而导致孕妈妈牙龈红肿。如果孕前就有牙龈炎症，会明显加重。怀孕后由于进食的量和次数明显增加，口腔经常处于酸性状态，对牙齿的腐蚀会较平常严重。

3 另外，孕期活动减少、睡眠增加，都使孕妈妈的口腔唾液分泌量较平时明显减少，导致唾液对口腔的自动冲洗作用及唾液中的抗菌物质的作用下降，使口腔内细菌的生长繁殖加速。这些原因都导致了孕妈妈易患牙龈炎和牙龈瘤，但分娩后一般牙龈瘤会缩小或停止生长。

牙龈瘤对胎儿有哪些影响

有报道说，妊娠期牙龈瘤在妊娠女性中的发病率为1.8%～5%，妊娠期牙龈炎则可高达30%～100%，严重影响了孕妈妈们的健康。牙龈瘤一般生长缓慢，但在妊娠期可迅速增大。肿块增大可以遮盖部分牙齿，咀嚼食物时容易被咬伤而发生溃疡、出血或伴发感染，严重的会影响孕妇进食、睡眠，从而影响胎儿的生长发育，牙周的感染还可以通过血液、胎盘引起宫内感染及胎儿的感染，感染严重者发生流产、早产、胎儿宫内生长受限等严重的不良结局。所以孕期口腔问题不可小视，应该引起准妈妈们高度重视。

孕期该怎么预防和治疗

随着对孕妈妈口腔问题的不断深入研究，现在已经非常重视孕期的口腔疾患。对于备孕的女性，在做孕前检查时就建议做一次口腔的常规检查，并且可以洗洗牙，积极治疗牙龈炎和牙周炎。在妊娠早期接受口腔卫生指导并养成良好的口腔卫生习惯，以达到预防牙龈瘤的目的。

非孕期牙龈瘤的治疗一般采取手术治疗方式，先去除菌斑、牙石和不良修复体等刺激因素，手术切除牙龈瘤。切除应达骨面，包括骨膜，凿去瘤体相应处的少量牙槽骨，并刮除该处的牙周膜，彻底治疗，以免复发。

对于孕妈妈来说，手术治疗就不恰当了。孕期一般只能局部处理，如果发现牙龈局部增生出血也不要紧张，及时到口腔科就诊，进行有效的局部处理、口腔卫生指导和菌斑控制，多漱口，出血严重时可以局部压迫止血。一般分娩后随着激素水平的下降牙龈瘤可缩小，产后3个月可以去口腔科复查，根据病情必要时再考虑手术切除。

最后要提醒孕妈妈们，养成良好的口腔卫生习惯非常重要，一旦有口腔疾患一定要及时就医治疗，这是保证宝宝健康一个十分重要的环节。

孕期合并胃炎

有些孕妈妈在孕期的时候会有胃疼的现象。胃疼时孕妈妈很痛苦，但是害怕对宝宝有不良影响而不敢随便吃药，那么该如何应对呢？首先我们要根据胃疼出现的时间、诱因分析一下可能的原因，再根据原因做出具体处理。

孕期胃疼的原因

怀孕后，由于激素的改变，使得贲门括约肌（贲门括约肌位于食管与胃的连接处，它使得我们吃进去的东西只能下去不能上来）松弛，吃下去的东西就很容易跑上来，致使胃内酸性内容物从胃里返流到食道、喉咙及嘴里，刺激黏膜引起胃疼。一般来说，胃疼时以胃酸分泌过多的情况居多，尤其糖分较高的食品比较容易导致胃酸分泌过多，加重疼痛症状。妊娠晚期，逐月增大的子宫也会压迫到胃，引起胃部的胀痛和不适。

孕期胃疼，首先要合理饮食

孕期出现胃疼时，首要的治疗方法就是合理饮食。

1 适当减少饮食量
出现胃疼时，建议孕妈妈适当减少饮食量，尤其是含糖量较高的食物。许多人在怀孕后不自觉地加大饮食量，这对脾胃以及胎儿的发育都没有什么好处。

2 喝点易消化的粥类
孕妈妈出现胃疼的症状时，可以喝点玉米面粥，如果感觉消化还可以，可以适当加一点小米粥、山药粥（大米和山药对半，山药切得碎一点，煮的时间一定要长，须比平时开锅时间长15分钟以上）。

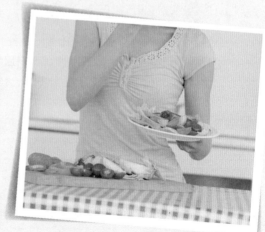

3 少吃刺激性的食物
饮食以清淡为主，少食油腻及各种刺激性食物，如含酒精及香料的食物，油炸食品也要少吃，生冷食物更不宜吃。在胃疼症状减轻后，再逐渐添

加高热量高营养的食物。

4 饮食定时定量
孕妈妈日常饮食应该规律，定时定量，这样有利于胃疼的预防。每日三餐或加餐均应定时，间隔时间要合理。

5 少吃多餐
有慢性胃疼的孕妈妈应尽量少食多餐，平时应少食或不食零食，以减轻胃的负担。

6 多吃富含维生素的食物
平时的饮食应注意营养均衡，多吃富含维生素的食物，以利于保护胃黏膜和提高其防御能力，并促进局部病变的修复。

7 注意饭时饭后的姿势
吃饭时尽量坐直，这样胃酸就不会向上走。饭后半小时内不要躺倒，胃疼时半坐卧位也可以减轻疼痛。

如果本身有胃病的孕妈妈，或者无法鉴别胃炎还是妊娠引起的胃烧痛，建议及时到医院去看看，防止胃炎的加重。另外，如果呕吐得很厉害，也应及时去医院就诊。一般常用的制酸剂比如达喜（通用名称铝碳酸镁片）对于孕妈妈相对安全，它常用于慢性胃炎和与胃酸有关的胃部不适症状，如胃疼、胃灼热感（烧心）、酸性嗳气、饱胀等。达喜直接作用于病变部位，不吸收进入血液，能迅速改善和缓解胃部疾病，但妊娠头3个月内慎用。如果胃炎比较严重，需要应用抗生素时宜选用青霉素类或是头孢类抗生素。孕期用药一定要在医生的指导下使用，否则可能耽误病情或对宝宝产生不良影响。

尿路感染

尿频在孕期很常见，随着孕周的增大孕妈妈会出现生理性的尿频，这种情况对胎儿没有什么影响。但是也有一些容易让人忽视的疾病可能会导致孕妈妈出现尿频，比如尿路感染、妊娠期糖尿病，如何辨别这两种情况，孕妈妈可要注意了。下面我们一同了解下。

尿频，孕期很常见
膀胱位于子宫的前方，在孕早期由于子宫增大，导致膀胱压力增加，容量减少，有时即便只有很少的尿液孕妈妈也会产生尿意，引起尿频。不过，一般到了孕期第4个月时，子宫开始从盆腔向上移位到腹腔中，膀胱所受压力减轻，尿频现象可减缓。

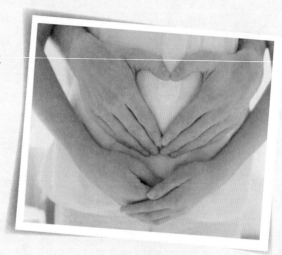

进入怀孕后期，在孕38周左右，胎头下降入骨盆，又可以压迫膀胱，出现尿频。白天，孕妈妈站立或坐位，增大的子宫压迫腹腔内的大血管，使下肢静脉回流障碍，肾血流减少，白天尿量减少。夜间卧床，减轻了子宫对下腔静脉的压迫，增加了肾血流量，出现夜尿增加，这是正常的生理现象。

但是，在孕期由于某些疾病，如细菌侵犯泌尿系统引起尿路感染，或激素变化导致各种胰岛素抵抗激素分泌增多诱发妊娠期糖尿病，这些尿频属于病理性范畴，需要认真对待，及时就医。

尿频可能是尿路感染

尿路感染是指各种病原微生物在尿路中生长、繁殖而引起的尿路感染性疾病。尿路感染分为上尿路感染和下尿路感染。上尿道感染指的是肾盂肾炎，下尿道感染包括尿道炎和膀胱炎。

孕妈妈容易得尿路感染

1 女性易得尿路感染。由于女性的解剖结构比较特殊,女性比男性更易得尿路感染。女性的尿道宽而且直，仅有4厘米长，开口又紧邻阴道口和肛门，这些地方经常有分泌物和排泄物，很容易污染尿道，细菌容易沿着尿道上行而引起感染。

2 孕妈妈易得尿路感染。怀孕后输尿管受到孕激素的影响，输尿管的平滑肌松弛，蠕动也会相对减弱。另外，由于妊娠子宫逐渐增大，压迫输尿管，这就容易造成尿流不畅和尿潴留。如果孕妈妈出现尿潴留，潴留的尿液就会对尿道黏膜不断刺激，还容易使细菌滋生。再加上正常孕妈妈的尿中本身也会有少量的葡萄糖等物质，这些物质使得细菌易于侵入繁殖而发生尿路感染。

尿路感染有哪些表现

很多孕妈妈可能会出现尿频的症状，但是大都没有什么不适的症状出现，或者感染症状并不明显，孕妈妈可能以为是孕期增大的子宫压迫膀胱引起的生理性的尿频，大都会被忽视。所以，如果孕妈妈出现尿频，还伴随有尿急、尿痛、高热等不适，就需要及时查尿常规，检测到白细胞计数升高、中性粒细胞百分比增加，有时可见血尿，尿细菌培养阳性时，就可以诊断是尿路感染了。

孕妈妈尿路感染对胎儿的影响

症状轻微的下尿路感染对怀孕、分娩一般没有什么影响；但如果患肾盂肾炎又没有及时治疗，胎儿发生早产、体重过轻、发育迟缓的几率会增加。

治疗方式

1.选用适合的抗生素 较轻微的尿路感染和无症状的菌尿症或急性膀胱炎时，通常给予口服抗生素治疗，但不建议滥用抗生素，最好在医生指导下做个尿液细菌培养和药敏检查，再决定具体用药。

2.日常生活习惯的调理 患有尿路感染的孕妈妈还应该配合日常生活习惯的调整，比如要多饮水、多排尿，平时要清淡饮食，还要注意多吃富含维生素C的食物，少吃辛辣刺激性的食物。

3.适时入院治疗 如果孕妈妈患了较为严重的急性肾盂肾炎，就必须住院接受静脉注射抗生素治疗，医生也会为孕妈妈选择对胎儿较为安全的药物的。

尿频还可能是妊娠期糖尿病

孕妈妈患有妊娠期糖尿病可以出现尿频，也就是我们常说的三多症状，多尿、多饮、多食，也可能会出现念珠菌性阴道炎反复发作。孕妈妈体重增加较快，体重大于90千克，或者妊娠并发羊水过多或巨大胎儿等。

尿频时，孕妈妈这样做

孕期尿频大多属于生理现象，应本着想尿就尿的原则，绝对不可以憋尿。病理性尿频与生理性尿频迥然不同，如小便次数增多同时伴有尿急、尿痛、发热、腰痛等症状，总有尿不干净的感觉，应疑为尿路感染。有多尿且容易口渴、多饮、多食，要排除是否是妊娠期糖尿病。

1 生理性尿频的应对方法

合理饮水，一般每隔2小时饮水1次，每日6~8次，每次200毫升左右，但临睡前1~2小时内最好不要喝水。少吃利尿食物和中药，如西瓜、玉米须等，尤其晚餐和临睡前更应避免。有些尿频可能是精神性尿频，如精神紧张，放松心情为最佳解决办法。还可以在医生指导下多做缩肛运动，增强骨盆肌肉力量，以控制排尿，预防压力性尿失禁。

2 病理性尿频应对办法

保持外阴部清洁，避免仰卧，多侧卧。患泌尿系感染或糖尿病等疾病要积极治疗，不可延误。

众所周知，母亲的血型与孩子的血型很多时候是不一样的。

血型主要是根据人体血液中含有的血型抗原来分类的，而每个人的血型又是从父母那里有规律地遗传得来的。以老百姓常说的ABO血型系统为例，如果一个人的血液里有A抗原，就是A型血；有B抗原的是B型血；同时含有A抗原和B抗原的是AB型血；既不含A抗原也不含B抗原的则是O型血。血液中除含有上面提到的血型抗原，还有一种相对应的物质——血型抗体。A型血有抗B抗体，B型血有抗A抗体。

产前血型检查

医院会对产前检查的女性常规进行血型化验，在得知自己的血型后，困惑通常也随之出现，尤其是O型血的女性，如果嫁给非O型的男性，她就可能怀上一个非O型的宝宝。例如，O型女和A型男，宝宝可能是O型或A型，而O型女和B型男，宝宝可能是O型或B型，O型女和AB型男，宝宝可能是A型或B型。如此，孕妈和胎儿的血型就可能不一样，那会不会发生溶血呢？

胎儿从父方遗传获得的血型抗原（如ABO血型的A抗原、B抗原）可能恰好是母方所缺乏的。在整个孕期，尤其是分娩时刻，胎儿血液不可避免地会进入母亲的体内，研究发现，极微量的胎儿血液中所含的血型抗原就足以引起母体产生相应抗体。最初形成的抗体是IgM类，它个头大，不能通过胎盘屏障，只存在于母亲的血液循环中，随着时间的延长，抗体类型会从IgM转变成IgG，后者的个头小，再次怀孕时，这种IgG抗体就会通过胎盘进入胎儿血液循环，理论上就会引起胎儿宫内溶血或新生儿溶血症。

溶血筛查

如果对O型血孕妈进行溶血筛查，化验单可能显示她们体内已经具有抗A或抗B抗体，甚至在一些没有生育历史的女性血液中也能发现抗体。这是因为在日常生活中，一些食物、革兰阴性细菌、肠道寄生虫、疫苗等也具有A或B血型物质，持续的免疫刺激可使机体产生IgG抗A或抗B抗体。

事实上，这个抗体需要达到一定滴度，目前认为至少达到1：64，才可能发生胎儿溶血，达到1:512时才会高度怀疑胎儿发生溶血。而且，我们在临床中还经常会发现，化验单上抗体的滴度和胎儿溶血程度并不成正比，更多时候，可能抗体滴度很高，但是宝宝平安无事。

所以，如果没有分娩过黄疸或水肿新生儿的历史，没有反复流产、早产、胎死宫内的病史，也没有接受过输血的女性，可以查ABO血型，但是不提倡对女性常规筛查抗A或抗B血型抗体，也就是说没有必要在普通人群中进行常规的ABO溶血检查。

罕见的RH血型

在我们体内，还有一个对于医学研究非常重要，但老百姓了解并不多的血型系统，那就是Rh血型系统。它只有阳性和阴性之分，绝大多数人是Rh阳性，Rh阴性率在不同人群和种族之中存在差别，美国人约15%，黑人约5%，我国汉族为0.34%，有些少数民族可能在5%以上（如塔塔尔族、乌兹别克族）。Rh阴性血型常被称为"熊猫血"，意在强调其稀有和罕见。严重的母儿血型不合也主要发生在Rh阴性孕妈身上，而且只见于母亲是Rh阴性，父亲是Rh阳性，腹中的宝宝恰好是Rh阳性的情况。从优生优育角度，我们建议所有女性在产前化验Rh因子，对于嫁给Rh阳性丈夫的Rh阴性女性，需要进行严格的围产期管理，定期进行Coomber's试验，监测胎儿宫内情况，即使第一胎平安无事，还要在医生指导下按时注射抗D免疫球蛋白，保护下一胎不发生溶血。

静脉曲张

因为孕期特殊的生理状况，一些孕妈妈会出现静脉曲张的现象，尤其以下肢最为常见，多表现为静脉血管在接近皮肤表面的地方凸出来，有时呈蓝色或紫色，看起来弯弯曲曲的，有的无不适感，有的会有些不适感，一般症状都不太严重。

静脉曲张会发生在哪些部位

最常见的是发生在下肢，据研究统计，约有1/3的孕妇会产生严重程度不等的下肢静脉曲张或微血管扩张。在怀孕时期，曲张的静脉也不只出现在双腿，在身体其他部位，如颈部及会阴部也可能会出现。当然，盆腔内静脉曲张也较常见，只是外观上看不见罢了。事实上，痔疮就是直肠部位的静脉曲张。

为什么会发生静脉曲张

1 孕期体内孕激素——黄体酮分泌明显增多，黄体酮可以使得血管壁扩张，使得原本闭合的静脉瓣膜分开，造成静脉血液的逆流；加上怀孕时全身血流量增加，从孕6～8周开始增加，至孕32周达高峰，增加40%～50%，平均约增加1450毫升。血容量的增加以及黄体酮的作用，大大增加了孕期静脉曲张发生的机会。

2 胎儿和子宫随孕期的增加而变大，压迫骨盆腔静脉和下腔静脉，使得下肢血液回流受阻，造成静脉压升高，导致静脉曲张的发生。

3 其他一些因素，如有家族遗传倾向、血管先天静脉瓣膜薄弱而闭锁不全以及孕期体重过重等，均是静脉曲张形成的高危因素。

临床表现或不适

　　孕期静脉曲张最常见的是下肢静脉曲张，病变比较局限，多以踝部和小腿部浅静脉曲张为主，且曲张程度较轻。主要表现为小腿及踝部浅静脉扩张、蜿蜒、迂曲，通常不会让你有什么不舒服的感觉，或者你只是稍微有点不适而已。有时候，你可能会感觉到腿部沉重、疼痛，静脉曲张部位周围的皮肤也可能会有发痒、触痛或灼热感。这些症状通常在晚上会加重，特别是在你站立得太久的情况之下。部分孕妇可能出现大腿或外阴静脉曲张，少数孕妇到孕晚期可能因外阴静脉曲张加重而出现外阴部肿胀、疼痛不适等，一般不会出现肢体肿胀及皮肤营养性变化。

静脉曲张对胎儿有哪些影响

　　静脉曲张在孕期一般不会对胎儿和母体造成不良影响，也不会造成孕妇及胎儿全身性循环系统的障碍。只有极少数严重的静脉曲张，如下肢血栓性静脉炎、深部静脉栓塞或肺栓塞时，可以出现下肢静脉压痛、发热、红肿，甚至出现心跳加快、呼吸困难等情况，但这种情况非常少见。

外阴静脉曲张能否自然产

　　外阴静脉曲张常伴有阴道和子宫颈静脉曲张，临产时宝宝的头经过产道时易发生静脉破裂出血。如果较轻微，一般仍可自然分娩，但是如果外阴静脉曲张较严重，可能就需要剖宫产了，这需要你的产科医生进行评估。

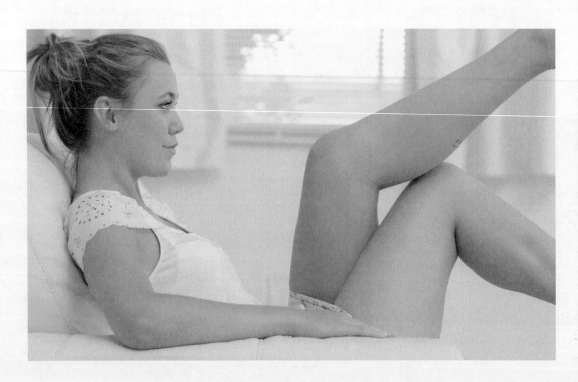

静脉曲张怎么治疗

孕期静脉曲张一般不需特殊治疗，但可以通过改变生活方式或生活习惯加以预防，并可缓解症状。通常情况下可采取以下预防措施：

1. 不要长久站立，也不要久坐不动，而要经常变换体位休息；如果久坐，要注意常活动脚部；每次蹲厕不要时间太长。孕期，尤其是在孕中期和孕晚期，要适当减轻工作量并且避免长期一个姿势站立或坐卧。坐位时要避免两腿交叠，也就是不要翘"二郎腿"，因为这样可以使下肢静脉回流受阻，使得下肢静脉压力增大，引起或加重静脉曲张。

2. 每天适度温和地运动，在住家附近或公园散散步可以促进血液循环，但应避免过度的有氧运动、蹬自行车和慢跑，因为这些运动会增加腿部静脉的压力，引起静脉曲张。

3. 最好采用侧卧位。在休息和睡觉的时候，多采用侧卧位，最好采用左侧卧位，这样有利于下腔静脉的血液循环通畅，减轻静脉曲张的症状。建议可以在背后放个枕头靠着。

4. 控制体重。保持适当的体重，将体重控制在医生建议的范围之内。如果超重，会增加身体的负担，使静脉曲张更加严重。

5. 在可休息的片刻将双腿抬高，帮助血液回流至心脏。睡觉时，可用毛巾或枕头垫在脚下面，这样可以方便血液回流，减轻腿部压力。

6. 不要穿紧身的衣服，腰带、鞋袜都不可过紧，而且最好穿低跟鞋。

7. 远离酒精。饮用含有酒精的饮料和酒水，会加剧静脉曲张的程度。

8. 避免高温。高温易使血管扩张，加重病情。

9. 不要提过重的物品。重物会加重身体对下肢的压力，使得下肢静脉回流受阻。

10. 避免用过冷或过热的水洗澡，与体温相同的水最为适宜。

11. 防止便秘；如有慢性咳嗽或气喘应彻底治愈，以减轻静脉压力。

12. 穿孕期静脉曲张弹力袜。如有静脉血栓家族遗传倾向、血管先天静脉瓣膜薄弱而闭锁不全以及孕期体重过重等高危因素，可以预防性地应用孕期静脉曲张弹力袜，在每天晨起穿好弹力袜再下床，这样可以避免过多的血液堆积在双腿。刚开始可以试着穿强度 20 ～ 30 毫米汞柱的弹力袜，适应之后可以穿效果较佳的 30 ～ 40 毫米汞柱弹力袜。

Tips 孕妇静脉曲张弹性袜，也称医用循序减压弹力袜，它可以从脚踝开始，顺着腿部向上，逐级减轻腿部受到的压力，效果很好，可以在药店或孕妇服装店买到。这种长袜比普通裤袜厚2倍，这种袜子在你的脚踝处是紧绷的，顺着腿部向上变得越来越宽松，使得血液更容易向上回流入心脏。因此，它可以预防浮肿，并防止静脉曲张变得更严重。早晨起床前你还躺在床上的时候，就穿上这种长袜，可以防止血液在你的腿部淤积。要一整天都穿着这种弹力长袜。

13 经常做下肢的屈伸活动，可以调动小腿肌肉泵的作用，增加静脉血的流速，促进下肢静脉血的回流，减轻下肢静脉的压力。

分娩后会恢复吗

分娩后，子宫复原，腹内压下降，静脉曲张可以不同程度地缓解或消失。产后仍要注意做好预防措施，如不要长时间坐或站，不要翘"二郎腿"等。

妊娠期糖尿病

妊娠糖尿病是糖尿病的一种特殊类型，大约有2%～3%的女性在怀孕期间会发生糖尿病，多发生于妊娠的中晚期，而且多见于肥胖和高龄产妇。妊娠糖尿病的孕妈妈发生早产、低体重儿、难产、巨大儿、先天畸形等的几率明显增高，因此在孕中期都会给孕妇进行糖尿病的筛查，减少对孕妇和胎儿的不利因素。

妊娠糖尿病的症状

妊娠合并糖尿病，最明显的症状是"三多一少"即吃多、喝多、尿多，但体重减轻，还伴有呕吐。注意不要混同为一般的妊娠反应，妊娠合并糖尿病的呕吐可以成为剧吐，即严重的恶心、呕吐加重，甚至会引起脱水及电解质紊乱。另外一个常见的症状是疲乏无力，这是因为吃进的葡萄糖不能充分利用而且分解代谢又增快，体力得不到补充的缘故。

做好糖尿病筛查

怀孕的女性都要在医院进行系统的围产保健，孕早期时会做空腹血糖，正常孕妇血糖值一般低于正常，很少超过5.6mmol/L。如果孕期两次空腹血糖值都大于等于5.8mmol/L（105mg/dL），或糖耐量试验异常，也就是说口服75克葡萄糖耐量试验中空腹血糖及服糖后1、2、3小时后四项血糖值有两项达到或大于5.6、10.5、9.2、8.0mmol/L（105、190、165、145mg/dL）可诊断为妊娠糖尿病。任何时候血糖值大于等于11.2mmol/L（200mg/dL）都可以诊断为糖尿病。

自我护理4方法

妊娠糖尿病是妊娠并发症中常见的一种，发病率高，病情变化快，与日常饮食、起居关系密切。曾经有过糖尿病史的准妈妈和准爸爸都要注意以下的事项，避免妊娠糖尿病带来不良后果。

1 低血糖反应怎么办

应用胰岛素和口服降糖药物治疗妊娠糖尿病，极易发生低血糖反应，来势很快，需要立即抢救。轻者可口服糖水，10分钟后症状消失，较重者再吃些水果、饼干或馒头等。昏迷患者应避免喂食，以防食物被吸入肺内，而引起肺炎。如服糖10分钟后仍未清醒，应立即送医院抢救。

2 要学会自行检验

患者出现头晕、恶心及心慌时，要区别是低血糖还是高血糖，是吃糖还是不吃糖。此时用尿糖试纸检查尿液，便可对症治疗。还可用酮体酚检查尿酮体。

3 学会自己调整胰岛素

在应急时增加胰岛素剂量，在病情好转时又要及时减少胰岛素剂量。

4 特别注意清洁卫生

要养成饭前便后洗手的习惯，最好不到拥挤的公共场所，预防各种感染。

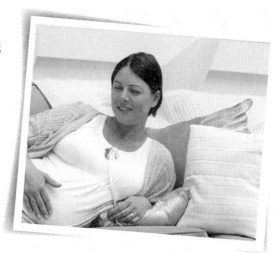

10个饮食原则

　　妊娠糖尿病患者饮食控制的目的为提供母体与胎儿足够的热量及营养素，使母体及胎儿能适当地增加体重，符合理想的血糖控制，预防妊娠高血压及减少早产、流产与难产。糖尿病孕妇的营养需求与正常孕妇相同，只不过必须注意热量的摄取、营养素的分配比例及餐次的分配。此外，必须避免甜食及高油食物的摄取，并增加膳食纤维。

1 饮食量要控制

　　孕中期后，孕妈妈一般食欲都较好，进食量较多，这时一定要控制饮食量。主要是限制米、面、薯类食物，每日在5～6两左右。不要进食含糖高的食物，含糖高的食物进食过多可导致血糖过高，加重糖尿病的病症或产生巨大胎儿。有人说母大儿肥，还有的说孩子越大越好，其实不是。糖尿病造成的巨大儿只是脂肪多，其他都缺，体质很差，出生后48小时没有大量的糖分供给，孩子发生低血糖就会影响智力，长大后也很容易就患上糖尿病。含糖高的食物包括饮料、蛋糕、冰激凌、巧克力和水果等，虽然水果可以提供大量维生素，但是由于水果大都含有较高的糖分，所以主张适量进食。苹果可以一天吃1个，西瓜吃1块，含糖低的猕猴桃和草莓可以多吃，并且多吃新鲜青菜同样可以补充维生素。

2 注意餐次分配

　　为维持血糖值平稳及避免酮血症的发生，餐次的分配非常重要。因为一次进食大量食物会造成血糖快速上升，且母体空腹太久时，容易产生酮体。所以建议少量多餐，将每天应摄取的食物分成5～6餐，每顿8分饱最好。特别要避免晚餐与隔天早餐的时间相距过长，所以睡前要补充点心。

3 摄取正确糖类

　　糖类的摄取是为提供热量、维持代谢正常，并避免酮体产生。不应误以为不吃淀粉类可控制血糖或

259

体重，而完全不吃饭；而是应尽量避免加有蔗糖、砂糖、果糖、葡萄糖、冰糖、蜂蜜、麦芽糖之含糖饮料及甜食，可避免餐后快速的血糖增加。建议尽量选择纤维含量较高的未精制的主食，有利于血糖的控制，如以糙米或五谷饭取代白米饭、选用全谷类面包或馒头等。妊娠糖尿病孕妇早晨的血糖值较高，因此早餐淀粉类食物的含量必须减少。

4 蛋白质的供给要充足

如果在孕前已摄取足够营养，则妊娠初期不需增加蛋白质摄取量，妊娠中期、后期每天需增加蛋白质6克、12克，其中一半需来自优质蛋白质，如蛋、牛奶、深红色肉类、鱼类及豆浆、豆腐等黄豆制品。最好每天喝2杯牛奶，以获得足够钙质，但千万不可以将牛奶当水喝，以免血糖过高。优质蛋白质来源包括鸡蛋、大豆、肉类、鱼、小扁豆、豌豆、玉米、西兰花、甘蓝等。

5 脂肪供给要适量

由于主食碳水化合物类食物供给减少，脂肪进食要适量增加，以维持每天的供热量。并可适量进食一些坚果，增加供给脂肪。油炸是破坏健康油脂的另一途径，高温使油脂氧化，生成对身体有害的自由基，所以对于孕妈妈来说，油炸食品尽量少吃。

6 补充维生素和矿物质

多吃蔬果可以补充维生素，另外还要经常吃一些含铁和含钙高的食物，如牛奶、鱼、虾皮、蛋黄

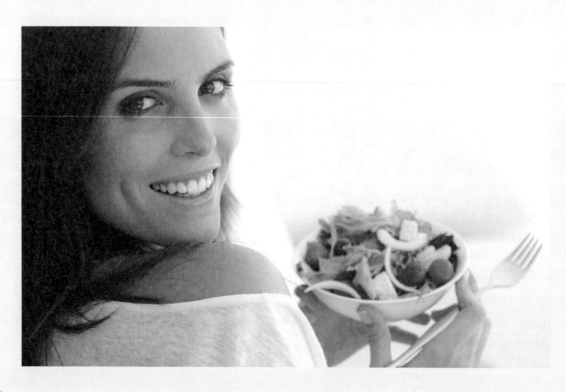

等，以补充矿物质。新鲜的蔬果还能够帮助缓解孕晚期常见的便秘，以促进肠道蠕动。芹菜、胡萝卜、白薯、土豆、豆芽、菜花等都是不错的选择。

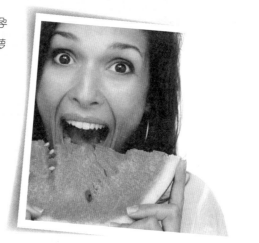

7 膳食纤维

膳食纤维分可溶性和不溶性两类。不溶性膳食纤维主要是植物细胞壁的成分，不溶于水，能吸收水分，软化粪便，使粪便中有害物质不易与肠壁接触；可溶性纤维在胃肠道内遇水后也不被消化，与葡萄糖形成黏胶，与胆汁酸结合，减少毒性胆汁酸的致癌作用。可溶性和不溶性膳食纤维均可增加大便容量，并增加肠道内有益菌的数量。

在可摄取的分量范围内，多摄取高纤维的食物，如用糙米或五谷米饭取代白米饭、增加蔬菜的摄取量、吃新鲜水果而不要喝果汁等。这样可以延缓血糖的升高，帮助血糖的控制，也比较有饱足感，但千万不可无限量地吃水果。

Tips 可溶性膳食纤维主要在豆类、水果、紫菜、海带中含量较高；不溶性膳食纤维存在于谷类、豆类的外皮和植物的茎、叶和虾壳、蟹壳等。精制的食物，以及肉类、蛋类、鱼类、乳制品，毫无疑问是缺乏膳食纤维的。所以，孕期在注意高营养的同时，也要注意适当搭配粗粮以及富含纤维的蔬菜，这样才是真正健康的饮食。

8 适当限制食盐的摄入

应让孕妈妈多吃清淡的饮食，我们建议每日食盐的摄入量应为6克左右。

9 警惕低血糖

低血糖对母婴同样有很大的危险性，并且低血糖夜间发生的机会较多，所以可以在睡前加点小零食，如喝杯奶、吃些豆制品、鸡蛋等。

10 注意运动

孕妈妈千万不要懒惰，每天最好的运动就是散步，饭后要出去走走，把多余的糖分变成能量释放出去。一些力所能及的家务也要多动手，这样糖分就不会存在血管中，这也是预防糖尿病的好方式。运动还能锻炼身体的肌肉，促进自然分娩，真是一举两得。

糖尿病是21世纪的常见病，对于孕妇来说尤为危险。孕妈妈一定要提高警惕，认真预防，平时要认真地调整饮食，积极运动，这样才能远离妊娠糖尿病，让孕妈妈和孩子都健康。

妊娠瘙痒症

怀孕期间，有些孕妇会出现瘙痒症状，严重者可影响工作和休息，甚至会对胎儿产生危害。有的孕妇皮肤上会出现米粒样皮疹，有的没有；有的短期内瘙痒会自行减轻或消失，有的则要持续到妊娠终止、分娩后才消失。

孕期的皮肤瘙痒有很多种，一般包括生理性瘙痒和特殊类型的瘙痒，特殊类型的瘙痒大部分为病理性的。此外，过敏性体质的孕妇也容易产生瘙痒。

生理性瘙痒

生理性瘙痒大都发生在局部，如随着妊娠子宫的增大，孕妇腹壁皮肤的弹力纤维可能因膨胀伸展而出现断裂，多数呈紫色或淡红色裂纹，称为妊娠纹。此时腹部皮肤可出现瘙痒，孕妇会禁不住用手去抓去挠，以致皮肤上出现抓痕，甚至有破溃。此时不可用手乱抓，只需在皮肤上轻轻按摩或者用温水擦洗，瘙痒即可减轻。或采用欣赏音乐等分散注意力的方法，瘙痒亦可随之消失。

特殊性瘙痒

1 妊娠期瘙痒性荨麻疹

症状表现 大约1%的准妈妈会在腹部出现瘙痒、红色的肿块和大片的蜂窝状皮疹，被称为妊娠期瘙痒性荨麻疹，或妊娠多态性出疹。通常发生在孕晚期，在怀双胞胎的孕妇和第一次怀孕的孕妇中比较常见。起于腹壁(常见于腹股沟)，随后会扩散到大腿、臀部，少数情况下还可见于手臂。瘙痒剧烈，皮疹为红斑状丘疹和斑疹，有时在中心部位有小水泡。大多数患者的皮肤破损较多，患者瘙痒难忍，常常影响睡眠。这种瘙痒通常在宝宝出生后几天内自然消失，有时可能会持续数周。再次怀孕时，这种情况很少会再次出现。

治疗 应去医院就诊，医生可能会开一些外用的药膏来减轻不适，还可能推荐服用一种抗组胺类药物。如果病情严重的话，可能需要服用口服类固醇药物。

2 妊娠疱疹

症状表现 妊娠疱疹即在妊娠期或产后出现水泡，又称为大疱疹，这种疹子与疱疹病毒无关。妊娠疱疹并不常见，通常发生在孕中期或孕晚期，甚至在产后也有可能发生。发病原因可能为自身免疫，有时服用口服避孕药可诱发。

出疹部位有瘙痒，可见水泡和囊泡，常从腹壁开始蔓延。水泡为环状，边缘有小泡，并且也可以像带状疱疹或单纯疱疹一样聚集。症状在产后迅速加重，通常在产后数周到数月后缓解，再次妊娠时往往也会发病。

治疗　治疗以抑制新发的疱疹和止痒为目的，需在医生指导下应用强的松龙软膏。病变广泛的需每天服用泼尼松龙，每日4次，口服数日，逐渐减量直至能控制皮疹。分娩时病情会加重，服用药物可按医生指示适当加量。

3 胆汁淤积症

症状表现　这是孕期瘙痒的一种特殊性皮肤瘙痒，医学上称为"妊娠期肝内胆汁淤积症"，发病原因尚不清楚，是妊娠中晚期特有的并发症，多见于妊娠28～34周。瘙痒程度不一，常呈持续性，白天轻，夜间加剧，并且常常伴有轻微腹泻。瘙痒一般从手掌和脚掌开始，逐渐向肢体延伸甚至可发展到面部，这种瘙痒症状常于分娩后数小时或数日内迅速消失。

同时，接近一半的患者在瘙痒发生数日至数周内出现轻度黄疸，部分黄疸与瘙痒同时发生，于分娩后数日内消退。若孕妇再次怀孕，还可出现同样症状。

治疗　治疗的目的是缓解瘙痒症状，恢复肝功能，注意胎儿宫内状况，及时发现缺氧并采取相应措施，以改善妊娠结局。如果孕妇出现黄疸，胎龄已达36周；无黄疸，妊娠已足月或胎肺已成熟者；有胎盘功能明显减退或胎儿窘迫者，应及时终止妊娠。以剖宫产为宜，经阴道分娩会加重胎儿的缺氧状况，甚至会造成胎儿死亡。

Tips　日常生活中除了使用医生开出的止痒药物以外，下面的方法也能帮助准妈妈减轻皮肤瘙痒。

淋浴并按摩腹部10分钟。水温不能太烫，不能用碱性的肥皂，否则会加重瘙痒。

将芦荟叶子捣烂取汁，将汁水涂抹于患处，能有效减轻瘙痒。

图书在版编目（CIP）数据

我有多爱你——孕产月子 50 周完美方案 /《妈妈宝宝》
杂志社编著 . -- 济南：山东科学技术出版社，2015.7
ISBN 978-7-5331-7827-7

Ⅰ . ①我 ... Ⅱ . ①妈 ... Ⅲ . ①妊娠期－妇幼保健
②产褥期－妇幼保健 Ⅳ . ① R715.3

中国版本图书馆 CIP 数据核字 (2015) 第 138449 号
图片提供：达志影像/123RF

我有多爱你
——孕产月子 50 周完美方案
《妈妈宝宝》杂志社　编著

主管单位：山东出版传媒股份有限公司
出版者：山东科学技术出版社
地址：济南市玉函路 16 号
邮编：250002　电话：(0531) 82098088
网址：www.lkj.com.cn
电子邮件：sdkj@sdpress.com.cn

发行者：山东科学技术出版社
地址：济南市玉函路 16 号
邮编：250002　电话：(0531) 82098071

印刷者：龙口市众邦传媒有限公司
地址：龙口市黄成牟黄公路东首
邮编：265700 电话：(0535) 8506028

开本：787mm×1092mm 1/16
印张：16.5
版次：2015 年 8 月第 1 版　2015 年 8 月第 1 次印刷

ISBN 978-7-5331-7827-7
定价：49.80 元